·中医临床辨证论治丛书·总主编 于致顺

于致顺全国名老中医药专家传承工作室

心肾肺病辨证

主 编 王春霞

中国中医药出版社

·北 京·

图书在版编目（CIP）数据

心肾肺病辨证/王春霞主编 . —北京：中国中医药出版社，
2019. 12（2023.10重印）

（中医临床辨证论治丛书）

ISBN 978 - 7 - 5132 - 1575 - 6

Ⅰ.①心… Ⅱ.①王… Ⅲ.①心病（中医）- 辨证论治
②肾病（中医）- 辨证论治 ③肺病（中医）- 辨证论治
Ⅳ.①R256

中国版本图书馆 CIP 数据核字（2013）第 168988 号

中国中医药出版社出版

北京经济技术开发区科创十三街 31 号院二区 8 号楼
邮政编码　100176
传真　010 - 64405721
保定市中画美凯印刷有限公司印刷
各地新华书店经销

开本 880×1230　1/32　印张 14.25　字数 329 千字
2019 年 12 月第 1 版　2023 年 10 月第 4 次印刷
书号　ISBN 978 - 7 - 5132 - 1575 - 6

定价　58.00 元
网址　www. cptcm. com

服 务 热 线　010 - 64405510
购 书 热 线　010 - 89535836
维 权 打 假　010 - 64405753

微信服务号　zgzyycbs
微商城网址　https://kdt. im/LIdUGr
官 方 微 博　http://e. weibo. com/cptcm
天猫旗舰店网址　https://zgzyycbs. tmall. com

序

中医药学博大精深，整体观念和辨证论治为其精髓所在。面对其内涵深厚的理论体系，浩如烟海的典籍著作，临床实践中何谓"整体观念"，如何"辨证论治"，如何做到以不变应万变的"异病同治"，如何做到以万变应不变的"同病异治"，如何建立最接近临床实际的中医思维方式，如何认识和掌握"证"的实质，这些问题是中医药专业学生学习的最终目的，也是中医药教育要解决的实际问题。

于致顺教授策划主持编写的《中医临床辨证论治丛书》以中医理论为基础，一改以往"以病为纲"的传统思维方式和教材编写方式，从一种全新的视角阐释"证"与"病"的关系，以证为纲，横向比较相同证候的临床表现，以及在不同疾病中的治疗方法的"同"与"不同"，有机整合了学生的学习内容，避免了传统教育中的重复，从根本上改变了目前中医著作千篇一律的叙述方式，是一次极有意义的创新。

《中医临床辨证论治丛书》包括《肝胆病辨证》《六淫病辨证》《脾胃病辨证》《心肾肺病辨证》和《气血津液辨证》，共5本。丛书结构合理，内容翔实，具有系统性、科学性、合理性和创新性，便于课堂教学，利于学生学习，更有利于指导临床医生实际应用，对于培养具有创新性思维的高素质中医药人才、提高其动手能力具有一定的现实意义，对于中医临床的教学和研究也将起到一定的促进作用。

2011 年初春于哈尔滨

编写说明

《中医临床辨证论治丛书》是以中国中医药出版社 2002 年出版的"普通高等教育'十五'国家级规划教材""新世纪全国高等中医院校规划教材"为蓝本进行整理，共 5 册，本书是《心肾肺病辨证》分册。

中医临床的特点是辨证施治，从中医的角度看，有些证候其临床表现、舌苔、脉等基本相同，治疗也大致相同。例如，内科很多疾病有肝郁气滞证，儿科、外科、妇科、耳鼻咽喉等科中的很多病证也有肝郁气滞证，并且治疗方法和方药也大致相同。将不同科别的疾病的相同证候归纳对比，对中医学习者的临床辨治大有裨益。

《心肾肺病辨证》主要从心、肾、肺论述各种证型分属于哪些疾病，共 7 章 400 多个病证。全书以证为纲，横向比较相同证候在不同疾病中治疗方法的异同，避免了重复，采用全新的叙述方式，更有利于临床实践。

本书第一章、第二章由王春霞编写；第三章由刘琦编写；第四章由石全福编写；第五章由董旭编写；第六章、第七章的第一节至第五节由史文强编写；第七章的第六节至九节由王宫博编写。

本书在编写过程中得到兄弟院校、黑龙江中医药大学针灸教研室、推拿教研室、临床各科室教师的大力协助，在此一并表示谢意。由于编者水平有限，不足之处在所难免，希望广大读者提出宝贵意见，以便再版时修订提高。

《心肾肺病辨证》编委会
2019 年 5 月

contents

目　录

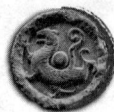

第一章　藏象学说之心、肾、肺

五脏，即心、肝、脾、肺、肾的合称。在经络学说中，心包络也作为脏，故又称为六脏。五脏的共同生理特点是化生和贮藏精气，因能藏神而称为"神脏"。五脏虽各有所司，但彼此协调，共同维持生命进程。五脏的生理活动与自然环境的变化和精神情志因素密切相关。

第一节　心

心为五脏之一，位于胸中，两肺之间，膈膜之上，外有心包卫护。其形圆而下尖，如未开的莲花。

心的主要生理功能是主血脉，主藏神。由于心的主血脉和主藏神功能起着主宰人体整个生命活动的作用，故称心为"君主之官""生之本""五脏六腑之大主"。心的生理特性是为阳脏而主通明。

心在体合脉，其华在面，在窍为舌，在志为喜，在液为汗。手少阴心经与手太阳小肠经相互络属于心与小肠，相为表里。心在五行属火，为阳中之阳，与自然界夏气相通应。

一、生理功能

（一）主血脉

心主血脉，即指心气推动和调控血液在血管中运行，流注

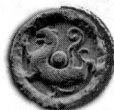

全身，发挥营养和滋润作用。心主血脉包括心主血和主脉两个方面。

1. 主血

心主血的基本内涵，是心气能推动血液运行，以输送营养物质于全身脏腑形体官窍。人体各脏腑器官、四肢百骸、肌肉皮毛以及心脉自身皆有赖于血液的濡养，才能发挥其正常的生理功能，以维持生命活动。血液的运行与五脏功能密切相关，其中心的搏动泵血作用尤为重要。心脏的搏动主要依赖心气的推动和调控作用。心气充沛，心阴与心阳协调，心脏搏动有力，频率适中，节律一致，血液才能正常输布全身，发挥其濡养作用。若心气不足，心脏搏动无力；或心阴不足，心脏搏动过快而无力；或心阳不足，心脏搏动迟缓而无力，均可导致血液运行失常。

心主血的另一内涵是心有生血的作用，即所谓"奉心化赤"。主要指饮食水谷经脾胃之气的运化，化为水谷之精，水谷之精再化为营气和津液，营气和津液入脉，经心火（即心阳）的作用，化为赤色血液，即《素问·经脉别论》所谓："浊气归心，淫精于脉。"清·唐宗海《血证论》说："火者，心之所主，化生为血液以濡养周身。"可见，心有总司一身血液的运行及生成的作用。若心火虚衰，可致血液化生障碍。

2. 主脉

心主脉是指心气推动和调控心脏的搏动和脉管的舒缩，使脉道通利，血流通畅。心与脉直接相连，形成一个密闭循环的管道系统。心气充沛，心脏有规律的搏动，脉管有规律的舒缩，血液则被输送到各脏腑形体官窍，发挥濡养作用，以维持人体正常的生命活动。《素问·六节藏象论》所说的"心者……其充在血脉"，即是针对心、脉和血液所构成的一个相对独立系统而言。

脉为血之府，是容纳和运输血液的通道。营气与血并行于脉中，故《灵枢·决气》说："壅遏营气，令无所避，是谓脉。"血液能正常运行，发挥其濡养作用，除心气充沛外，还有赖于血液的充盈和脉道的通利。血液是供给人体各脏腑形体官窍营养物质的载体，心血的充盛，使心主血脉的生理功能得以正常发挥。脉道通利是指脉管富有弹性并畅通无阻。脉管的舒缩与心气的推动和调控作用有关。心阳与心阴协调共济，则脉管舒缩有度，血流通畅，既不过速而致妄行，又不过缓而致瘀滞。如此血液方能在经脉中流行不止，循环往复，人体各脏腑组织器官才能源源不断地获得血液供给的营养。

若心气充沛，心阴与心阳协调，血液才能在脉管中正常运行，周流不息，营养全身，呈现面色红润光泽，脉象和缓有力等征象。若心气不充或阴阳失调，经脉壅塞不通，舒缩失常，不能正常地输送血液，人体得不到血液濡养，则可见心悸怔忡或心胸憋闷疼痛、唇舌青紫、脉细涩或结代等症。

心、脉、血三者密切相连，构成一个血液循环系统。血液在脉中正常运行，必须以心气充沛、血液充盈、脉管通利为基本条件。其中，心脏的正常搏动对血液循环系统生理功能的正常发挥起着主导作用，故说"心主身之血脉"（《素问·痿论》）。

（二）藏神

心藏神，又称主神明或主神志，是指心有统帅全身脏腑、经络、形体、官窍的生理活动和主司精神、意识、思维、情志等心理活动的功能。故《素问·灵兰秘典论》说："心者，君

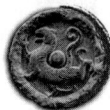

主之官也，神明出焉。"

人体之神有广义与狭义之分。广义之神，是整个人体生命活动的主宰和总体现；狭义之神是指人的精神、意识、思维、情感活动及性格倾向等。心所藏之神，既是主宰人体生命活动的广义之神，又包括精神、意识、思维、情志等狭义之神。

人体的脏腑、经络、形体、官窍各有不同的生理功能，但它们都必须在心神的主宰和调节下，分工合作，共同完成整体生命活动。心神正常，则人体各脏腑的功能互相协调，彼此合作，全身安泰。神能驭气控精，调节血液和津液的运行输布，精藏于五脏之中而为五脏之精，五脏之精所化之气为五脏之气，五脏之气推动和调控五脏的功能。因此，心神通过驾驭协调各脏腑之气以达到调控各脏腑功能之目的。由于心所藏之神有如此重要的作用，故称心为"五脏六腑之大主"（《灵枢·邪客》）。同时，心为神明之脏，主宰精神、意识、思维及情志活动，如《灵枢·本神》说："所以任物者谓之心。"心是可接受外界客观事物并做出反应，进行心理、意识和思维活动的脏器。这一复杂的精神活动实际上是在"心神"的主导下，由五脏协作共同完成的。由于心为藏神之脏，君主之官，生之本，五脏六腑之大主，故情志所伤，首伤心神，次及相应脏腑，导致脏腑气机紊乱。

心之所以称为"五脏六腑之大主"，还与其主血脉功能，即生血和运血功能有一定关系。人体各脏腑、形体、官窍的生理功能，包括神志活动都离不开血气的充养，而血气通过脉管到达全身各处是以心脏搏动为动力的。只有心主血脉的功能正常，全身各脏腑、形体、官窍才能发挥其正常的生理功能，使生命活动得以继续。若心主血脉的功能发生障碍，就可影响到各脏腑形体官窍。一旦心脏搏动停止，全身脏腑、形体、官窍的功能也即丧失，生命活动也随之结束。

心的主血脉与藏神功能是密切相关的。血是神志活动的物质基础之一，如《灵枢·营卫生会》说："血者，神气也。"心血即在心脏与血脉中化生和运行的血液。心血充足则能化神养神而使心神灵敏不惑，心神清明则能驭气以调控心血的运行，濡养全身脏腑、形体、官窍及心脉自身。

二、生理特性

心的生理特性是：为阳脏而主通明。心位于胸中，在五行属火，为阳中之阳，故称为阳脏，又称火脏。火性光明，烛照万物。心喻为阳脏、火脏，其意义在于说明心以阳气为用，心之阳气有推动心脏搏动，温通全身血脉，兴奋精神，以使生机不息的作用。

心主通明是指心脉以通畅为本，心神以清明为要。心脉畅通，固然需要心阳的温煦和推动作用，但也需有心阴的凉润和宁静作用。心阳与心阴的作用协调，心脏搏动有力，节律一致，速率适中，脉管舒缩有度，心血才能循脉运行通畅。心神清明，固然需要心阳的鼓动和兴奋作用，但也需有心阴的宁静和抑制作用。心阳能推动和鼓舞人的精神活动，使人精神振奋，神采奕奕，思维敏捷；心阴的宁静作用能制约和防止精神躁动。心阳与心阴的作用协调，则精神内守，既无亢奋，也无抑郁。因此，古代医家把心喻为人身之"日"。如清·高士宗《医学真传·头痛》说："盖人与天地相合，天有日，人亦有日。君火之阳，日也。"唐宗海《血证论》也说："心为火脏，烛照万物。"实际是强调心以阳气为用，以及心阳的温通血脉

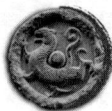

和兴奋精神的作用，但并非忽略心阴的作用。若心的阳气不足，失于温煦鼓动，既可导致血液运行迟缓，瘀滞不畅，又可引起精神委顿，神识恍惚；心阴不足，失于凉润宁静，可致血行加速，精神虚性亢奋。

三、与体、窍、志、液、时的关系

（一）在体合脉，其华在面

心在体合脉是指全身的血脉统属于心，由心主司。其华在面是指心脏精气的盛衰，可从面部的色泽表现出来。"有诸内，必形诸外"。内在脏腑精气的盛衰及其功能的强弱，可显露于外在相应的体表组织器官。由于头面部的血脉极其丰富，全身血气皆上注于面，故心的精气盛衰及其生理功能正常与否可以显露于面部的色泽变化。如《灵枢·邪气脏腑病形》说："十二经脉，三百六十五络，其血气皆上于面而走空窍。"心气旺盛，血脉充盈，则面部红润光泽。心气不足可见面色㿠白、晦滞；心血亏虚则见面色无华；心脉痹阻则见面色青紫；心火亢盛则见面色红赤；心阳暴脱可见面色苍白、晦暗，故《素问·五脏生成》说："心之合，脉也；其荣，色也。"

（二）在窍为舌

心在窍为舌，又称心开窍于舌，是指心之精气盛衰及其功能常可从舌的变化得以反映。因而观察舌的变化可以了解心的主血脉及藏神功能是否正常。

舌为心之窍，其理论依据有四：

①心与舌体通过经脉相互联系。《灵枢·经脉》说："手少阴之别……循经入于心中，系舌本。"

②心主血脉，而舌体血管丰富，外无表皮覆盖，故舌色能

灵敏地反映心主血脉的功能状态。

③舌具有感受味觉的功能。心主血脉，心之气血通过经脉上荣于舌，使之发挥鉴别五味的作用。故《灵枢·脉度》说："心气通于舌，心和则舌能知五味矣。"

④舌与语言、声音有关。舌体运动及语言表达功能依赖心神的统领，故说："舌者，心之官也。"（《灵枢·五阅五使》）

综上所述，舌与心在生理上密切相关。心的主血、藏神功能正常，则舌体红活荣润，柔软灵活，味觉灵敏，语言流利。若心有病变，亦可从舌上反映出来：如心血不足，则舌淡瘦薄；心火上炎，则舌红生疮；心血瘀阻，则舌质紫暗，或有瘀斑；若心主神志功能失常，则可见舌强、语謇，甚或失语等。

舌本为口中的实体感觉器官，并非为"窍"，与耳、目、鼻、口等孔窍性器官不同。心本有窍，《素问·金匮真言论》所谓"南方赤色，入通于心，开窍于耳"，是说耳之听声与心神相关。此外，舌通过经络与脾、肝、肾等脏也有联系，与心为五脏六腑之大主之说相合。

（三）在志为喜

心在志为喜是指心的生理功能与喜志有关。《素问·阴阳应象大论》说："在脏为心，在志为喜。"喜一般来说属于对外界刺激产生的良性反应。喜乐愉悦有益于心主血脉的功能，所以《素问·举痛论》说："喜则气和志达，营卫通利。"但喜乐过度则可使心神受伤，如《灵枢·本神》说："喜乐者，神惮散而不藏。"从心主神志的功能状况来分析又有太过与不及的变化。精神亢奋可使人喜笑不休，精神萎靡可使人易于悲哀，如《素问·调经论》说："神有余则笑不休，神不足则悲。"另外，心为神明之主，不仅喜能伤心，而且五志过极均

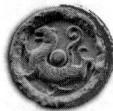

能损伤心神。所以《灵枢·邪气脏腑病形》说："愁忧恐惧则伤心。"

（四）在液为汗

汗是五液之一，是津液通过阳气的蒸化后，经汗孔排于体表的液体，如《素问·阴阳别论》说："阳加于阴谓之汗。"心在液为汗，是指心精、心血为汗液化生之源，《素问·五脏生成》有"五脏化液，心为汗"之说。汗液的生成、排泄与心血、心神的关系十分密切。

心主血脉，血液与津液同源互化，血液中的水液渗出脉外则为津液，津液是汗液化生之源。心血充盈，津液充足，汗化有源，既可滋润皮肤，又可排出体内代谢后的废水。汗出过多，津液大伤，必然耗伤心精、心血，可见心慌、心悸之症，故又有"血汗同源""汗为心之液"之说。

心又藏神，汗液的生成与排泄又受心神的主宰与调节。心神清明，对体内外各种信息反应灵敏，汗液的生成与排泄就会随体内生理情况和外界气候的变化而有相应的调节，所以情绪紧张、激动、劳动、运动及气候炎热时均可见汗出现象。惊恐伤心神，又可导致大量汗出，故《素问·经脉别论》说："惊而夺精，汗出于心。"由此可见，心以其主血脉和藏神功能为基础，主司汗液的生成与排泄，从而维持人体内外环境的协调平衡。汗乃阳气蒸化津液所致，汗多又可耗散心气或心阳，大汗可致心气、心阳暴脱而出现气脱或亡阳的危候。

（五）与夏气相通应

五脏与自然界的四时阴阳相通应，心主夏。心与夏气相通应，是因为自然界在夏季以炎热为主，在人体则心为火脏而阳气最盛，同气相求，故夏季与心相应。人体的阳气随着自然界阴阳之升降而发生周期性变化。夏季则人体阳气隆盛，生机最旺。从五脏来说，心为阳中之阳，属火，故心之阳气在夏季最旺盛。一般说来，心脏疾患，特别是心阳虚衰的患者，其病情往往在夏季缓解，其自觉症状也有所减轻。而阴虚阳盛之体的心脏病和情志病在夏季又往往加重，即《素问·阴阳应象大论》所说的"阳胜则身热……能冬不能夏。"从预防角度来看，中医养生理论重视根据时令来调摄身心，在夏三月应当"夜卧早起，无厌于日"，尽量延长户外活动时间，使人的身心符合阳气隆盛状态，这样可使心的机能得到最大限度的扩展，发挥生命的潜能。从治疗角度看，中医学提出了"冬病夏治"的理论。如阳虚性心脏病在冬季易于发作，到夏季内外阳气隆盛之时给以适当调理，借内外阳气之盛，则可收到事半功倍之效。

附：心包络

心包络，简称心包，亦称"膻中"，是心脏外面的包膜，有保护心脏的作用，在经络学说中，手厥阴心包经与手少阳三焦经相表里，故心包络属于脏。古代医家认为，心为人身之君主，不得受邪，所以若外邪侵心，则心包络当先受病，故心包有"代心受邪"之功能。如《灵枢·邪客》说："心者，五脏六腑之大主也，精神之所舍也。其脏坚固，邪弗能容也。容之则心伤，心伤则神去，神去则死矣。故诸邪之在于心者，皆在于心之包络。"后世明清温病学派受"心不受邪"思想的影响，在温病学说中，将外感热病中出现的神昏谵语等心神功能失常的病理变化，称之为"热入心包"或"痰热蒙闭心包"。实际上，心包受邪所出现的病证即是心的病证，心与其他脏器一样，皆可受邪气之侵。

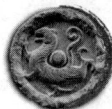

第二节 肾

肾位于腰部脊柱两侧，左右各一。《素问·脉要精微论》说："腰者，肾之府。"

肾的主要生理功能是：主藏精、主水、主纳气。由于肾藏先天之精，主生殖，为人体生命之源，故称肾为"先天之本"。肾精化肾气，肾气分阴阳，肾阴与肾阳能资助、促进、协调全身脏腑之功能，故肾又称为"五脏阴阳之本"。肾藏精，主蛰，又称为封藏之本。

肾在体合骨，生髓，通脑，其华在发，在窍为耳及二阴，在志为恐，在液为唾。足少阴肾经与足太阳膀胱经相互络属于肾与膀胱，相为表里。肾在五行属水，为阴中之阴，与自然界冬气相通应。

一、生理功能

（一）主藏精，主水，主纳气

1. 藏精

肾藏精是指肾具有贮存、封藏精气的生理功能。故《素问·六节藏象论》说："肾者，主蛰，封藏之本，精之处也。"精得藏于肾，发挥其生理效应而不无故流失，依赖于肾气的闭藏作用和激发作用的协调。

精，又称精气，是构成人体和维持人体生命活动的最基本物质，是生命之源，是脏腑、形体、官窍功能活动的物质基础，故《素问·金匮真言论》说："夫精者，身之本也。"

精就其来源而言，有先天、后天之分。先天之精来源于父母的生殖之精，是禀受于父母的生命遗传物质，与生俱来，藏于肾中。出生之前是形成生命（胚胎）的重要物质，出生之后则是人体生长发育和生殖的物质基础。如《灵枢·本神》说："生之来，谓之精。"《灵枢·决气》说："两神相搏，合而成形，常先身生，是谓精。"

后天之精来源于脾胃化生的水谷之精。人出生后，机体由脾胃的运化作用从饮食物中摄取的营养物质，称为"后天之精"。后天之精经脾气的转输作用"以灌四傍"，则为脏腑之精。各脏腑之精化为各脏腑之气，以推动和调控该脏腑的生理功能。各脏腑之精支持其生理功能后的其他部分，则输送到肾中，充养先天之精，如《素问·上古天真论》说："肾者主水，受五脏六腑之精而藏之。"因此肾精的构成，是以先天之精为基础，加之部分后天之精的充养而化成。先天之精是肾精的主体成分，后天之精仅起充养作用，因而肾精所化的肾气，也主要属先天之气，即元气。

先、后天之精相互资助，相互为用。出生之后，"后天之精"有赖于"先天之精"的活力资助，即有赖于肾气及肾阴肾阳对脾气及脾阴脾阳的推动和资助，才能不断地化生，以输布全身，营养脏腑及其形体官窍；先天之精也须依赖脾胃所化生的后天之精的不断培育和充养，才能日渐充盛，以充分发挥其生理作用。此外，当机体发育到一定阶段，生殖机能成熟时，肾精又可化为生殖之精以施泄。如果肾气虚衰，闭藏精的功能减退，可导致精的无故流失，出现遗精、早泄等失精的病理变化，称为肾失封藏。若肾气的激发作用减退，或肝气的疏泄功能失常，可致生殖之精不得化生和施泄的精瘀等病变。

2. 主生长发育和生殖

肾主生长发育和生殖是肾精及其所化肾气的生理作用。精

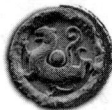

是构成人体和维持人体生命活动、促进人体生长发育和生殖的最基本物质。肾藏精，精化气，肾精所化之气为肾气，肾精足则肾气充，肾精亏则肾气衰。因而人体的生、长、壮、老、已的生命过程，以及在生命过程中的生殖能力都取决于肾精及肾气的盛衰。《素问·上古天真论》记述了肾气由未盛到逐渐充盛、由充盛到逐渐衰少继而耗竭的演变过程："女子七岁，肾气盛，齿更发长。二七，天癸至，任脉通，太冲脉盛，月事以时下，故有子。三七，肾气平均，故真牙生而长极。四七，筋骨坚，发长极，身体盛壮。五七，阳明脉衰，面始焦，发始堕。六七，三阳脉衰于上，面皆焦，发始白。七七，任脉虚，太冲脉衰少，天癸竭，地道不通，故形坏而无子也。丈夫八岁，肾气实，发长齿更。二八，肾气盛，天癸至，精气溢泻，阴阳和，故能有子。三八，肾气平均，筋骨劲强，故真牙生而长极。四八，筋骨隆盛，肌肉满壮。五八，肾气衰，发堕齿槁。六八，阳气衰竭于上，面焦，发鬓颁白。七八，肝气衰，筋不能动，天癸竭，精少，肾藏衰，形体皆极。八八，则齿发去。"

（1）肾精、肾气主司机体的生长发育　人体的生长发育情况可以从"齿、骨、发"的变化体现出来。人体的生、长、壮、老、已的生命过程可分为幼年期、青年期、壮年期和老年期等几个阶段，而每一阶段机体的生长发育或衰退情况都取决于肾精及肾气的盛衰。

人自出生之后，肾精及肾气逐渐充盛，到幼年期，在生长发育方面则表现出头发生长较快而渐稠密，更换乳齿的迅速变化，同时骨骼逐渐生长而身体增高。青年期，肾精及肾气更加充盛，表现为长出智齿，骨骼长成，人体达到一定高度，开始具有生殖能力。壮年期，肾精及肾气充盛至极，表现出筋骨坚强、头发黑亮、身体壮实、精力充沛的状态。老年期，随着肾精及肾气的逐渐衰减，表现出面色憔悴、头发脱落、牙齿枯槁及生育能力丧失等。因此，肾精及肾气在人体生长发育过程中起着十分重要的作用。若肾精及肾气不足，则表现为小儿生长发育不良，"五迟"（站迟、语迟、行迟、发迟、齿迟）、"五软"（头软、项软、手足软、肌肉软、口软）；在成人则为早衰。

（2）肾精、肾气盛衰主司人体的生殖功能　人体生殖器官的发育、性机能的成熟与维持以及生殖能力等都与肾精及肾气盛衰密切相关。人出生后随着肾精及肾气的不断充盈，产生天癸。天癸是肾精及肾气充盈到一定程度而产生的一种精微物质，具有促进人体生殖器官的发育成熟和维持人体生殖机能的作用。天癸来至，女子月经来潮，男子出现排精现象，说明性器官已经成熟，具备了生殖能力。其后，肾精及肾气不断充盈，从而维持人体生殖机能旺盛。中年以后，肾精及肾气逐渐衰少，天癸亦随之衰减，以至竭绝。没有了天癸的激发作用，生殖机能逐渐衰退，生殖器官日趋萎缩，最后丧失生殖机能而进入老年期。因此，肾精及肾气关系到人的生殖机能，是人类生育繁衍的根本。

依据肾精及肾气主司人体生长发育和生殖的理论，临床上防治某些先天性疾病、生长发育迟缓、生殖机能低下或一些原发性不孕症，以及优生优育、养生保健、防止衰老等都可从补养肾精、肾气入手调理。

3. 推动和调节脏腑气化

脏腑气化是指由脏腑之气的升降出入运动推动和调控各脏

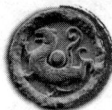

腑、形体、官窍的功能，进而推动和调控机体精、气、血、津液各自的新陈代谢及其与能量的相互转化的过程。肾精、肾气及其所化生的肾阴、肾阳在推动和调控脏腑气化过程中起着极其重要的作用。

肾气由肾精所化，也是一身之气分布到肾的部分。由于肾精的主体成分是先天之精，肾气也主要属先天之气，与元气的概念大致相同，故为脏腑之气中最重要者，称为脏腑之气的根本。肾气分肾阴和肾阳：肾阴具有凉润、宁静、抑制、凝结等作用，肾阳具有温煦、推动、兴奋、宣散等作用。肾阴与肾阳对立统一，协调共济，则肾气冲而畅达。

肾阳为一身阳气之本，"五脏之阳气，非此不能发"，其能推动和激发脏腑经络的各种机能，温煦全身脏腑、形体、官窍，进而促进精血津液的化生和运行输布，加速机体的新陈代谢，并激发精血津液化生为气或能量，即促进"有形化无形"的气化过程。肾阳充盛，则脏腑、形体、官窍得以温煦，其功能活动得以促进和推动，各种生理活动得以正常发挥，同时机体代谢旺盛，精神振奋。若肾阳虚衰，温煦、推动等能力减弱，则脏腑功能减退，机体的新陈代谢减缓，精神不振，而发为虚寒性病证。

肾阴为一身阴气之源，"五脏之阴气，非此不能滋"，其能抑制和调控脏腑的各种机能，凉润全身脏腑、形体、官窍，进而抑制机体的新陈代谢，调控机体的气化过程，减缓精血津液的化生及运行输布，并使气凝聚成形而为精血津液，所谓"无形化有形"。肾阴充足，脏腑、形体、官窍得以濡润，其功能活动得以调控而不亢奋，同时机体代谢减缓，精神宁静内守。若肾阴不足，抑制、宁静、凉润等功能减退，则可致脏腑机能虚性亢奋，新陈代谢相对加快，精神虚性躁动，而发为虚热性病证。

肾精以先天之精为主，可称为元精或真精。肾气为肾精所化，与元气、真气的概念大致相同。肾气所化生的肾阴称为元阴、真阴，肾阳称为元阳、真阳。"真""元"等本是道家术语，中医学借用之，是对先天禀赋的表达。肾因藏先天之精而备受重视，故将肾精、肾气及其化生的肾阴、肾阳称为机体生命活动的根本。肾阴、肾阳又称为"五脏阴阳之本"。在人体生命过程中，肾之精、气、阴、阳与他脏之精、气、阴、阳之间，存在着相互资助和相互为用的动态关系。在病理变化过程中，肾之精、气、阴、阳与他脏之精、气、阴、阳之间又可相互影响。尤其是各脏之精、气、阴、阳不足的病变，最终必然会累及到肾之精、气、阴、阳，故有"久病及肾"之说。

（二）主水

肾主水是指肾气具有主司和调节全身水液代谢的功能。《素问·逆调论》说："肾者水脏，主津液。"水液的输布和排泄是一个十分复杂的生理过程。肾气对于水液代谢的主司和调节作用主要体现在以下两方面：

1. 肾气对参与水液代谢脏腑的促进作用

肾气及肾阴、肾阳对水液代谢过程中各脏腑之气的功能，尤其是脾肺之气的运化和输布水液的功能，具有促进和调节作用。水液代谢过程中，胃、小肠、大肠中的水液，经脾气的运化转输作用，吸收并输送至肺，再经肺气的宣发、肃降作用输布周身，以发挥滋润和濡养作用，并将宣发至皮毛肌腠的水液化为汗液排出；脏腑、形体、官窍代谢后所产生的浊液（废水），由肺的肃降作用输送到肾或膀胱，再经肾气的蒸腾作

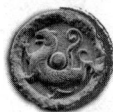

用，吸收可再利用者，而将剩余的化为尿液排泄。可见，机体水液的输布与排泄，是在肺、脾、肾、胃、大肠、小肠、三焦、膀胱等脏腑的共同参与下完成的。但各脏腑之气必须在其阴阳协调平衡的状态下才能正常参与水液代谢，而肾气化生的肾阴、肾阳是各脏腑阴阳的根本。肾气及肾阴、肾阳通过对各脏腑之气及其阴阳的资助和促进作用，主司和调节机体水液代谢的各个环节。

2. 肾气的生尿和排尿作用

尿液的生成和排泄是水液代谢的一个重要环节。水液代谢过程中，各脏腑、形体、官窍代谢后产生的浊液（废水），通过三焦水道下输于肾或膀胱，在肾气的蒸腾作用下分为清浊。清者回吸收，由脾气的转输作用，通过三焦水道上输于肺，重新参与水液代谢；浊者则化为尿液，在肾与膀胱之气的推动作用下排出体外。可见，只有肾阴、肾阳协调平衡，肾气的蒸腾和推动作用发挥正常，输于肾或膀胱的水液才能升清降浊，化生尿液和排泄尿液。肾气的蒸腾作用及其肾阴与肾阳的推动和调控作用的协调，对于维持体内水液代谢平衡是非常重要的。

尿液的生成和排泄在维持机体水液代谢平衡中起着极其关键的作用。膀胱是人体贮尿和排尿的器官，尿液的生成和排泄都必须依赖于肾气的作用。只有肾气的蒸腾功能发挥正常，肾阴、肾阳的推动和调控作用协调，膀胱开合有度，尿液才能正常地生成和排泄。故《素问·水热穴论》说："肾者，胃之关也，关门不利，故聚水而从其类也，上下溢于皮肤，故为胕肿。胕肿者，聚水而生病也。"由上可见，肾气对于机体水液代谢起着主司和调节作用，故说肾主水。

（三）主纳气

肾主纳气是指肾气有摄纳肺所吸入的自然界清气，保持吸气的深度，防止呼吸表浅的作用。人体的呼吸功能由肺所主，其中呼气主要依赖肺气的宣发作用，吸气主要依赖肺气的肃降作用。但吸入的清气由肺气的肃降作用下达于肾，必须再经肾气的摄纳潜藏，使其维持一定的深度，方有利于气体的交换。故《难经·四难》说："呼出心与肺，吸入肾与肝。"清·林珮琴《类证治裁·喘证》说："肺为气之主，肾为气之根。肺主出气，肾主纳气。阴阳相交，呼吸乃和。若出纳升降失常，斯喘作焉。"因此，无论是肾气虚衰，摄纳无权，气浮于上，还是肺气久虚，久病及肾，均可导致肾气的纳气功能失常。

肾的纳气功能，实际上是肾气的封藏作用在呼吸运动中的具体体现。肺吸入的清气必须下达于肾，实际上是强调肺的呼吸在肾气的封藏作用下维持一定的深度，有利于清浊气体的内外交换。故清·何梦瑶《医碥·杂症·气》云："气根于肾，亦归于肾，故曰肾纳气，其息深深；肺司呼吸，气之出入，于是乎主之。且气上升，至肺而极，升极则降，由肺而降，故曰肺为气主。"肾精充足，肾气充沛，摄纳有权，则呼吸均匀和调。若肾精亏虚，肾气衰减，摄纳无力，肺吸入之清气不能下纳于肾，则会出现呼吸表浅，或呼多吸少，动则气喘等病理表现，称为"肾不纳气"。肾的上述功能中，藏精是其基本功能。其主生长发育和生殖、主水及主纳气等功能都是其藏精功能的延伸。肾精化肾气，肾精与肾气主司人体的生长发育和生殖；肾气分阴阳，肾阴与肾阳是脏腑阴阳的根本，对脏腑气化具有促进和调节作用，并主司和调节全身水液代谢；肾气的封藏与摄纳作用，维持呼吸的深度，以利气体交换。所以说，在认识肾的各种功能时，必须把藏精作为最根本的功能来理解和把握。

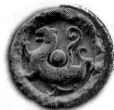

二、生理特性

肾的主要生理特性是主蛰、守位。

1. 主蛰

主蛰喻指肾有潜藏、封藏、闭藏之生理特性，是对其藏精功能的高度概括。肾的藏精、主纳气、主生殖、主二便等功能都是肾主蛰藏生理特性的具体体现，故明·李梴《医学入门·脏腑》说："肾有二枚……纳气，收血，化精，为封藏之本。"清·何梦瑶《医碥·杂症·气》提出，人体五脏职责不同，其中"肾以闭藏为职"。

肾气封藏则精气盈满，人体生机旺盛。若肾气封藏失职，则会出现滑精、喘息、遗尿，甚则小便失禁、多汗、大便滑脱不禁及女子带下、崩漏、滑胎等。宋·钱乙《小儿药证直诀·脉证治法·五脏所主》云"肾主虚，无实也"，充分体现了肾主封藏生理特性的临床意义。

2. 守位

守位是指肾中相火（肾阳）涵于肾中，潜藏不露，以发挥其温煦、推动等作用。相火与君火相对而言。君火即心之阳气，心之生理之火，又称"心火"；相对于心火，其他脏腑之火皆称为相火，生理状态下是各脏腑的阳气，又称"少火"，病理状态下是各脏腑的亢盛之火，又称"壮火"。相火以其所在脏腑的不同而有不同的称谓：肝之相火称为"雷火"，肾之相火称为"龙火"。君火与相火的关系是"君火以明，相火以位"（《素问·天元纪大论》）。即君火在心，主发神明，以明著为要；相火在肝肾，禀命行令，以潜藏守位为常，即所谓"龙潜海底，雷寄泽中"（肝之相火寓于肝阴中，肾之相火藏于肾阴中）。心神清明，机体的生命活动有序稳定，相火自然潜藏守位以发挥其温煦、推动功能；肾阴充足，涵养相火，相火则潜藏于肾中而不上僭。

三、与体、窍、志、液、时的关系

（一）在体合骨，生髓，其华在发

《素问·阴阳应象大论》说："肾生骨髓。"《素问·痿论》说："肾主身之骨髓。"肾主骨生髓的生理功能，实际上是肾精及肾气促进机体生长发育功能的具体体现。肾藏精，精生髓，髓居于骨中称骨髓，骨的生长发育，有赖于骨髓的充盈及其所提供的营养，故《素问·六节藏象论》说：肾"其充在骨"。只有肾精充足，骨髓生化有源，骨骼得到髓的滋养，才能坚固有力；若肾精不足，骨髓生化无源，不能营养骨骼，便会出现小儿囟门迟闭、骨软无力，以及老年人骨质脆弱、易于骨折等。

髓分骨髓、脊髓和脑髓，皆由肾精化生。肾精的盛衰不仅影响骨骼的发育，而且也影响脊髓及脑髓的充盈。脊髓上通于脑，脑由髓聚而成，故《灵枢·海论》说："脑为髓之海。"《素问·五脏生成》说："诸髓者，皆属于脑。"因此，肾精充足，髓海得养，脑发育健全，则思维敏捷，精力充沛。反之，肾精不足，髓海空虚，脑失所养，则见"脑转耳鸣，胫酸眩冒，目无所见，懈怠安卧"（《灵枢·海论》）。可见，脑的功能虽然总统于心，但与肾亦有密切关系。脑的病变，尤其是虚性病变，常采用补肾填精法治疗。

齿与骨同出一源，亦由肾精充养，故称"齿为骨之余"。牙齿松动、脱落及小儿齿迟等多与肾精不足有关。温热病中望

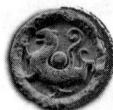

齿的润燥和有无光泽又是判断肾精及津液盛衰的重要标志。毛发的生长赖血以养，故称"发为血之余"，但毛发的生机根源于肾。肾藏精，精化血，精血旺盛，则毛发粗壮而润泽，故《素问·六节藏象论》说："肾……其华在发。"《素问·五脏生成》说："肾……其荣，发也。"由于毛发为肾之外候，所以毛发之生长与脱落、润泽与枯槁常能反映肾精的盛衰。青壮年精血旺盛，发长而润泽；老年人精血衰少，发白而脱落，皆属常理。但临床所见的未老先衰、年少而头发枯萎、早脱早白等，则与肾精不足有关，应考虑从肾论治。

（二）在窍为耳及二阴

耳是听觉器官，耳的听觉功能灵敏与否，与肾精、肾气的盛衰密切相关，故《灵枢·脉度》说："肾气通于耳，肾和则耳能闻五音矣。"因此，只有肾精及肾气充盈，髓海得养，才能听觉灵敏，分辨力高；反之，若肾精及肾气虚衰，则髓海失养，出现听力减退，或见耳鸣，甚则耳聋。人到老年，由于肾精及肾气衰少，则多表现为听力减退。临床常以耳的听觉变化，作为判断肾精及肾气盛衰的重要标志，故说肾开窍于耳。

二阴，指前阴和后阴。前阴是指排尿和生殖的器官；后阴是指排泄粪便的通道。二阴主司二便。尿液的贮藏和排泄虽在膀胱，但尿液的生成及排泄必须依赖于肾气的蒸化和固摄作用协调。肾气之蒸化及固摄作用失常，则可见尿频、遗尿、尿失禁、尿少或尿闭等小便异常的病证。粪便的排泄，本与大肠的传化糟粕功能有关，但亦与肾气的推动和固摄作用有关。若肾气不足，则推动无力而致气虚便秘，或固摄无权而致大便失禁，久泄滑脱，故《素问·金匮真言论》说："肾……开窍于二阴。"前阴是人体的外生殖器，其生殖功能与肾精、肾气的关系密切，故前阴性器官又有"外肾"之称。前阴，在男子是精窍与溺窍合而为一的阴茎，在女子则有阴户、阴道之分，以主房事和生殖。肾精充足，肾气充盛，则精液及时溢泻，男女阴阳合而有子。肾精、肾气的生理功能失常，则可导致人体性器官的发育不良和生殖能力减退，从而导致男子阳痿、早泄、少精、滑精、遗精、精瘀及不育等。女子则见梦交、月经异常及不孕等。

（三）在志为恐

恐，是一种恐惧、害怕的情志活动，与肾的关系密切。《素问·阴阳应象大论》说："在脏为肾……在志为恐。"由于肾藏精而位居下焦，肾精化生的肾气，必须通过中上二焦，才能布散全身。恐使精气却而不上行，反而令气下走，使肾气不能正常地布散，所以说"恐伤肾"、"恐则气下"。恐与惊相似，都是指处于一种惧怕的心理状态。但两者又有区别，恐为自知而胆怯，乃内生之恐惧；惊为不自知，事出突然而受惊慌乱，乃是外来之惊惧。恐和惊是人体对外界刺激的生理和心理反应，人人皆有。过度的惊恐，则损伤脏腑精气，导致脏腑气机逆乱。《素问·举痛论》说："恐则气下……惊则气乱。"

（四）在液为唾

唾是唾液中较稠厚的部分，多出于舌下，有润泽口腔、滋润食物及滋养肾精的功能。唾由肾精化生，经肾气的推动作用，沿足少阴肾经，从肾向上经过肝、膈、肺、气管，直达舌下之金津、玉液二穴，分泌而出，故《素问·宣明五气》说："五脏化液……肾为唾。"由于唾源于肾精，若咽而不吐，则能回滋肾精；若多唾久唾，则能耗伤肾精，故古代养生家主张"吞唾"以养肾精。

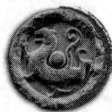

唾与涎虽然都是口腔分泌的液体，但是二者有一定区别。涎为脾精所化，出自两颊，质地较清稀，可自口角流出；唾为肾精所生，出自舌下，质地较稠厚，多从口中唾出。故临床治疗口角流涎多从脾治，唾多频出多从肾治。

（五）与冬气相通应

五脏与自然界四时阴阳相通应，肾主冬。冬季是一年中气候最寒冷的季节，一派霜雪严凝、冰凌凛冽之象。人体中肾为水脏，有润下之性，藏精而为封藏之本。同气相求，故以肾应冬。《素问·诊要经终论》说："十一月十二月、冰复，地气合，人气在肾。"冬季养生，当早睡晚起，日出而作，以保证充足的睡眠时间。同时食用补阴潜阳之品，以利阳气潜藏，附精积蓄。冬季气候寒冷，水气当旺，若素体阳虚，或久病阳虚，多在阴盛之冬季发病，即所谓"能夏不能冬"；若患阳虚性慢性疾病，如肺病、心脏病、胃肠病、骨关节病等，则易在冬季寒冷时复发。

附：命门

命门一词最早见于《黄帝内经》，系指眼睛而言。如《灵枢·根结》说："太阳根于至阴，结于命门。命门者，目也。"将命门作为内脏提出则始于《难经》。明清以来，对命门开展了较为深入的研究，才出现了各种不同见解，命门的重要性也引起了广泛重视。归纳种种见解，其分歧主要体现于以下几个方面：

1. 关于命门的形态

从形态言，分有形与无形。《难经》以肾为命门，是为有形。如《难经·三十九难》说："肾两者，非皆肾也，其左为肾，右为命门。"明·张介宾认为，命门为子宫，为精室，亦为有形。他在《类经附翼·求正录·三焦包络命门辨》中说："子宫之下有一门，其在女者，可以手探而得，俗人名为产门；其在男者，于精泻之时，自有关阑知觉。请问此为何物？客曰：得非此即命门耶？曰：然也。请为再悉其解。夫身形未生之初，父母交会之际，男之施由此而出，女之摄由此门而入，及胎元既足复由此出，其出其入，皆由此门，谓非先天立命之门户乎？"他在《质疑录》中又进一步指出："命门居两肾之中，而不偏于右，即妇人子宫之门户也。子宫者，肾脏藏精之府也。"

2. 关于命门的部位

从部位言，有右肾、两肾和两肾之间的区别。

（1）右肾为命门说　《难经》首先提出右肾为命门说。自《难经》之后，晋·王叔和等人均认为右肾为命门。其中，《医学入门·命门赋》对命门的部位和生理功能论述得较为详尽："命门下寄肾右，而丝系曲透膀胱之间，上为心包，膈膜横连脂漫之外，配左肾以藏真精，男女阴阳攸分，相君火以系元气，疾病生死是赖。"

（2）两肾总号为命门说　元·滑寿首倡此说，认为"命门，其气与肾通，是肾之两者，其实一耳。"明·虞传明确提出，"两肾总号为命门"。其在《医学正传·医学或问》中说："夫两肾固为真元之根本，性命之所关，虽有水脏，而实有相火寓乎其中，像水中之龙火，因其动而发也。寓意当以两肾总号为命门，其命门穴正像门中之杖阃，司开阖之象也。"虞氏否定了左为肾右为命门之说，认为"若独指乎右肾为相火，以三焦之配，尚恐立言之未精也。"张介宾《类经附翼·求正录·三焦包络命门辨》也说："是命门总乎两肾，而两肾皆属

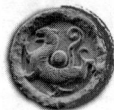

命门。"

（3）两肾之间为命门说 此说首推明·赵献可。他在《素问·灵兰秘典论》"主不明，则十二官危"的启示下，认为十二官之外，还有一个人身之主，即是命门。"命门即在两肾各一寸五分之间，当一身之中，《内经》曰'七节之旁，中有小心'是也，名曰命门，是真君真主，乃一身之太极，无形可见，而两肾之中，是其安宅也"。（《医贯·内经十二官论》）赵氏之说对后世影响很大，清代医家陈士铎、陈修园、林珮琴等皆认为命门部位在两肾之间。

3. 关于命门的功能

从功能而言，有主火、水火共主、非水非火为肾间动气之不同。如明·赵献可认为，命门即是真火，主持一身阳气。他在《医贯·内经十二官论》中说："余有一譬焉，譬之元宵之鳌山走马灯，拜者舞者飞者走者，无一不具，其中间唯是火耳。火旺则动速，火微则动缓，火息则寂然不动……夫既曰立命之门，火乃人身之至宝。"清·陈士铎在《石室秘录》中也认为："命门者，先天之火也。"明·张介宾则强调了命门之中具有阴阳水火二气，从而发挥对全身的滋养、激发作用。他在《景岳全书·传忠录·命门余义》中提出："命门为元气之根，为水火之宅。五脏之阴气，非此不能滋；五脏之阳气，非此不能发。"明·孙一奎则认为，命门在两肾中间，非水非火，只是存在着的一种元气发动之机，是一种生生不息造化之机枢而已，即《难经·八难》所谓的"肾间动气"。

他在《医旨绪余·命门图说》中指出："越人亦曰：'肾间动气者，人之生命，五脏六腑之本，十二经脉之根，呼吸之门，三焦之源。命门之意，盖本于此……命门乃两肾中间之动气，非水非火，乃造化之枢纽，阴阳之根蒂，即先天之太极。"

综观以上各种认识，虽对命门的形态、部位有不同见解，但在命门的生理功能与肾息息相通的认识上却是基本一致的。历代医家大多认为命门与肾同为五脏之本，内寓真阴真阳。明代命门学说的兴起进一步为"重肾"理论奠定了基础。因此可以认为，肾阳即命门之火，肾阴即命门之水。肾阴、肾阳即是真阴、真阳，或元阴、元阳。古代医家之所以称"命门"，无非是强调肾气及肾阴、肾阳在生命活动中的重要性，"命门"亦即"生命之门"。正如孙一奎在《医旨绪余·命门图说》中所说："追越人两呼命门为精神之舍，元气之系，男子藏精，女子系胞者，系漫语哉！是极归重于肾为言，谓肾间动气，人之生命，故不可不重也。"

第三节 肺

肺位于胸腔，左右各一，覆盖于心之上。肺有分叶，左二右三，共五叶。肺经肺系（指气管、支气管等）与喉、鼻相连，故称喉为肺之门户，鼻为肺之外窍。

肺的主要生理功能是主气，司呼吸，主行水，朝百脉，主治节。肺气以宣发肃降为基本运行形式。肺在五脏六腑中位置最高，覆盖诸脏，故有"华盖"之称。肺叶娇嫩，不耐寒热燥湿诸邪之侵；肺又上通鼻窍，外合皮毛，与自然界息息相通，易受外邪侵袭，故有"娇脏"之称。

肺在体合皮，其华在毛，在窍为鼻，在志为悲（忧），在液为涕。手太阴肺经与手阳明大肠经相互属络于肺与大肠，相

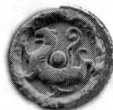

为表里。肺在五行中属金，为阳中之阴，与自然界秋气相通应。

一、生理功能

（一）主气，司呼吸

肺主气，首见于《内经》。《素问·五脏生成》说："诸气者，皆属于肺。"肺主气包括主呼吸之气和主一身之气两个方面。

1. 主呼吸之气

肺主呼吸之气是指肺是气体交换的场所。如《素问·阴阳应象大论》说："天气通于肺。"通过肺的呼吸作用，不断吸进清气，排出浊气，吐故纳新，实现机体与外界环境之间的气体交换，以维持人体的生命活动。

肺主呼吸的功能，实际上是肺气的宣发与肃降作用在气体交换过程中的具体表现：肺气宣发，浊气得以呼出；肺气肃降，清气得以吸入。肺气的宣发与肃降作用协调有序，则呼吸均匀通畅。肺气失宣或肺气失降，临床都有呼吸异常的表现，但临床表现有所不同。若是因外感引动内饮，阻塞气道，肺气失宣，多为胸闷气急或发为哮喘；若是因肝火上炎，耗伤肺阴，肺失肃降，多致喘咳气逆。

2. 主一身之气

肺主一身之气，是指肺有主司一身之气的生成和运行的作用，故《素问·六节藏象论》说："肺者，气之本。"

肺主一身之气的生成体现于宗气的生成。一身之气主要由先天之气和后天之气构成。宗气属后天之气，由肺吸入的自然界清气与脾胃运化的水谷之精所化生的谷气相结合而生成。宗气在肺中生成，积存于胸中"气海"，上走息道出喉咙以促进肺的呼吸，如《灵枢·五味》所说"其大气抟而不行者，积于胸中，命曰气海，出于肺，循喉咽，故呼则出，吸则入"，并能贯注心脉以助心推动血液运行，还可沿三焦下行脐下丹田以资先天元气，故在机体生命活动中占有非常重要的地位。宗气是一身之气的重要组成部分，宗气的生成关系着一身之气的盛衰，因而肺的呼吸功能健全与否，不仅影响着宗气的生成，也影响着一身之气的盛衰。肺主一身之气的运行，体现于对全身气机的调节作用。肺有节律的呼吸，对全身之气的升降出入运动起着重要的调节作用。肺的呼吸均匀通畅，节律一致，和缓有度，则各脏腑经络之气升降出入运动通畅协调。

肺的呼吸失常不仅影响宗气的生成及一身之气的生成，导致一身之气不足，即所谓"气虚"而出现少气不足以息、声低气怯、肢倦乏力等症，并且影响一身之气的运行，导致各脏腑经络之气的升降出入运动失调。

肺主一身之气和呼吸之气，实际上都基于肺的呼吸功能。肺的呼吸均匀是气的生成和气机调畅的根本条件。如果肺的呼吸功能失常，势必影响一身之气的生成和运行。若肺丧失了呼吸功能，清气不能吸入，浊气不能排出，新陈代谢停止，人的生命活动也就终结了。所以说，肺主一身之气的作用主要取决于肺的呼吸功能。

（二）主行水

肺主行水是指肺气的宣发肃降作用推动和调节全身水液的输布和排泄，《素问·经脉别论》称作"通调水道"。肺主行水主要包含两个方面：一是通过肺气的宣发作用，将脾气转输至肺的水液和水谷之精中的较轻清部分向上、向外布散，上至

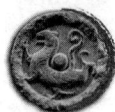

头面诸窍，外达全身皮毛肌腠以濡润之，输送到皮毛肌腠的水液在卫气的推动作用下化为汗液，并在卫气的调节作用下有节制地排出体外。二是通过肺气的肃降作用，将脾气转输至肺的水液和水谷精微中的较稠厚部分向内、向下输送到其他脏腑以濡润之，并将脏腑代谢所产生的浊液（废水）下输至肾（或膀胱），成为尿液生成之源。

肺以其气的宣发与肃降作用输布水液，故说"肺主行水"。又因为肺为华盖，在五脏六腑中位置最高，参与调节全身的水液代谢，故清·汪昂《医方集解》称"肺为水之上源"。

外邪袭肺，肺失宣发，可致水液向上、向外输布失常，出现无汗、全身水肿等症。内伤及肺，肺失肃降，可致水液不能下输其他脏腑，浊液不能下行至肾或膀胱，而出现咳逆上气、小便不利，或水肿。肺气行水功能失常，导致脾转输到肺的水液不能正常布散，则聚而为痰饮水湿；水饮蕴积肺中，阻塞气道，则影响气体交换，一般都有咳喘痰多的表现，甚则不能平卧。病情进一步发展，可致全身水肿，并能影响他脏的功能。临床上对水液输布失常的痰饮、水肿等病证，可用"宣肺利水"和"降气利水"的方法进行治疗。由于水液输布障碍，主要是因外邪侵袭而致肺气的宣发作用失常，故临床上多用宣肺利水法来治疗，即《内经》所谓"开鬼门"之法，古人喻之为"提壶揭盖"，清·徐大椿《医学源流论》则称之为"开上源以利下流"。

（三）朝百脉，主治节

1. 朝百脉

肺朝百脉，是指全身的血液都通过百脉流经于肺，经肺的呼吸，进行体内外清浊之气的交换，然后再通过肺气的宣降作用，将富有清气的血液通过百脉输送到全身。

全身的血脉均统属于心，心气是血液循环运行的基本动力。而血液的运行，又有赖于肺气的推动和调节，即肺气具有助心行血的作用。肺通过呼吸运动，调节全身气机，从而促进血液运行，故《素问·平人气象论》说："人一呼脉再动，一吸脉亦再动。"《难经一难》说："人一呼脉行三寸，一吸脉行三寸。"同时，肺吸入的自然界清气与脾胃运化而来的水谷之精所化的谷气相结合，生成宗气，而宗气有"贯心脉"以推动血液运行的作用。肺气充沛，宗气旺盛，气机调畅，则血运正常。若肺气虚弱或壅塞，不能助心行血，则可导致心血运行不畅，甚至血脉瘀滞，出现心悸胸闷、唇青舌紫等症。反之，心气虚衰或心阳不振，心血运行不畅，也能影响肺气的宣通，出现咳嗽、气喘等症。

2. 主治节

肺主治节是指肺气具有治理调节肺之呼吸及全身之气、血、水的作用。《素问·灵兰秘典论》说："肺者，相傅之官，治节出焉。"肺主治节的生理作用主要表现在四个方面：

一是治理调节呼吸运动：肺气的宣发与肃降功能协调，可维持通畅均匀的呼吸，使体内外气体得以正常交换。

二是调理全身气机：通过呼吸运动，调节一身之气的升降出入，保持全身气机调畅。

三是调节血液的运行：通过肺朝百脉和气的升降出入运动，辅佐心脏，推动和调节血液的运行。

四是调节津液代谢：通过肺气的宣发与肃降，调节全身水液的输布与排泄。

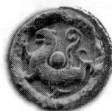

由此可见，肺主治节是对肺的主要生理功能的高度概括。

二、生理特性

（一）肺为华盖

"华盖"原指古代帝王的车盖，《黄帝内经》喻为肺脏。《素问·病能论》说："肺为脏之盖也。"肺位于胸腔，覆盖五脏六腑之上，位置最高，因而有"华盖"之称。肺居高位，又能行水，故称之为"水之上源"。肺覆盖于五脏六腑之上，又能宣发卫气于体表，具有保护诸脏免受外邪侵袭的作用，故《素问·痿论》说："肺者，脏之长也。"《灵枢·九针论》说："肺者，五脏六腑之盖也。"由于肺位最高，与外界相通，故温邪外侵，首先犯肺。肺又外合皮毛，风寒燥湿外袭，皮毛受邪，亦内合于肺，故肺为诸邪易侵之脏。

（二）肺为娇脏

肺为娇脏是对肺的生理病理特征的概括。生理上肺脏清虚而娇嫩，吸之则满，呼之则虚，为脏腑之华盖，百脉之所朝会；病理上外感六淫之邪从皮毛或口鼻而入，常易犯肺而为病；其他脏腑病变亦常累及于肺。简而言之，肺位最高，邪必先伤；肺为清虚之脏，清轻肃静，不耐邪气之侵。故无论外感、内伤或其他脏腑病变，皆可病及于肺而发生咳嗽、气喘、咯血、失音、肺痨、肺痿等。若娇嫩之肺脏一旦被邪侵犯，治疗当以"治上焦如羽，非轻不举"为法则，用药以轻清、宣散为贵，过寒过热、过润过燥之剂皆所不宜。

（三）主宣发与肃降

肺主宣发是指肺气具有向上升宣和向外周布散的作用。肺主肃降是指肺气具有向内、向下清肃通降的作用。肺的宣发与肃降功能是由肺气的升降运动来实现的，故称"肺气宣发"和"肺气肃降"。

1. 肺气的宣发作用

表现为能向上、向外布散气和津液，主要体现在以下三个方面：

一是呼出体内浊气；二是将脾所转输来的津液和部分水谷精微上输头面诸窍，外达于全身皮毛肌腠；三是宣发卫气于皮毛肌腠，以温分肉，充皮肤，肥腠理，司开阖，将代谢后的津液化为汗液，并控制和调节其排泄。如《灵枢·决气》说："上焦开发，宣五谷味，熏肤，充身，泽毛，若雾露之溉。"《灵枢·痈疽》说："上焦出气，以温分肉而养骨节，通腠理。"若因外感风寒而致肺失宣发，则可致呼吸不畅、胸闷喘咳；卫气被郁遏，腠理闭塞，可致恶寒无汗；津液内停，可变为痰饮，阻塞气道，则见呼吸困难、喘咳不得卧。

2. 肺气的肃降作用

表现为能向内、向下布散气和津液，主要体现在以下三个方面：

一是吸入自然界之清气，并将吸入之清气与谷气相融合而成的宗气向下布散至脐下，以资元气；二是将脾转输至肺的津液及部分水谷精微向下、向内布散于其他脏腑以濡润之；三是将脏腑代谢后产生的浊液下输于肾或膀胱，成为尿液生成之源。人体脏腑气机的运动规律，一般是在上者宜降，在下者宜升，肺位胸中，为五脏六腑之华盖，其气以清肃下降为顺。若肺失肃降，则可出现呼吸表浅或短促、咳喘气逆等症。

肺气的宣发与肃降是相互制约、相互为用的两个方面。宣发与肃降协调，则呼吸均匀通畅，水液得以正常的输布代谢，

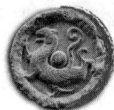

所谓"水精四布,五经并行"。若宣发与肃降功能失调,则可见呼吸失常和水液代谢障碍。一般来说,外邪侵袭多影响肺气的宣发,导致肺气不宣为主的病变;内伤及肺多影响肺气的肃降,导致肺失肃降为主的病证。宣发与肃降失常又是相互影响、同时并见的,如外感风寒首先导致肺的宣发功能障碍而出现胸闷鼻塞、恶寒发热、无汗等症,同时也可引起肺的肃降功能失常而伴有咳嗽喘息。

三、与体、窍、志、液、时的关系

(一) 在体合皮,其华在毛

皮毛包括皮肤、汗腺、毫毛等组织,是一身之表。它们依赖于卫气和津液的温养和润泽,具有防御外邪、调节津液代谢、调节体温和辅助呼吸的作用。肺与皮毛相合是指肺与皮毛的相互为用关系。

肺对皮毛的作用主要有两方面:①肺气宣散卫气于皮毛,发挥卫气的温分肉、充皮肤、肥腠理、司开阖和防御外邪侵袭的作用。②肺气宣发,输精于皮毛,即将津液和部分水谷之精向上、向外布散于全身皮毛肌腠以滋养之,使之红润光泽。若肺精亏、肺气虚,既可致卫表不固而见自汗或易感冒,又可因皮毛失濡而见枯槁不泽。

皮毛对肺的作用也主要有两方面:①皮毛能宣散肺气,以调节呼吸。《黄帝内经》把汗孔称作"玄府",又叫"气门",是说汗孔不仅是排泄汗液之门户,而且也是随着肺的宣发和肃降进行体内外气体交换的部位。②皮毛受邪可内合于肺。如寒邪客表,卫气被郁遏,可见恶寒发热、头身疼痛、无汗、脉紧等症;若伴有咳喘等症,则表示病邪已伤及肺脏,故治疗外感表证时，解表与宣肺常同时并用。

（二）在窍为鼻

鼻为呼吸之气出入的通道，与肺直接相连，所以称鼻为肺之窍。鼻为呼吸道之最上端，通过肺系（喉咙、气管等）与肺相连，具有主通气和主嗅觉的功能。鼻的通气和嗅觉功能，都必须依赖肺气的宣发作用。肺气宣畅，则鼻窍通利，呼吸平稳，嗅觉灵敏；肺失宣发，则鼻塞不通，呼吸不利，嗅觉亦差，故《灵枢·五阅五使》曰："鼻者，肺之官也。"《灵枢·脉度》曰："肺气通于鼻，肺和则鼻能知臭香矣。"临床上常把鼻的异常变化作为诊断肺病的依据之一，治疗鼻塞流涕、嗅觉失常等病证多用辛散宣肺之法。

（三）在志为忧（悲）

关于肺之志，《黄帝内经》有两说：一说肺之志为悲；一说肺之志为忧。但在论及五志相胜时则说"悲胜怒。"悲和忧虽然略有不同，但其对人体生理活动的影响是大致相同的，因而忧和悲同属肺志。悲忧皆为人体正常的情绪变化或情感反映，由肺精、肺气所化生，是肺精、肺气生理功能的表现形式。过度悲哀或过度忧伤，则属不良的情志变化，对人体的影响主要是损伤肺精、肺气，或导致肺气的宣降运动失调。《素问·举痛论》说："悲则气消。"悲伤过度可出现呼吸气短等肺气不足的现象。反之，肺精气虚衰或肺气宣降失调时，机体对外来非良性刺激的耐受能力下降，易于产生悲忧的情绪变化。

（四）在液为涕

涕，即鼻涕，为鼻乳膜的分泌液，有润泽鼻窍的作用。鼻涕由肺精所化，由肺气的宣发作用布散于鼻窍，故《素问·

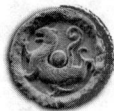

宣明五气》说："五脏化液……肺为涕。"肺精、肺气的作用是否正常亦能从涕的变化中得以反映，如肺精、肺气充足，则鼻涕润泽鼻窍而不外流。若寒邪袭肺，肺气失宣，肺之精津被寒邪所凝而不化，则鼻流清涕；肺热壅盛，则可见喘咳上气、流涕黄浊；若燥邪犯肺，则又可见鼻干而痛。

（五）与秋气相通应

五脏与自然界四时阴阳相通应，肺主秋。肺与秋同属于五行之金。时令至秋，暑去而凉生，草木皆凋。人体肺脏主清肃下行，为阳中之阴，同气相求，故与秋气相应。秋季之肃杀，是对夏气生长太过的削减；肺气之肃降，是对心火上炎太过的制约。肺与秋气相通，故肺金之气应秋而旺，肺的制约和收敛功能强盛。时至秋日，人体气血运行也随"秋收"之气而衰落，逐渐向"冬藏"过渡。故养生家强调，人气亦当顺应秋气而渐收。如《素问·四气调神大论》云："秋三月……使志安宁，以缓秋刑；收敛神气，使秋气平；无外其志，使肺气清。此秋气之应，养收之道也。"治疗肺病时，秋季不可过分发散肺气，而应顺其敛降之性。此外，秋季气候多清凉干燥，而肺为清虚之脏，喜润恶燥，故秋季易见肺燥之证，临床常见干咳无痰、口鼻干燥、皮肤干裂等症。

第二章　心、肾、肺的临床辨证

第一节　辨心病

心居胸中，心包络护卫于外。手少阴心经循臂内侧后廉，下络小肠，与小肠互为表里。心开窍于舌，在体合脉，其华在面。

心的主要功能是主血脉，具有推动血液在脉道中运行不息，以濡养脏腑、组织、官窍的作用；心又主神明，为人体精神和意识思维活动的中枢，是生命活动的主宰。

心的病变主要反映在心脏本身及其主血脉功能的失常，心神的意识思维等精神活动的异常。临床以心悸、怔忡、心痛、心烦、失眠、多梦、健忘、神昏、神识错乱、脉结或代或促等为心病的常见症。此外，某些舌体病变，如舌痛、舌疮等，亦常责之于心。

心病的证候有虚实之分。虚证多由思虑劳神太过，或先天不足，脏气虚弱，久病伤心，导致心血虚、心阴虚、心气虚、心阳虚、心阳虚脱等证；实证多由痰阻、火扰、寒凝、气郁、瘀血等原因，导致心火亢盛、心脉痹阻、痰蒙心神、痰火扰神和瘀阻脑络等证。

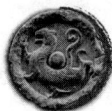

一、心血虚证

心血虚证是指血液亏虚，心与心神失于濡养，以心悸、失眠、多梦及血虚症状为主要表现的虚弱证候。

【临床表现】心悸，头晕眼花，失眠，多梦，健忘，面色淡白或萎黄。唇、舌色淡，脉细无力。

【证机概要】本证可因劳神过度而耗血，或失血过多，或久病伤及营血等引起；也可因脾失健运或肾精亏损，生血之源不足而导致。

血液不足，心失所养，心动失常，故见心悸；血虚心神失养，神不守舍，则见失眠、多梦；血虚不能上荣于头、面，故见头晕眼花、健忘、面色淡白或萎黄，唇、舌色淡；血少脉道失充，故脉细无力。

本证多有久病、失血等病史，以心悸、失眠、多梦与血虚症状共见为辨证的主要依据。

二、心阴虚证

心阴虚证是指阴液亏损，心与心神失养，虚热内扰，以心烦、心悸、失眠及阴虚症状为主要表现的虚热证候。

【临床表现】心烦，心悸，失眠，多梦，口燥咽干，形体消瘦，或见手足心热，潮热盗汗，两颧潮红。舌红少苔乏津，脉细数。

【证机概要】本证多因思虑劳神太过，暗耗心阴；或因温热火邪，灼伤心阴；或因肝肾等脏阴亏，累及于心所致。

阴液亏少，心失濡养，心动失常，故见心悸；心神失养，虚火扰神，神不守舍，则见心烦不宁、失眠、多梦；阴虚失润，不能制阳，故口燥咽干、形体消瘦；手足心热、午后潮热、盗汗、颧红、舌红少津、脉细数等均为阴虚内热之象。

本证以心烦、心悸、失眠与阴虚症状共见为辨证的主要依据。

心血虚与心阴虚虽均可见心悸、失眠、多梦等症，但血虚以"色白"为特征而无热象，阴虚以"色赤"为特征而有明显热象。

三、心气虚证

心气虚证是指心气不足，鼓动无力，以心悸、神疲及气虚症状为主要表现的虚弱证候。

【临床表现】心悸，胸闷，气短，精神疲倦，或有自汗，活动后诸症加重，面色淡白，舌质淡，脉虚。

【证机概要】本证多由素体虚弱，或久病失养，或先天不足、脏器缺损，或年高脏气衰弱等原因导致。

心气虚弱，鼓动无力，故见心悸、胸闷；气虚卫外不固，故自汗；功能活动衰减，故气短、神疲；动则气耗，故活动劳累后诸症加剧；气虚运血无力，气血不足，血失充荣，故面色淡白、舌淡、脉虚。

本证以心悸、神疲与气虚症状共见为辨证的主要依据。

四、心阳虚证

心阳虚证是指心阳虚衰，温运失司，鼓动无力，虚寒内生，以心悸怔忡、心胸憋闷及阳虚症状为主要表现的虚寒证候。

【临床表现】心悸怔忡，心胸憋闷或痛，气短，自汗，畏

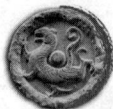

冷肢凉，神疲乏力，面色㿠白，或面唇青紫。舌质淡胖或紫暗，苔白滑，脉弱或结或代。

【证机概要】本证常由心气虚进一步发展，或由其他脏腑病证波及心阳而成。心阳虚衰则推运无力，阳失温煦则虚寒内生。

心阳虚衰，鼓动、温运无力，心动失常，故轻则见心悸，重则为怔忡；心阳虚弱，宗气衰少，胸阳不展，故心胸憋闷、气短；温运血行无力，心脉痹阻不通，则见心胸疼痛；阳虚而阴寒内生，温煦失职，故见畏寒肢冷；阳虚卫外不固，则可见自汗；温运乏力，血脉失充，寒凝而血行不畅，故见面色㿠白或面唇青紫、舌质紫暗、脉或结或代而弱。舌质淡胖、苔白滑为阳虚寒凝、水湿不化之象。

本证以心悸怔忡、心胸憋闷与阳虚症状共见为辨证的主要依据。

心气虚与心阳虚均可见心悸、胸闷、气短等症，但心阳虚证有畏冷肢凉、色晦暗等表现，心气虚证则疲乏等症表现明显。

五、心阳虚脱证

心阳虚脱证是指心阳衰极，阳气欲脱，以心悸胸痛、冷汗、肢厥、脉微为主要表现的危重证候。

【临床表现】在心阳虚证的基础上，突然冷汗淋漓，四肢厥冷，面色苍白，呼吸微弱，或心悸，心胸剧痛，神志模糊或昏迷，唇舌青紫，脉微欲绝。

【证机概要】本证常是心阳虚证进一步发展的结果；亦可由寒邪暴伤心阳，或痰瘀阻塞心脉引起；还可因失血亡津，气无所依，心阳随之外脱而成。

心阳虚衰，不能外固，则冷汗淋漓；不能温煦四肢，故手足厥冷；宗气外泄，不能助肺司呼吸，故呼吸微弱；阳气外脱，脉道失充，寒凝而血行不畅，故面色苍白无华；阳衰寒凝，血运不畅，瘀阻心脉，则见心胸剧痛，口唇青紫；心神涣散，则见神志模糊，甚则昏迷；脉微欲绝为阳气外脱之象。

本证以心悸胸痛、冷汗、肢厥、脉微等表现为辨证依据。

六、心火亢盛证

心火亢盛证是指火热内炽，扰乱心神，迫血妄行，上炎口舌，热邪下移，以发热、心烦、吐衄、舌赤生疮、尿赤涩灼痛等为主要表现的实热证候。

【临床表现】发热口渴，心烦失眠，便秘尿黄，面红。舌尖红绛，苔黄，脉数有力。甚或口舌生疮、溃烂疼痛；或见小便短赤、灼热涩痛；或见吐血衄血；或见狂躁谵语、神识不清。

【证机概要】本证多因情志抑郁化火；或火热之邪内侵；或过食辛辣刺激、温补之品，久蕴化火，内炽于心所致。

心火炽盛，内扰于心，神不守舍，则发热、心烦、失眠；火邪伤津，故口渴、便秘、尿黄；火热炎上，则面赤、舌尖红绛；气血运行加速，则脉数有力。

若以口舌生疮、赤烂疼痛为主为心火上炎证。若兼小便赤、涩、灼、痛为心火下移证，亦称心移热于小肠，由于心火炽盛，灼伤津液，以致尿少色赤而排尿灼热涩痛。若吐血、衄血表现突出为心火迫血妄行证。若以狂躁谵语、神识不清为主症为热扰心神证或热闭心神证。

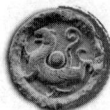

本证以发热、心烦、吐衄、舌赤生疮、尿赤涩灼痛等实火表现为辨证的主要依据。

七、心脉痹阻证

心脉痹阻证是指瘀血、痰浊、阴寒、气滞等因素痹阻心脉，以心悸怔忡、胸闷、心痛为主要表现的证候，又称心血（脉）瘀阻证。由于诱因的不同，临床又有瘀阻心脉证、痰阻心脉证、寒凝心脉证和气滞心脉等证之分。

【临床表现】心悸怔忡，心胸憋闷疼痛，痛引肩背内臂，时作时止。或以刺痛为主，舌质晦暗或有青紫斑点，脉细、涩、结、代；或以心胸憋闷为主，体胖痰多，身重困倦，舌苔白腻，脉沉滑或沉涩；或以遇寒痛剧为主，得温痛减，畏寒肢冷，舌淡苔白，脉沉迟或沉紧；或以胀痛为主，与情志变化有关，喜太息，舌淡红，脉弦。

【证机概要】本证多因正气先虚，心阳不振，运血无力，而致气滞、血瘀、痰浊、阴寒等邪气痹阻，心脉瘀阻，故其性质多属本虚标实。

心阳不振，失于温运，或瘀血内阻，心脏搏动失常，故见心悸怔忡。阳气不宣，血行无力，心脉阻滞不通，故心胸憋闷疼痛。手少阴心经之脉横出腋下，循肩背、内臂后缘，故痛引肩背、内臂。

瘀阻心脉的疼痛以刺痛为特点，伴见舌暗，或有青紫色斑点，脉细涩或结或代等瘀血内阻的症状。

痰阻心脉的疼痛以闷痛为特点，多伴体胖痰多、身重困倦、苔白腻、脉沉滑或沉涩等痰浊内盛的症状。

寒凝心脉的疼痛以痛势剧烈、突然发作、遇寒加剧、得温痛减为特点，伴见畏寒肢冷、舌淡苔白、脉沉迟或沉紧等寒邪内盛的症状。

气滞心脉的疼痛以胀痛为特点，其发作往往与精神因素有关，常伴见胁胀、善太息、脉弦等气机郁滞的症状。

本证以心悸怔忡、心胸憋闷疼痛与瘀血症状共见为辨证的主要依据。由于致痛之因有别，故应分辨疼痛特点及兼症以审证求因。

八、痰蒙心神证

痰蒙心神证是指痰浊蒙闭心神，以神志抑郁、错乱、痴呆、昏迷为主要表现的证候，又称痰迷心窍证。

【临床表现】神情痴呆，意识模糊，甚则昏不知人，或神情抑郁，表情淡漠，喃喃独语，举止失常。或突然昏仆，不省人事，口吐涎沫，喉有痰声。伴见面色晦暗、胸闷、呕恶、舌苔白腻、脉滑等症。

【证机概要】本证多因湿浊酿痰，阻遏气机；或因情志不遂，气郁生痰；或痰浊内盛，夹肝风内扰，致痰浊蒙闭心神所致。

痰浊上蒙心神，神明失司，故见神情痴呆、意识模糊，甚则昏不知人。情志不遂，肝失疏泄，气郁痰凝，痰气互结，蒙闭神明，则见神情抑郁、淡漠痴呆，或神志错乱，喃喃独语，举止失常。若痰浊内盛，引动肝风，肝风夹痰，闭阻心神，则可表现为突然昏仆、不省人事、口吐涎沫、喉中痰鸣。痰浊内阻，清阳不升，浊气上泛，气血不畅，故面色晦暗；痰阻胸阳，胃失和降，则胸闷、恶心呕吐。舌苔白腻、脉滑均为痰浊内盛之象。

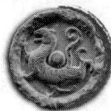

本证以神志抑郁、错乱、痴呆、昏迷与痰浊症状共见为辨证的主要依据。

九、痰火扰神证

痰火扰神证是指火热痰浊交结，扰闭心神，以狂躁、神昏及痰热症状为主要表现的证候，又称痰火扰心（闭窍）证。

【临床表现】发热，口渴，胸闷气粗，咳吐黄痰，喉间痰鸣，心烦失眠，甚则神昏谵语，或狂躁妄动，打人毁物，不避亲疏，胡言乱语，哭笑无常，面赤。舌质红，苔黄腻，脉滑数。

【证机概要】本证多因精神刺激，思虑动怒，气郁化火，炼液为痰，痰火内盛；或外感温热、湿热之邪，热邪煎熬，灼津为痰，痰火内扰所致。

本证既可见于外感热病，又可见于内伤杂病。外感热病中，由于邪热内蕴、里热蒸腾上炎，则见发热，面红目赤，呼吸气粗；热灼津伤，故便秘尿黄；痰火扰乱或蒙闭心神，可见烦躁不宁、神昏谵语。内伤杂病中，由于精神刺激，痰火内盛，闭扰心神，轻则心烦失眠，重则神志狂乱而见胡言乱语、哭笑无常、狂躁妄动、打人毁物。痰火内盛，故吐痰黄稠，或喉间痰鸣；痰阻气机，则胸闷不舒。舌红、苔黄腻、脉滑数均为痰火内盛之象。

本证以神志狂躁、神昏谵语与痰热症状共见为辨证的主要依据。若见火热而无痰的证候者，则为热闭（扰）心神证。

痰蒙心神、热闭（扰）心神和痰火扰（闭）神三证均有神志异常的表现，均可或见神昏。但痰蒙心神证为痰浊，其症以抑郁、痴呆、错乱为主，无热证表现；热闭（扰）心神证为火热，其症以狂躁、谵语、神昏为主，一派火热证候；痰火扰（闭）神证则为既有痰，又有火，其症为前两者的兼并。

十、瘀阻脑络证

瘀阻脑络证是指瘀血犯头，阻滞脑络，以头痛、头晕及瘀血症状为主要表现的证候。

【临床表现】头晕、头痛经久不愈，痛如锥刺、痛处固定，或健忘，失眠，心悸，或头部外伤后昏不知人，面色晦暗。舌质紫暗或有斑点，脉细涩。

【证机概要】本证多因头部外伤，瘀血停积于脑内；或久痛入络，瘀血内停，阻塞脑络所致。

瘀血阻滞脑络，不通则痛，故头痛持续、痛如针刺、痛处固定；脑络不通，气血不得正常输布，脑失所养，则头晕不已；瘀血不去，新血不生，心神失养，故健忘、失眠、心悸等；外伤严重，脑神受损，则昏不知人；面色晦暗、舌质紫暗或有斑点、脉细涩等为瘀血内阻之象。

本证以头痛、头晕与瘀血症状共见为辨证的主要依据。

第二节 辨肾病

肾位于腰部，左右各一。其经脉与膀胱相互络属，互为表里。肾在体为骨，骨生髓充脑，其华在发，开窍于耳及二阴。

肾的主要生理功能是主藏精，主人体生长、发育与生殖。肾内寄元阴元阳，元阴属水，元阳属火，为脏腑阴阳之根本，故称肾为"先天之本""水火之宅"。肾又主水，并有纳气的功能。肾性潜藏，肾的精气只宜封藏，不宜耗泄。

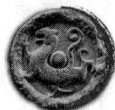

肾以人体生长发育迟缓或早衰，生殖机能障碍，水液代谢失常，呼吸功能减退，脑、髓、骨、发、耳及二便功能异常为主要病理变化。临床以腰膝酸软或疼痛、耳鸣耳聋、齿摇发脱、阳痿遗精、精少不育、经闭不孕、水肿、呼吸气短而喘、二便异常等为肾病的常见症状。

肾病多虚，多因禀赋不足，或幼年精气未充，或老年精气亏损，或房事不节，或他脏病久及肾等导致肾的阴、阳、精、气亏损。常见肾阳虚、肾虚水泛、肾阴虚、肾精不足、肾气不固等证。

1. 肾阳虚证

肾阳虚证是指肾阳亏虚，机体失于温煦，以腰膝酸冷、性欲减退、夜尿多为主要表现的虚寒证候，又称元阳亏虚（虚衰）证、命门火衰证。

【临床表现】头目眩晕，面色㿠白或黧黑，腰膝酸冷疼痛，畏冷肢凉，下肢尤甚，精神萎靡，性欲减退，男子阳痿早泄、滑精精冷，女子宫寒不孕，或久泄不止，完谷不化，五更泄泻，或小便频数清长，夜尿频多。舌淡，苔白，脉沉细无力，尺脉尤甚。

【证机概要】本证多因素体阳虚，老年体衰，久病不愈，房事太过，或其他脏腑病变伤及肾阳，以致命门火衰，温煦失职，性欲减退，火不暖土，气化不行。

肾主骨，腰为肾之府，肾阳虚衰，温煦失职，不能温暖腰膝，故见腰膝酸冷、疼痛；肾居下焦，肾阳失于温煦，故畏冷肢凉，下肢尤甚；阳虚不能温运气血上荣于面，面部血络失充，故面色㿠白；肾阳虚惫，阴寒内盛，气血运行不畅，则面色黧黑；阳虚温煦功能减弱，不能振奋精神，则精神萎靡；阳虚不能温运气血上养清窍，则头目晕眩；命门火衰，性功能减退，可引起性欲低下，男子见阳痿、早泄、滑精、精冷；女子见宫寒不孕；肾阳不足，火不暖土，脾失健运，则久泄不止，完谷不化，五更泄泻；肾阳虚，气化失职，肾气不固，故小便频数清长，夜尿频多。舌淡苔白、脉沉细无力、尺脉尤甚为肾阳不足之象。

本证以腰膝酸冷、性欲减退、夜尿多与虚寒症状共见为辨证的主要依据。

2. 肾虚水泛证

肾虚水泛证是指肾的阳气亏虚，气化无权，水液泛溢，以下肢水肿为甚、尿少、畏冷肢凉等为主要表现的证候。

【临床表现】腰膝酸软，耳鸣，身体浮肿，腰以下尤甚，按之没指，小便短少，畏冷肢凉，腹部胀满，或见心悸，气短，咳喘痰鸣。舌质淡胖，苔白滑，脉沉迟无力。

【证机概要】本证多由久病损伤肾阳，或素体阳气虚弱，气化无权，水湿泛溢所致。

肾阳不足，不能蒸腾气化，水湿内停，泛溢肌肤，故身体浮肿；肾居下焦，阳虚气化不行，水湿趋下，故腰以下肿甚，按之没指，小便短少；水气犯脾，脾失健运，气机阻滞，则腹部胀满；水气凌心，抑遏心阳，则心悸；水寒射肺，肺失宣降，则咳嗽气喘，喉中痰鸣；阳虚温煦失职，故畏冷肢凉、腰膝酸冷。舌质淡胖、苔白滑、脉沉迟无力为肾阳亏虚、水湿内停之征。

本证以下肢水肿为甚、尿少、畏冷肢凉等为辨证的主要依据。

肾阳虚与肾虚水泛均为虚寒证，其鉴别是前者偏重于脏腑

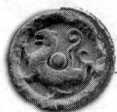

功能衰退、性功能减弱，后者偏重于气化无权而以水肿、尿少为主症。

3. 肾阴虚证

肾阴虚证是指肾阴亏损，失于濡养，虚热内扰，以腰酸而痛、遗精、经少、头晕耳鸣等为主要表现的虚热证候，又称真阴（肾水）亏虚证。

【临床表现】腰膝酸软而痛，头晕耳鸣，齿松发脱，男子阳强易举、遗精、早泄，女子经少或经闭、崩漏，失眠健忘，口燥咽干，形体消瘦，五心烦热，潮热盗汗，骨蒸发热，午后颧红，小便短黄。舌红少津，少苔或无苔，脉细数。

【证机概要】本证多因禀赋不足，肾阴素亏；虚劳久病、耗伤肾阴；老年体弱，阴液自亏；情欲妄动，房事不节，阴精内损；温热后期，消灼肾阴；过服温燥，劫夺肾阴所致。

肾阴亏虚，腰膝失养，则腰膝酸软；阴虚精亏髓减，清窍失充，则头晕耳鸣，健忘；齿为骨之余，肾之华在发，肾阴失濡，则齿松发脱；肾阴亏损，虚热内生，相火扰动，性功能亢进，则男子阳强易举，精关不固，而见遗精、早泄；肾阴亏虚，冲任不充，故月经量少或经闭；阴不制阳，虚火扰动，迫血妄行，则见崩漏下血；虚火上扰心神，故心烦少寐；肾阴不足，失于濡润，则口燥咽干，形体消瘦；虚火内扰，则五心烦热，潮热盗汗，骨蒸发热，午后颧红，小便短黄。舌红少苔、无苔少津、脉细数为阴虚内热之象。

本证以腰酸而痛、遗精、经少、头晕耳鸣等与虚热症状共见为辨证的主要依据。

4. 肾精不足证

肾精不足证是指肾精亏损，脑与骨、髓失充，以生长发育迟缓、早衰、生育机能低下等为主要表现的虚弱证候。

【临床表现】小儿生长发育迟缓，身体矮小，囟门迟闭，智力低下，骨骼痿软；男子精少不育，女子经闭不孕，性欲减退；成人早衰，腰膝酸软，耳鸣耳聋，发脱齿松，健忘恍惚，神情呆滞，两足痿软，动作迟缓。舌淡，脉弱。

【证机概要】本证多因先天禀赋不足，后天失养，肾精不充；或因久病劳损，房事不节，耗伤肾精所致。

小儿肾精不充，不能主骨生髓充脑，不能化气生血，生长肌肉，则发育迟缓，身体矮小，囟门迟闭，智力低下，骨骼痿软；肾精不足，生殖无源，不能兴动阳事，故性欲减退，生育机能低下，男子表现为精少不育，女子表现为经闭不孕；成人肾精亏损，无以充髓实脑，则健忘恍惚，神情呆滞；肾之华在发，齿为骨之余，精亏不足，则发脱齿松；肾开窍于耳，脑为髓海，精少髓亏，则耳鸣耳聋；肾精不养腰府，则腰膝酸软；精亏骨失充养，则两足痿软，行动迟缓。舌淡、脉弱为虚弱之象。

本证多与先天不足有关，以生长发育迟缓、早衰、生育机能低下等为辨证的主要依据。肾阴虚与肾精不足皆属肾的虚证，均可见腰膝酸软、头晕耳鸣、齿松发脱等症，但前者有阴虚内热的表现，性欲偏亢，梦遗，经少；后者主要为生长发育迟缓、早衰，生育机能低下，无虚热表现。

5. 肾气不固证

肾气不固证是指肾气亏虚，失于封藏、固摄，以腰膝酸软、小便、精液、经带、胎气不固等为主要表现的虚弱证候。

【临床表现】腰膝酸软，神疲乏力，耳鸣失聪；小便频数而清，或尿后余沥不尽，或遗尿，或夜尿频多，或小便失禁；

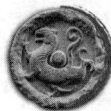

男子滑精、早泄；女子月经淋沥不尽，或带下清稀量多，或胎动不安、易滑。舌淡，苔白，脉弱。

【证机概要】本证多因先天禀赋不足，年幼肾气未充；老年体弱，肾气衰退；早婚、房劳过度，损伤肾气；久病劳损，耗伤肾气，以致精关、膀胱、经带、胎气不固所致。

肾气亏虚，腰膝、脑神、耳窍失养，则腰膝酸软、神疲乏力、耳鸣失聪；肾气亏虚，固摄无权，膀胱失约，则小便频数清长、尿后余沥不尽、夜尿频多、遗尿，小便失禁；肾气亏虚，失于封藏，精关不固，精液外泄，则滑精、早泄；肾气亏虚，带脉失固，则带下清稀量多；冲任之本在肾，肾气不足，冲任失约，则月经淋沥不尽；肾气亏虚，胎气不固，以致胎动不安、滑胎、小产。舌淡、脉弱为肾气亏虚、失于充养所致。

本证以腰膝酸软，小便、精液、经带、胎气不固与气虚症状共见为辨证的主要依据。

第三节　辨肺病

肺居胸中，上连气道、喉咙，开窍于鼻，合称肺系。肺在体合皮，其华在毛。其经脉起于中焦，下络大肠，肺与大肠互为表里。

肺主气，司呼吸，吸清呼浊，吐故纳新，生成宗气，营运全身，贯注心脉，助心行血；肺又主宣发、肃降，通调水道，输布津液，宣散卫气，滋润皮毛，并主嗅觉和发声。

肺的病变主要反映在肺系，呼吸功能失常，宣降功能失调，通调水道、输布津液失职，以及卫外机能不固等方面。临床以咳嗽，气喘，咳痰，胸痛，咽喉痒痛，声音变异，鼻塞流涕，或水肿等为肺病的常见症，其中以咳喘更为多见。

肺病的证候有虚、实两类。虚证多因久病咳喘，或他脏病变累及于肺，导致肺气虚和肺阴虚。实证多因风、寒、燥、热等外邪侵袭和痰饮停聚于肺而成，而有风寒犯肺、风热犯肺、燥邪犯肺、肺热炽盛、痰热壅肺、寒痰阻肺、饮停胸胁和风水相搏等证。

一、肺气虚证

肺气虚证是指肺气虚弱，呼吸无力，卫外不固，以咳嗽无力、气短而喘、自汗等为主要表现的虚弱证候。

【临床表现】咳嗽无力，气短而喘，动则尤甚，咳痰清稀，声低懒言，或有自汗、畏风，易于感冒，神疲体倦，面色淡白。舌淡苔白，脉弱。

【证机概要】本证多因久病咳喘，耗伤肺气；或因脾虚失运，生化不足，肺失充养所致。

由于肺气亏虚，呼吸功能减弱，宣降无权，气逆于上，加之宗气生成不足，所以咳嗽无力，气短而喘；动则耗气，肺气更虚，则咳喘加重；肺气虚，宗气衰少，发声无力，则声低懒言。肺虚，津液不得布散，聚而为痰，故吐痰清稀。肺气亏虚，不能宣发卫气于肤表，腠理失密，卫表不固，故见自汗、畏风，且易受外邪侵袭而反复感冒。面色淡白、神疲体倦、舌淡苔白、脉弱均为气虚不能推动气血、机能衰减之象。

本证多有久病咳喘、体弱等病史，以咳嗽无力、气短而喘、自汗与气虚症状共见为辨证的主要依据。

二、肺阴虚证

肺阴虚证是指肺阴亏虚，虚热内扰，以干咳少痰、潮热、

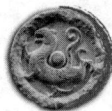

盗汗等为主要表现的虚热证候，又称肺虚热证。

【临床表现】干咳无痰，或痰少而黏，不易咳出，或痰中带血，声音嘶哑，口燥咽干，形体消瘦，五心烦热，潮热盗汗，两颧潮红。舌红，少苔乏津，脉细数。

【证机概要】本证多因燥热伤肺，或痨虫蚀肺，或汗出伤津，或素嗜烟酒、辛辣燥热之品，或久病咳喘，老年体弱，渐致肺阴亏虚而成。

肺阴不足，失于滋润，肺中乏津，或虚火灼肺，以致肺热叶焦，失于清肃，气逆于上，故干咳无痰，或痰少而黏，难以咳出；甚则虚火灼伤肺络，络伤血溢，则痰中带血。肺阴不足，咽喉失润，且为虚火所蒸，以致声音嘶哑。阴虚阳无所制，虚热内炽，故见午后潮热、五心烦热；热扰营阴则盗汗；虚火上炎，故两颧潮红；阴液不足，失于滋养，则口燥咽干，形体消瘦。舌红、少苔乏津、脉细数为阴虚内热之象。

本证以干咳、痰少难咳、潮热、盗汗等为辨证的主要依据。若潮热盗汗等虚热内扰之症不明显，称为阴虚肺燥证。

三、风寒犯肺证

风寒犯肺证是指风寒侵袭，肺卫失宣，以咳嗽、咳稀白痰、恶风寒等为主要表现的证候。

【临床表现】咳嗽，咳少量稀白痰，气喘，微有恶寒发热，鼻塞，流清涕，喉痒，或见身痛无汗。舌苔薄白，脉浮紧。

【证机概要】本证多因风寒外邪，侵袭肺卫，致使肺卫失宣而成。

肺司呼吸，外合皮毛，风寒外感，最易袭表犯肺，肺气被束，失于宣降而上逆，则为咳嗽、气喘；肺津不布，聚成痰饮，随肺气逆于上，故咳痰色白质稀；鼻为肺窍，肺气失宣，鼻咽不利，则鼻塞、流清涕、喉痒；风寒袭表，卫阳被遏，不能温煦肌表，故见微恶风寒；卫阳抗邪，阳气浮郁在表，故见发热；风寒犯表，凝滞经络，经气不利，故头身疼痛；寒性收引，腠理闭塞，故见无汗；舌苔薄白、脉浮紧为感受风寒之象。

本证多有外感风寒的病史，以咳嗽、咳稀白痰与风寒表证共见为辨证的主要依据。

本证以咳嗽及咳稀白痰为主，表证证候较轻；风寒束表证则以表证证候为主，咳嗽较轻，不咳痰。

四、风热犯肺证

风热犯肺证是指风热侵袭，肺卫失宣，以咳嗽、发热恶寒等为主要表现的证候。本证在三焦辨证中属上焦病证，在卫气营血辨证中属卫分证。

【临床表现】咳嗽，痰少而黄，气喘，鼻塞，流浊涕，咽喉肿痛，发热，微恶风寒，口微渴。舌尖红，苔薄黄，脉浮数。

【证机概要】本证多因风热外邪，侵袭肺卫，致使肺卫失宣而成。

风热袭肺，肺失清肃，肺气上逆，故咳嗽；风热熏蒸，津气敷布失常，故咳少量黄痰；肺气失宣，鼻窍不利，津液为热邪所灼，故鼻塞流浊涕；风热上扰，咽喉不利，故咽喉肿痛；风热袭表，卫气抗邪，阳气浮郁于表，故有发热；卫气被遏，肌表失于温煦，故微恶风寒；热伤津液，则口微渴。舌尖红、

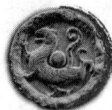

苔薄黄、脉浮数为风热袭表犯肺之象。

本证多有感受风热的病史,以咳嗽、痰少色黄与风热表证共见为辨证的主要依据。

风热犯肺证与风寒犯肺证均属外感新病,均有咳嗽及表证症状。但前者为发热重恶寒轻,痰少色黄,流浊涕,舌苔薄黄,脉浮数;后者为恶寒重发热轻,痰白清稀,流清涕,舌苔薄白,脉浮紧。

五、燥邪犯肺证

燥邪犯肺证是指外感燥邪,肺失宣降,以干咳痰少、鼻咽口舌干燥等为主要表现的证候,简称肺燥证。燥邪有偏寒、偏热的不同,并有温燥袭肺证和凉燥袭肺证之分。

【临床表现】干咳无痰,或痰少而黏,不易咳出,甚则胸痛,痰中带血,或见鼻衄,口、唇、鼻、咽、皮肤干燥,尿少,大便干结,舌苔薄而干燥少津。或微有发热恶风寒,无汗或少汗,脉浮数或浮紧。

【证机概要】本证多因时处秋令,或干燥少雨之地,感受燥邪,耗伤肺津,肺卫失和,或因风温之邪化燥伤津及肺所致。

燥邪犯肺,肺津耗损,肺失濡润,清肃失职,故干咳无痰,或痰少而黏、难以咳出,咳甚损伤血络,而见胸痛、咯血、鼻衄。燥邪伤津,清窍、皮肤失于滋润,则见口、唇、鼻、咽、皮肤干燥,苔薄而干燥少津;肠道失润,则大便干燥;津伤液亏,则小便短少。燥袭卫表,卫气失和,故微有发热恶风寒。

夏末秋初,燥与热合,多为温燥,腠理开泄,则见出汗、脉浮数。秋末冬初，若燥与寒合，多见凉燥，寒主收引，腠理闭塞，故表现为无汗、脉浮紧。

本证与气候干燥有关，以干咳痰少、鼻咽口舌干燥等为辨证的主要依据。

燥邪犯肺证与肺阴虚证均有干咳、痰少难咳的表现，但前者属外感新病，常兼有表证，干燥症状突出，虚热之象不明显；后者属内伤久病，无表证，虚热内扰的症状明显。

六、肺热炽盛证

肺热炽盛证是指火热炽盛，壅积于肺，肺失清肃，以咳喘气粗、鼻翼翕动等为主要表现的实热证候，简称肺热证或肺火证。本证在卫气营血辨证中属气分证，在三焦辨证中属上焦病证。

【临床表现】发热，口渴欲饮，咳嗽，气粗而喘，甚则鼻翼翕动，气粗息灼，胸痛，或咽喉红肿疼痛，小便短黄，大便秘结。舌红苔黄，脉洪数。

【证机概要】本证多因风热之邪入里，或风寒之邪入里化热，蕴结于肺所致。

肺热炽盛，肺失清肃，气逆于上，故见咳嗽、气喘，甚则鼻翼翕动，气粗息灼；邪气郁于胸中，阻碍气机，则胸痛；肺热上蒸于咽喉，气血壅滞，故咽喉红肿疼痛；里热蒸腾，向外升散，则发热较甚；热盛伤津，则口渴欲饮、大便秘结、小便短黄。舌红苔黄、脉洪数为邪热内盛之象。

本证以新病势急，咳喘气粗、鼻翼翕动与火热症状共见为辨证的主要依据。

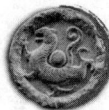

七、痰热壅肺证

痰热壅肺证是指痰热交结，壅滞于肺，肺失清肃，以发热、咳喘、痰多黄稠等为主要表现的证候。

【临床表现】咳嗽，咳痰黄稠而量多，胸闷，气喘息粗，甚则鼻翼翕动，喉中痰鸣，或咳吐脓血腥臭痰，胸痛，发热口渴，烦躁不安，小便短黄，大便秘结。舌红，苔黄腻，脉滑数。

【证机概要】本证多因邪热犯肺，肺热炽盛，灼伤肺津，炼液成痰；或宿痰内盛，郁而化热，痰热互结，壅阻于肺所致。

痰壅热蒸，肺失清肃，气逆上冲，故咳嗽气喘，气喘息粗，甚则鼻翼翕动；痰热互结，随肺气上逆，故咳痰黄稠而量多，或喉中痰鸣；若痰热阻滞肺络，气滞血壅，肉腐血败，则见咳吐脓血腥臭痰；痰热内盛，壅塞肺气，则胸闷胸痛；里热炽盛，蒸达于外，故见发热；热扰心神，则烦躁不安；热灼津伤，则口渴、小便短黄、大便秘结。舌红、苔黄腻、脉滑数为典型的痰热内盛之象。

本证以发热、咳喘、痰多黄稠等为辨证的主要依据。

痰热壅肺证与肺热炽盛证的鉴别要点是：前者为痰热俱盛，咳多量黄稠痰；后者为但热无（或少）痰。

八、寒痰阻肺证

寒痰阻肺证是指寒饮或痰浊停聚于肺，肺失宣降，以咳喘、痰白量多易咳等为主要表现的证候，又称寒饮停肺证、痰浊阻肺证。

【临床表现】咳嗽，痰多、色白、质稠或清稀易咳，胸闷气喘，或喉中痰鸣，恶寒肢冷。舌质淡，苔白腻或白滑，脉弦或滑。

【证机概要】本证多因素有痰疾，罹感寒邪，内客于肺；或因外感寒湿，侵袭于肺，转化为痰；或因脾阳不足，寒从内生，聚湿成痰，上干于肺所致。

痰浊（寒痰）阻肺，肺失宣降，肺气上逆，则咳嗽、呼吸喘促，咳痰色白而黏稠、量多易咳；寒饮停肺，肺气上逆，则痰色白而清稀、量多易咳；痰气搏结，上涌气道，故喉中痰鸣，时发喘哮；痰浊或寒饮凝闭于肺，肺气不利，故胸部满闷。寒性凝滞，阳气被郁而不能外达，形体四肢失于温煦，故恶寒肢冷。舌淡、苔白腻或白滑、脉弦或滑为寒饮痰浊内停之象。

本证以咳喘、痰白量多易咳等为辨证的主要依据。痰稀者为寒饮停肺证，痰稠者为寒痰阻肺证。

九、饮停胸胁证

饮停胸胁证是指水饮停于胸腔，阻碍气机，以胸廓饱满、胸胁胀闷或痛等为主要表现的证候。

【临床表现】胸廓饱满，胸胁胀闷或痛，咳嗽气喘，呼吸、咳嗽或身体转侧时牵引作痛，或有头目晕眩。舌苔白滑，脉沉弦。

【证机概要】本证多因中阳素虚，气不化水，水停为饮；或因外邪侵袭，肺失通调，水液运行输布障碍，停聚为饮，流注胸腔而成。

饮停胸胁，气机受阻，升降失司，络脉不利，故胸胁胀闷

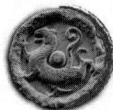

疼痛，气短息促；水饮停于胸腔，上迫于肺，肺失宣降，胸胁气机不利，故咳嗽、呼吸及身体转侧时牵引作痛；饮邪遏阻，清阳不升，故头目晕眩；水饮内停，故可见脉沉弦、苔白滑。

本证以胸廓饱满、胸胁胀闷或痛等为辨证的主要依据。

十、风水相搏证

风水相搏证是指风邪外袭，肺卫失宣，水湿泛溢肌肤，以突然头面浮肿及卫表症状为主要表现的证候。

【临床表现】眼睑头面先肿，继而遍及全身，上半身肿甚，来势迅速，皮肤薄而发亮，小便短少，或见恶寒重发热轻，无汗，舌苔薄白，脉浮紧。或见发热重恶寒轻，咽喉肿痛，舌苔薄黄，脉浮数。

【证机概要】本证多由风邪外感，肺卫受病，宣降失常，通调失职，风遏水阻，风水相搏，泛溢肌肤而成。

风为阳邪，上先受之，肺居上焦，为水之上源，风邪犯肺，宣发肃降失职，不能通调水道，风水相搏，水气泛溢，故水肿起于眼睑头面，上半身水肿较重；由于是外邪新感，所以发病较快，水肿迅速，皮肤发亮；上源不通，水液不能下输膀胱，则见小便短少。若伴见恶寒重、发热轻、无汗、苔薄白、脉浮紧等症，为风水偏寒；若伴见发热重、恶寒轻、咽喉肿痛、舌红、脉浮数等症，为风水偏热。

本证以突然头面浮肿与卫表症状共见为辨证的主要依据。

第三章　心脑病

第一节　心气虚

1. 心悸（心虚胆怯）

心悸是指患者自觉心中悸动，惊惕不安，甚则不能自主的一种病证。各种原因引起的心律失常，如心动过速、心动过缓、期前收缩、心房颤动或扑动、房室传导阻滞、病态窦房结综合征、预激综合征、心功能不全、心肌炎、一部分神经官能症等，如表现以心悸为主症者均可参照本病治疗。

《中医内科学》分为心虚胆怯证、心血不足证、阴虚火旺证、心阳不振证、水饮凌心证、瘀阻心脉证和痰火扰心证。

【临床表现】心悸不宁，善惊易恐，坐卧不安，不寐多梦而易惊醒，恶闻声响，食少纳呆。苔薄白，脉细略数或细弦。

【证机概要】气血亏损，心虚胆怯，心神失养，神摇不安。

【治法】镇惊定志，养心安神。

【方药】安神定志丹加减。方中龙齿、琥珀镇惊安神；酸枣仁、远志、茯神养心安神；人参、茯苓、山药益气壮胆；天冬、生地黄、熟地黄滋养心血；配伍少许肉桂，鼓舞气血生长；五味子收敛心气。

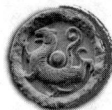

气短乏力，头晕目眩，动则为甚，静则悸缓，心气虚损明显，重用人参，加黄芪以加强益气之功；兼心阳不振，肉桂易桂枝，加附子温通心阳；兼心血不足，加阿胶、首乌、龙眼肉滋养心血；兼心气郁结，心悸烦闷，精神抑郁，加柴胡、郁金、合欢皮、绿萼梅疏肝解郁；气虚夹湿，加泽泻，重用白术、茯苓；气虚夹瘀，加丹参、川芎、红花、郁金。

2. 夜啼（惊恐伤神）

婴儿若白天能安静入睡，入夜则啼哭不安，时哭时止，或每夜定时啼哭，甚则通宵达旦，称为夜啼。多见于新生儿及婴儿。本节主要论述婴儿夜间不明原因的反复啼哭。因伤乳、发热或因其他疾病引起的啼哭当审因论治，不属于本证范围。

《中医儿科学》分为脾寒气滞、心经积热和惊恐伤神。

【临床表现】夜间突然啼哭，似见异物状，神情不安，时作惊惕，紧偎母怀，面色乍青乍白，哭声时高时低，时急时缓。舌苔正常，脉数，指纹色紫。

【证机概要】心神怯弱，暴受惊恐。

【治法】定惊安神，补气养心。

【方药】远志丸加减。方中石菖蒲、茯神、龙齿定惊安神；人参、茯苓补气养心。

睡中时时惊惕，加钩藤、菊花息风镇惊；喉有痰鸣，加僵蚕、郁金化痰安神，也可用琥珀抱龙丸安神化痰。

3. 胸痹（气阴两虚）

胸痹是指以胸部闷痛，甚则胸痛彻背、喘息不得卧为主症的一种疾病。轻者仅感胸闷如窒，呼吸欠畅，重者则胸痛，严重者心痛彻背、背痛彻心。本证与西医学所指的冠状动脉硬化性心脏病（心绞痛、心肌梗死）关系密切，其他如心包炎、二尖瓣脱垂综合征、病毒性心肌炎、心肌病、慢性阻塞性肺气肿、慢性胃炎等，出现胸闷、心痛彻背、短气、喘不得卧等症状者可参照本病治疗。

《中医内科学》分为心血瘀阻证、气滞心胸证、痰浊闭阻证、寒凝心脉证、气阴两虚证、心肾阴虚证和心肾阳虚证。

【临床表现】心胸隐痛，时作时休，心悸气短，动则益甚，伴倦怠乏力，声息低微，面色㿠白，易汗出。舌淡红，舌体胖、边有齿痕，苔薄白，脉虚细缓或结代。

【证机概要】心气不足，阴血亏耗，血行瘀滞。

【治法】益气养阴，活血通脉。

【方药】生脉散合人参养营汤加减。两者均补益心气。生脉散长于益心气，敛心阴，适用于心气不足、心阴亏耗者；人参养营汤补气养血，安神宁心，适用于胸闷气短、头昏神疲等症。方中人参、黄芪、炙甘草大补元气，通经利脉；肉桂温通心阳；麦冬、玉竹滋养心阴，五味子收敛心气；丹参、当归养血活血。

兼气滞血瘀，加川芎、郁金行气活血；兼痰浊，加茯苓、白术、白蔻仁健脾化痰；兼纳呆、失眠，加茯苓、茯神、远志、半夏曲健脾和胃，加柏子仁、酸枣仁收敛心气，养心安神。

《中医急诊学》卒心痛中的真心痛虚证，用回阳救逆、敛阳固脱法，选四逆汤合生脉饮加味。

4. 虚劳（心气虚）

虚劳又称虚损，是以脏腑亏损、气血阴阳虚衰、久虚不复成劳为主要病机，以五脏虚证为主要临床表现的多种慢性虚弱证候的总称。虚劳涉及的范围很广，凡属多种慢性虚弱性疾

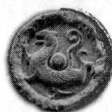

病，发展至严重阶段，以脏腑气血阴阳亏损为主要表现的病证，均属于本病证范围。西医学中多个系统的多种慢性消耗性和功能衰退性疾病，出现类似虚劳的临床表现时均可参照本病治疗。

《中医内科学》分为气虚（肺气虚证、心气虚证、脾气虚证、肾气虚证）、血虚（心血虚证、肝血虚证）、阴虚（肺阴虚证、心阴虚证、脾胃阴虚证、肝阴虚证、肾阴虚证）和阳虚（心阳虚证、脾阳虚证、肾阳虚证）。

【临床表现】气短懒言、劳则尤甚，心悸，自汗，面色㿠白或萎黄，语声低微，头昏神疲。苔淡白，脉细弱。

【证机概要】心气不足，心失所养。

【治法】补益气血，宁心安神。

【方药】七福饮加减。方中人参、白术、炙甘草益气养心；熟地黄、当归滋补阴血；酸枣仁、远志宁心安神。

自汗多，加黄芪、五味子益气固摄；饮食少思，加砂仁、茯苓开胃健脾。

5. 气厥（虚证）

厥证是以突然昏倒、不省人事、四肢逆冷为主要临床表现的一种病证。病情轻者，一般短时间内可苏醒，病情重者昏厥时间较长，严重者甚至一厥不复而死亡。西医学中多种原因所致的晕厥，如癔病、高血压脑病、脑血管痉挛、低血糖、出血性或心源性休克等均可参照本病治疗。

《中医急诊学》将厥证分为气厥（实证、虚证）、血厥（实证、虚证）和痰厥。

【临床表现】发病前有明显情绪紧张、恐惧、疼痛或站立过久等诱发因素，发作时眩晕昏仆，面色苍白，呼吸微弱，汗出肢冷。舌淡，脉沉细微。本证易发生于体弱的年轻女性。

【证机概要】元气素虚，清阳不升，神明失养。

【治法】补气回阳醒神。

【方药】生脉注射液、参附注射液、四味回阳饮。前两方为注射剂，适用于急救。从功效上看，三方均能补益正气，但生脉注射液重在益气生津，参附注射液、四味回阳饮重在益气回阳。

四味回阳饮由人参、制附子、炮姜、炙甘草组成。首先急用生脉注射液或参附注射液静脉推注或滴注，补气摄津醒神。苏醒后可四味回阳饮加味补气温阳，方中人参大补元气，附子、炮姜温里回阳，甘草调中缓急。

汗出多，加黄芪、白术、煅龙骨、煅牡蛎，加强益气功效，固摄止汗；心悸不宁，加远志、柏子仁、酸枣仁等养心安神；纳谷不香，加白术、茯苓、陈皮健脾和胃。

本证有反复发作倾向，平时可服香砂六君子丸、归脾丸等，健脾和中，益气养血。

6. 血厥（虚证）

厥证是以突然昏倒、不省人事、四肢逆冷为主要临床表现的一种病证。病情轻者，一般短时间内可苏醒，病情重者昏厥时间较长，严重者甚至一厥不复而死亡。西医学中多种原因所致的晕厥，如癔病、高血压脑病、脑血管痉挛、低血糖、出血性或心源性休克等，均可参照本病治疗。

《中医急诊学》将厥证分为气厥（实证、虚证）、血厥（实证、虚证）和痰厥。

【临床表现】常因失血过多突然昏厥，面色苍白，口唇无华，四肢震颤，自汗肢冷，目陷口张，呼吸微弱。舌淡，脉芤

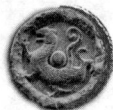

或细数无力。

【证机概要】血出过多，气随血脱，神明失养。

【治法】补养气血。

【方药】急用独参汤灌服，继服人参养营汤。前方益气固脱，后方补益气血。独参汤中人参大补元气，所谓"有形之血不能速生，无形之气所当急固"。亦可用人参注射液、生脉注射液静脉推注或滴注。失血过多者，及时止血，并采取输血措施。缓解后用人参养营汤补养气血。方中人参、黄芪为主药益气；当归、熟地黄养血；白芍、五味子敛阴；白术、茯苓、远志、甘草健脾安神；肉桂温养气血；生姜、大枣和中补益；陈皮行气。

自汗肤冷、呼吸微弱，加附子、干姜温阳；口干少津，加麦冬、玉竹、沙参养阴；心悸少寐，加龙眼肉、酸枣仁养心安神。

7. 神昏

神昏是指由多种病证引起心脑受邪，窍络不通，神明被蒙，以神识不清为特征的急危重症。神昏不是一个独立的疾病，是多种急慢性疾病危重阶段常见的症状之一。《西医急诊学》中的昏迷可参照本病进行救治。

《中医急诊学》分为早期（实证与虚实兼夹）和晚期（虚证）。

【临床表现】神志昏迷，口开目合，鼻鼾息微，或声高气促，面色苍白。舌苔厚腻，脉微欲绝。

【证机概要】邪盛内闭，正气耗散，神不守舍。

【治法】开窍通闭，回阳固脱。

【方药】陶氏回阳急救汤。中成药：参附注射液、生脉注射液。

小　　结

一、心气虚涉及的病证

心气虚涉及的病证有心悸（心虚胆怯）、夜啼（惊恐伤神）、胸痹（气阴两虚）、虚劳（心气虚）、气厥（虚证）、血厥（虚证）、神昏。

二、临床表现

1. 主症

心悸夜啼与神昏是其临床表现。其中，胸痹以胸部闷痛、甚则胸痛彻背、喘息不得卧为主症。虚劳以脏腑亏损、气血阴阳虚衰、久虚不复成劳为主要病机，以五脏虚证为主要临床表现。厥证以突然昏倒、不省人事、四肢逆冷为主要临床表现。轻者短时间内能苏醒，重者昏厥时间较长，严重者甚至一厥不复。

2. 兼症

气虚表现为面色㿠白萎黄或，气短懒言，语声低微，头昏神疲，肢体无力，食少纳呆，易汗出等。

三、舌象与脉象

1. 舌象

舌淡，舌体胖，边有齿痕，有热可见舌红，苔薄白。

2. 脉象

心气虚的脉象多沉细微，细软弱；胸痹则脉结代；血厥虚

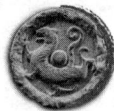

证则脉芤；夜啼则指纹色紫。

四、代表方

多以补气为主，结合病情选用相应方剂。

心虚胆怯型心悸，治以镇惊定志，养心安神，安神定志丹加减。惊恐伤神之夜啼治以定惊安神，补气养心，远志丸加减。胸痹气阴两虚者，治以益气养阴，活血通脉，生脉散合人参养营汤加减。心气虚型虚劳，治以益气养心，七福饮加减。虚证气厥，治以补气回阳醒神，生脉注射液、参附注射液、四味回阳饮。血厥虚证，气随血脱，神明失养，治以补养气血，急用独参汤灌服，继服人参养营汤。神昏邪盛正虚，神不守舍，治以开窍通闭，回阳固脱，陶氏回阳救逆汤。

以上方剂皆用人参。"人参味甘，大补元气"，为补气之主药。

第二节　心血虚

1. 心悸（心血不足）

心悸是指患者自觉心中悸动，惊惕不安，甚则不能自主的一种病证。如心动过速、心动过缓、期前收缩、心房颤动或扑动、房室传导阻滞、病态窦房结综合征、预激综合征、心功能不全、心肌炎、一部分神经官能症等，如表现以心悸为主症者均可参照本病治疗。

《中医内科学》分为心虚胆怯证、心血不足证、阴虚火旺证、心阳不振证、水饮凌心证、瘀阻心脉证和痰火扰心证。

【临床表现】心悸气短，头晕目眩，失眠健忘，面色无华，倦怠乏力，纳呆食少。舌淡红，脉细弱。

【证机概要】心血亏耗，心失所养，心神不宁。

【治法】补血养心，益气安神。

【方药】归脾汤加减。方中黄芪、人参、白术、炙甘草益气健脾，以资气血生化之源；熟地黄、当归、龙眼肉补养心血；茯神、远志、酸枣仁宁心安神；木香理气醒脾，使补而不滞。

五心烦热，自汗盗汗，胸闷心烦，属气阴两虚者，治以益气养血，滋阴安神，炙甘草汤加减；兼阳虚，汗出肢冷，加附子、黄芪、煅龙骨、煅牡蛎；兼阴虚，重用麦冬、地黄、阿胶，加沙参、玉竹、石斛；纳呆，腹胀，加陈皮、谷芽、麦芽、神曲、山楂、鸡肉金、枳壳健脾助运；失眠多梦，加合欢皮、夜交藤、五味子、柏子仁、莲子心等养心安神。若热病后期损及心阴而导心悸者，治以益气养阴补心，生脉散加减。

2. 虚劳（心血虚）

虚劳又称虚损，以脏腑亏损、气血阴阳虚衰、久虚不复成劳为主要病机，以五脏虚证为主要临床表现的多种慢性虚弱证候的总称。虚劳涉及的范围很广，凡属多种慢性虚弱性疾病，发展至严重阶段，以脏腑气血阴阳亏损为主要表现的病证，均属本病证范围。西医学中多个系统的多种慢性消耗性和功能衰退性疾病，出现类似虚劳的临床表现时均可参照本病治疗。

《中医内科学》分为气虚（肺气虚证、心气虚证、脾气虚证、肾气虚证）、血虚（心血虚证、肝血虚证）、阴虚（肺阴虚证、心阴虚证、脾胃阴虚证、肝阴虚证、肾阴虚证）和阳虚（心阳虚证、脾阳虚证、肾阳虚证）。

【临床表现】面色淡黄或淡白无华，唇、舌、指甲色淡，

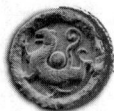

头晕目花，皮肤枯槁，心悸怔忡，健忘，失眠，多梦。舌淡红，苔少，脉细。

【证机概要】心血亏虚，心失所养。

【治法】益气生血，养心安神。

【方药】养心汤加减。方中人参、黄芪、茯苓、五味子、甘草益气生血；当归、川芎、柏子仁、酸枣仁、远志养血宁心；肉桂、半夏曲温中健脾，以助气血生化。

失眠、多梦较甚，加合欢花、夜交藤养心安神。

脾血虚常与心血虚同时并见，故临床常称心脾血虚。除前述的养心汤外，归脾汤为补脾与养心并进：益气与养血相融之剂，具有补益心脾、益气摄血功能，是治疗心脾血虚的常用方剂。

3. 自汗、盗汗（心血不足）

自汗、盗汗是指由于阴阳失调，腠理不固，而致汗液外泄失常的病证。其中，不因外界环境因素的影响，白昼时时汗出、动辄益甚者，称自汗；寐中汗出、醒来自止者，称盗汗，亦称寝汗。西医学中的甲状腺功能亢进、植物神经功能紊乱、风湿热、结核病等所致的自汗、盗汗可参照本病治疗。

《中医内科学》将自汗、盗汗分为肺卫不固证、心血不足证、阴虚火旺证和邪热郁蒸证。

【临床表现】自汗或盗汗，心悸少寐，神疲气短，面色不华。舌淡，脉细。

【证机概要】心血耗伤，心液不藏。

【治法】益气生血，健脾养心。

【方药】归脾汤加减。方中人参、黄芪、白术、茯苓益气健脾；当归、龙眼肉补血养血；酸枣仁、远志养心安神；五味子、牡蛎、浮小麦收涩敛汗；血虚甚，加制首乌、枸杞子、熟地黄补益精血。

小　　结

一、心血虚涉及的病证

心血虚涉及的病证有心悸（心血不足）、虚劳（心血虚）和自汗、盗汗（心血不足）。

二、临床表现

1. 主症

心悸、自汗、盗汗是心血虚的主要表现。虚劳以脏腑亏损、气血阴阳虚衰、久虚不复成劳为主要病机，以五脏虚证为主要临床表现。

2. 兼症

心血虚可出现头晕目眩，失眠健忘，面色无华，倦怠乏力，纳呆食少，甚至唇、舌、指甲色淡，皮肤枯槁，神疲气短。

三、舌象与脉象

1. 舌象

舌淡或淡红，苔少。

2. 脉象

脉细或细弱。

四、代表方

心血不足之心悸，治以补血养心，益气安神，归脾汤加

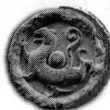

减。心血虚之虚劳，治以养血宁心，养心汤加减。心血不足之自汗、盗汗，治以养血补心，归脾汤加减。

以上三证皆用归脾汤，虚劳虽选用养心汤，但也提出可用归脾汤。归脾汤为补益剂中的补血方，由白术、白茯苓、黄芪、远志、龙眼肉、酸枣仁、人参、木香、甘草组成，功能益气补血，健脾养心。主治心脾气虚证。

第三节　心阳虚

1. 病毒性心肌炎（心阳虚弱）

病毒性心肌炎是由病毒感染引起的以局限性或弥漫性心肌炎性病变为主的疾病，以神疲乏力、面色苍白、心悸、气短、肢冷、多汗为临床特征。本病属中医学"风温""心悸""怔忡""胸痹""猝死"等范畴。

《中医儿科学》将病毒性心肌炎分为风热犯心、湿热侵心、气阴亏虚、心阳虚弱和痰瘀阻络。

【临床表现】心悸怔忡，神疲乏力，畏寒肢冷，面色苍白，头晕多汗，甚则肢体浮肿，呼吸急促。舌淡胖或淡紫，脉缓无力或结代。

【证机概要】病久外邪损伤心阳，或素体虚弱，复感外邪，心阳不振。

【治法】温振心阳，宁心安神。

【代表方】桂枝甘草龙骨牡蛎汤加减。方中桂枝、甘草辛甘助阳；党参（或人参）、黄芪补益元气；龙骨、牡蛎重镇安神，敛汗固脱。

形寒肢冷，加熟附子、干姜温阳散寒；肢体浮肿，加茯苓、防己利水消肿；头晕、失眠，加酸枣仁、五味子养心安神；阳气暴脱，加人参、熟附子、干姜、麦冬、五味子回阳救逆，益气敛阴。

2. 虚劳（心阳虚）

虚劳又称虚损，是以脏腑亏损、气血阴阳虚衰、久虚不复成劳为主要病机，以五脏虚证为主要临床表现的多种慢性虚弱证候的总称。凡属多种慢性虚弱性疾病，发展至严重阶段，以脏腑气血阴阳亏损为主要表现的病证，均属本病证范围。西医学中多个系统的多种慢性消耗性和功能衰退性疾病，出现类似虚劳的临床表现时均可参照本病治疗。

《中医内科学》将虚劳分为气虚（肺气虚证、心气虚证、脾气虚证、肾气虚证）、血虚（心血虚证、肝血虚证）、阴虚（肺阴虚证、心阴虚证、脾胃阴虚证、肝阴虚证、肾阴虚证）和阳虚（心阳虚证、脾阳虚证、肾阳虚证）。

【临床表现】面色苍白或晦暗，怕冷，手足不温，出冷汗，精神疲倦，心胸憋闷疼痛，气息微弱，或浮肿、下肢为甚。舌胖嫩、边有齿印，苔淡白而润，脉细微、沉迟或虚大。

【证机概要】心阳不振，心气亏虚，运血无力。

【治法】益气温阳。

【代表方】保元汤加减。方中人参、黄芪益气扶正；肉桂、甘草、生姜温通阳气。

心胸疼痛，酌加郁金、川芎、丹参、三七活血定痛；形寒肢冷，酌加附子、巴戟天、仙茅根、仙灵脾、鹿茸温补阳气。

3. 心悸（心阳不振）

心悸是指患者自觉心中悸动，惊惕不安，甚则不能自主的一种病证。心动过速、心动过缓、期前收缩、心房颤动或扑

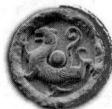

动、房室传导阻滞、病态窦房结综合征、预激综合征、心功能不全、心肌炎、一部分神经官能症等，如表现以心悸为主症者均可参照本病治疗。

《中医内科学》将心悸分为心虚胆怯证、心血不足证、阴虚火旺证、心阳不振证、水饮凌心证、瘀阻心脉证和痰火扰心证。

【临床表现】 心悸不安，胸闷气短动则尤甚，面色苍白，形寒肢冷。舌淡，苔白，脉虚弱或沉细无力。

【证机概要】 心阳虚衰，无以温养心神。

【治法】 温补心阳，安神定悸。

【方药】 桂枝甘草龙骨牡蛎汤合参附汤加减。前方温补心阳，安神定悸，适用于心悸不安、自汗、盗汗等；后方益心气，温心阳，适用于胸闷气短、形寒肢冷等。方中桂枝、附片温振心阳；人参、黄芪益气助阳；麦冬、枸杞子滋阴，取"阳得阴助而生化无穷"之意；炙甘草益气养心；龙骨、牡蛎重镇安神定悸。

形寒肢冷，重用人参、黄芪、附子、肉桂温阳散寒；大汗出，重用人参、黄芪、煅龙骨、煅牡蛎、山茱萸益气敛汗，或用独参汤煎服；兼水饮内停，加葶苈子、五加皮、车前子、泽泻等利水化饮；夹瘀血，加丹参、赤芍、川芎、桃仁、红花；兼阴伤，加麦冬、枸杞子、玉竹、五味子；心阳不振，致心动过缓，酌加炙麻黄、补骨脂，重用桂枝以温通心阳。

4. 小儿肺炎喘嗽（心阳虚衰）

肺炎喘嗽是小儿常见的肺系疾病之一，临床以发热、咳嗽、痰壅、气急、鼻翕为主要症状，重者可见张口抬肩、呼吸困难、面色苍白、口唇青紫等。本病相当于西医学的小儿肺炎。

《中医儿科学》将肺炎喘嗽分为常证（风寒闭肺、风热闭肺、痰热闭肺、毒热闭肺、阴虚肺热、肺脾气虚）和变证（心阳虚衰、邪陷厥阴）。

【临床表现】骤然面色苍白，口唇发绀，呼吸困难或呼吸浅促，额汗不温，四肢厥冷，虚烦不安或神萎淡漠，右胁下出现痞块并逐渐增大。舌略紫，苔薄白，脉细弱而数，指纹青紫、可达命关。

【证机概要】年幼心阳不足，邪毒炽盛，肺闭气郁导致血滞而络脉瘀阻。

【治法】温补心阳，救逆固脱。

【代表方】参附龙牡救逆汤加减。方中人参大补元气；附子回阳救逆；龙骨、牡蛎潜阳敛阴；白芍、甘草和营护阴。

气阳虚衰，可用独参汤或参附汤少量频服以救急，还可用参附注射液静脉滴注；气阴两竭，可加用生脉注射液静脉滴注，以益气养阴救逆；若出现面色苍白而青、唇舌发紫、右胁下痞块等血瘀较著者，酌加红花、丹参等活血化瘀之品，以助血行畅利。病情危重应中西医结合抢救治疗。

《中医急诊学》称重症肺炎喘嗽，属虚证。治法也是温补心阳，救逆固脱。药用参附龙牡救逆汤。

5. 卒心痛（真心痛，阳虚证）

卒心痛是因正气亏虚，痰、瘀、寒等邪乘虚致病，可单因为病，亦可多因综合致病，或寒凝气滞，或气滞血瘀，或痰瘀交阻，致心脉痹阻，心失煦濡，突然出现胸骨后或左胸前区发作性憋闷、压迫性钝痛，向左肩背或左前臂内侧放射。西医学的急性冠脉缺血综合征（不稳定型心绞痛、急性心肌梗死）

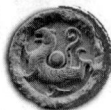

等可参照本病进行救治。

《中医急诊学》将卒心痛分为厥心痛（实证、虚证）和真心痛（实证、虚证）。

【临床表现】心痛彻背，心悸，大汗淋漓，四肢厥冷，面色苍白，唇甲淡白或青紫。舌淡白或紫暗，脉微细。

【证机概要】阳气虚衰，心失温煦。

【治法】回阳救逆，敛阳固脱。

【代表方】四逆汤合生脉饮加味，药如熟附子、干姜、炙甘草、人参（另煎兑服）、麦冬、五味子、丹参。

中成药：麝香保心丸、益心气口服液、参附注射液。

小　　结

一、心阳虚涉及的病证

心阳虚涉及的病证有病毒性心肌炎（心阳虚弱）、虚劳（心阳虚）、心悸（心阳不振）、小儿肺炎喘嗽（心阳虚衰）和卒心痛（真心痛，阳虚证）。

二、临床表现

1. 主症

病毒性心肌炎由病毒感染引起，以神疲乏力、面色苍白、心悸、气短、肢冷、多汗为主要特征。真心痛阳虚证由阳气虚衰、心失温煦所致，表现为心痛彻背，心悸，大汗淋漓，四肢厥冷，面色苍白。

2. 兼症

呼吸急促，气短，头晕，手足不温，肢体浮肿，倦怠懒言，心烦，不寐，盗汗，腰酸。

三、舌象与脉象

1. 舌象

一般舌淡胖或淡紫胖嫩，边有齿印。小儿肺炎喘嗽可见舌略紫，苔薄白。真心痛阳虚证见唇甲淡白或青紫，舌淡白或紫暗。

2. 脉象

一般脉缓无力或脉细微、沉迟或虚大。小儿肺炎喘嗽（心阳虚衰）脉细弱而数，指纹青紫，可达命关；阳虚证真心痛脉微细。

四、代表方

病毒性心肌炎（心阳虚弱），治以温振心阳，宁心安神，桂枝甘草龙骨牡蛎汤加减。心阳虚之虚劳，治以益气温阳，保元汤加减。心阳不振之心悸，治以温补心阳，安神定悸，桂枝甘草龙骨牡蛎汤合参附汤加减。小儿肺炎喘嗽心阳虚衰，治以温补心阳，救逆固脱，参附龙牡救逆汤加减。真心痛阳虚证，治以回阳救逆，敛阳固脱，四逆汤合生脉饮加味。

成药：麝香保心丸、益心气口服液、滋心阴口服液、生脉散冲剂、生脉注射液、参附注射液。

前三证属心阳虚，以温补心阳为主，结合病情选用相应方剂。后两证属心阳欲脱，当回阳救逆，以抢救为主，宜中西医结合救治。

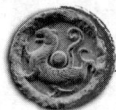

第四节　邪毒扰心

1. 妊娠小便淋痛（心火偏亢）

妊娠期间出现尿频、尿急、淋沥涩痛等症，称妊娠小便淋痛，或妊娠小便难，俗称"子淋"。相当于西医学的妊娠合并泌尿系感染。

《中医妇科学》将妊娠小便淋痛分为阴虚津亏证、心火偏亢证和湿热下注证。

【临床表现】妊娠期间小便频数，尿少色黄，艰涩刺痛，面赤心烦，渴喜冷饮，甚至口舌生疮。舌红欠润，少苔或无苔，脉细数。

【证机概要】心火偏旺，移热于小肠，热灼膀胱。

【治法】清心泻火，润燥通淋。

【方药】导赤散加玄参、麦冬。方中生地黄清热养阴生津，使肾精足，心火降，为君；加麦冬、玄参养阴生津，降心火；木通苦寒，上清心火，下利小便；淡竹叶清心除烦，引热下行；甘草梢直达病所，清热止淋，调和诸药。

小便热甚，酌加栀子、黄芩清热解毒；尿中带血，加生地榆、大小蓟清热凉血止血。木通用量以 6g 为宜。有研究报道，木通超过 15g 可损伤肾功能。

2. 鼻衄（心火亢盛）

鼻衄即鼻出血，是多种疾病的常见症状之一，可由鼻部损伤引起，亦可因脏腑功能失调而致。本节重点讨论后者引起的鼻衄。

《中医耳鼻咽喉科》将鼻衄分为肺经风热、胃热炽盛、肝火上逆、心火亢盛、肝肾阴虚和脾不统血。

【临床表现】鼻血外涌，血色鲜红，鼻黏膜红赤。伴面赤，心烦失眠，身热口渴，口舌生疮，大便秘结，小便黄赤。舌尖红，苔黄，脉数。

【证机概要】心火上炎，迫血妄行，上溢鼻窍。

【治法】清心泻火，凉血止血。

【方药】泻心汤加减。方中大黄、黄芩、黄连苦寒直折，清心泻火；白茅根、侧柏叶、茜草根等加强凉血止血之效。

心烦不寐、口舌生疮，加生地黄、木通、莲子心清热养阴，引热下行。

3. 口疮（心火上炎）

小儿口疮以齿龈、舌体、两颊、上颚等处出现黄白色溃疡、疼痛流涎，或伴发热为特征。若满口糜烂、色红作痛者，称口糜；溃疡只发生在口唇两侧，称燕口疮。

《中医儿科学》将口疮分为风热乘脾、心火上炎和虚火上浮。

【临床表现】舌上、舌边溃烂，色赤疼痛，饮食困难，心烦不安，口干不欲饮，小便短黄。舌尖红，苔薄黄，脉数，指纹紫。

【证机概要】心火上炎于口舌。

【治法】清心凉血，泻火解毒。

【方药】泻心导赤散加减。方中黄连泻心火；生地黄凉血；竹叶清心热；通草导热下行；甘草调和诸药。

尿少，加车前子、滑石利尿泄热；口渴甚，加石膏、天花粉清热生津；大便秘结，加生大黄、玄明粉通腑泻火。

4. 胬肉攀睛（心火上炎）

胬肉攀睛是指眼眦部长赤膜如肉，其状如昆虫之翼，横贯

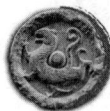

白睛，攀侵黑睛，甚至掩盖瞳神的眼病。本病相当于西医学之翼状胬肉。

《中医眼科学》将胬肉攀睛分为心肺风热证、脾胃实热证、心火上炎证和阴虚火旺证。

【临床表现】患眼痒涩刺痛，胬肉高厚红赤，眦头尤甚；心烦多梦，或口舌生疮，小便赤热。舌尖红，脉数。

【证机概要】两眦属心，心火刑金，眼眦受伤。

【治法】清心泻火。

【方药】泻心汤合导赤散加减。若目眦疼痛、胬肉色暗红，可加玄参、川芎、芜蔚子清热凉血通络；小便赤热，酌加车前子、泽泻、滑石清热利尿。

5. 睑弦赤烂（心火上炎）

睑弦赤烂是以睑弦红赤、溃烂、刺痒为临床特征的眼病，又名风弦赤眼、沿眶赤烂、风沿烂眼、迎风赤烂等。病变发生于眦部，称眦睢赤烂，又名眦赤烂；婴幼儿患此病者，称胎风赤烂。睑弦赤烂相当于西医学的睑缘炎，临床上将其分为鳞屑性睑缘炎、溃疡性睑缘炎和眦部睑缘炎3种。

《中医眼科学》将睑弦赤烂分为风热偏盛证、湿热偏盛证和心火上炎证。

【临床表现】眦部睑弦红赤、灼热刺痒，甚或睑弦赤烂、出脓出血。舌尖红，苔薄，脉数。

【证机概要】心火素盛，复受风邪引动，心火上炎，灼伤睑眦。

【治法】清心泻火。

【方药】导赤散合黄连解毒汤加减。

患处红赤较甚，加赤芍、丹皮凉血退赤；痒极难忍，酌加地肤子、白鲜皮、菊花、防风、川芎祛风止痒。

6. 夜啼（经积热）

婴儿若白天能安静入睡，入夜则啼哭不安，时哭时止，或每夜定时啼哭，甚则通宵达旦，称夜啼。多见于新生儿和婴儿。本节主要论述婴儿夜间不明原因的反复啼哭。因伤乳、发热或其他疾病引起的啼哭当审因论治，不属于本证范围。

《中医儿科学》将夜啼分为脾寒气滞、心经积热和惊恐伤神。

【临床表现】啼哭时哭声较响，见灯尤甚，哭时面赤唇红，烦躁不宁，身腹俱暖，大便秘结，小便短赤。舌尖红，苔薄黄，指纹多紫。

【证机概要】先天禀受或后天素体蕴热，心有积热，神明扰乱。

【治法】清心导赤，泻火安神。

【方药】导赤散加减。方中生地黄清热凉血；竹叶、通草清心降火；甘草梢泻火清热；灯心引诸药入心经。同时要注意避免衣被及室内过暖。

大便秘结而烦躁不安，加生大黄泻火除烦；腹部胀满、乳食不化，加麦芽、莱菔子、焦山楂消食导滞；热盛烦闹，加黄连、栀子泻火除烦。

7. 不寐（痰热扰心）

不寐是以经常不能获得正常睡眠为特征的一类病证，主要表现为睡眠时间、深度的不足，轻者入睡困难，或寐而不酣，时寐时醒，或醒后不能再寐；重则彻夜不寐。西医学的神经官能症、更年期综合征、慢性消化不良、贫血、动脉粥样硬化症等以不寐为主要临床表现时可参照本病治疗。

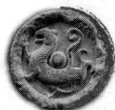

《中医内科学》将不寐分为肝火扰心证、痰热扰心证、心脾两虚证、心肾不交证和心胆气虚证。

【临床表现】心烦不寐,胸闷脘痞,泛恶嗳气,伴口苦,头重,目眩。舌偏红,苔黄腻,脉滑数。

【证机概要】湿食生痰,郁痰生热,扰动心神。

【治法】清热化痰,和中安神。

【方药】黄连温胆汤加减。方中半夏、陈皮、茯苓、枳实健脾化痰,理气和胃;黄连、竹茹清心降火化痰;龙齿、珍珠母、磁石镇惊安神。

不寐伴胸闷嗳气,脘腹胀满,大便不爽,苔腻脉滑,加半夏秫米汤和胃健脾降气,交通阴阳;饮食停滞,胃中不和,嗳腐吞酸,脘腹胀痛,加神曲、焦山楂、莱菔子消导和中。

8. 注意力缺陷多动症(痰火扰心)

注意力缺陷多动症又称轻微脑功能障碍综合征,是一种较常见的儿童时期行为障碍性疾病,以注意力不集中、自我控制差,动作过多、情绪不稳、冲动任性,伴学习困难,但智力正常或基本正常为主要临床特征。

《中医儿科学》将注意力缺陷多动症分为肝肾阴虚、心脾两虚和痰火内扰。

【临床表现】多动多语,烦躁不宁,冲动任性,难以制约,兴趣多变,注意力不集中,胸中烦热,纳少口苦,便秘尿赤。舌红,苔黄腻,脉滑数。

【证机概要】痰火扰心,心神不宁。

【治法】清热泻火,化痰宁心。

【方药】黄连温胆汤加减。方中黄连清热泻火;陈皮、法半夏、胆南星燥化湿痰;竹茹、瓜蒌清热化痰;枳实理气化痰；石菖蒲化痰开窍；茯苓、珍珠母宁心安神。

烦躁易怒，加钩藤、龙胆草平肝泻火；大便秘结，加大黄通腑泻火。

9. 狂证（痰火扰神）

狂证为临床常见的精神失常疾病。西医学的精神分裂症、躁狂抑郁症，其表现与本病证类似者可参照本病治疗。

《中医内科学》将狂证分为痰火扰神证、痰热瘀结证和火盛阴伤证。

【临床表现】起病前性情急躁，头痛失眠，两目怒视，面红目赤，突发狂乱无知，骂詈号叫，不避亲疏，逾垣上屋，或毁物伤人，气力愈常，不食不眠。舌红绛，苔多黄腻或黄燥而垢，脉滑数。

【证机概要】五志化火，痰随火升，痰热上扰清窍，神明昏乱。

【治法】清心泻火，涤痰醒神。

【方药】生铁落饮。方中龙胆草、黄连、连翘清泻心肝实火；胆南星、贝母、橘红、竹茹清涤痰浊；菖蒲、远志、茯神宣窍安神；生铁落、朱砂镇心宁神；玄参、二冬、丹参养心血，固心阴，活瘀血，以防火热伤阴之弊。

痰火壅盛见苔黄垢腻，加用礞石滚痰丸逐痰泻火，再用安宫牛黄丸清心开窍；阳明腑热，大便燥结，苔黄燥，脉实大，暂用小承气汤荡涤秽浊，清泄胃肠实火；烦热渴饮，加生石膏、知母、天花粉、生地黄清热生津；久病面色晦滞，狂躁不安，行为怪异，舌青紫、有瘀斑，脉沉弦，酌加丹皮、赤芍、大黄、桃仁、水蛭；神志较清，痰热未尽，心烦不寐，温胆汤合朱砂安神丸化痰安神。

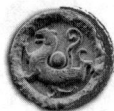

10. 心悸（痰火扰心）

心悸是指患者自觉心中悸动，惊惕不安，甚则不能自主的一种病证。各种原因引起的心律失常，如心动过速、心动过缓、期前收缩、心房颤动或扑动、房室传导阻滞、病态窦房结综合征、预激综合征以及心功能不全、心肌炎、一部分神经官能症等，如表现以心悸为主症者，均可参照本病治疗。

《中医内科学》将心悸分为心虚胆怯证、心血不足证、阴虚火旺证、心阳不振证、水饮凌心证、瘀阻心脉证和痰火扰心证。

【临床表现】心悸时发时止，受惊易作，胸闷烦躁，失眠多梦，口干苦，大便秘结，小便短赤。舌红，苔黄腻，脉弦滑。

【证机概要】痰浊停聚，郁久化火，痰火扰心，心神不安。

【治法】清热化痰，宁心安神。

【方药】黄连温胆汤加减。方中黄连、山栀苦寒泻火，清心除烦；竹茹、半夏、胆南星、全瓜蒌、陈皮清热化痰，和胃降逆；生姜、枳实下气行痰；远志、菖蒲、酸枣仁、生龙骨、生牡蛎宁心安神。

痰热互结、大便秘结，加生大黄；心悸重，加珍珠母、石决明、磁石重镇安神；火郁伤阴，加麦冬、玉竹、天冬、生地黄养阴清热；兼脾虚，加党参、白术、谷麦芽、砂仁益气醒脾。

11. 心悸（水饮凌心）

【临床表现】心悸眩晕，胸闷痞满，渴不欲饮，小便短少，或下肢浮肿，形寒肢冷，伴恶心，欲吐，流涎。舌淡胖，苔白滑，脉象弦滑或沉细而滑。

【证机概要】脾肾阳虚，水饮内停，上凌于心，扰乱心神。

【治法】振奋心阳，化气行水，宁心安神。

【方药】苓桂术甘汤加减。方中泽泻、猪苓、车前子、茯苓淡渗利水；桂枝、炙甘草通阳化气；人参、白术、黄芪健脾益气助阳；远志、茯神、酸枣仁宁心安神。

兼恶心呕吐，加半夏、陈皮、生姜和胃降逆；兼肺气不宣，咳喘胸闷，加杏仁、前胡、桔梗、葶苈子、五加皮、防己泻肺利水；兼瘀血，加当归、川芎、刘寄奴、泽兰叶、益母草活血化瘀；心功能不全致浮肿、尿少、阵发性夜间咳喘或端坐呼吸，重用温阳利水之品，如真武汤。

《中医急诊学》心悸虚证属心阳虚损，饮邪凌心，治以温补心阳、化气利水、安神定悸法，桂枝甘草龙骨牡蛎汤加减。

12. 呼吸窘迫综合征（瘀热扰心）

呼吸窘迫综合征是发生于严重感染、休克、创伤及烧伤等疾病过程中肺实质细胞损伤导致的以进行性低氧血症、呼吸窘迫为特征的临床综合征。本病属中医学"喘证""暴喘"等病范畴。

《中医急诊学》将呼吸窘迫综合征分为早期（扰动心神）、中期（虚实夹杂）和晚期（正虚欲脱）。

【临床表现】呼吸急促，壮热躁动，皮肤发斑，或呕血便血，或大便秘结，或腹胀，神昏谵语。舌红或红绛或紫暗，苔厚腻或较燥，脉沉实。

【证机概要】毒瘀内阻，气机不畅；热入营血，扰动心神。

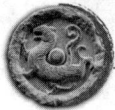

【治法】解毒清营，凉血通腑。

【方药】犀角地黄汤。

阳明腑实甚，重用大黄；瘀血明显，加土鳖虫、水蛭；神昏，合安宫牛黄丸、局方至宝丹等。

中成药：清开灵注射液、鱼腥草注射液、丹参注射液。

13. 病毒性心肌炎（痰瘀阻络）

病毒性心肌炎是由病毒感染引起的以局限性或弥漫性心肌炎性病变为主的疾病，临床以神疲乏力、面色苍白、心悸、气短、肢冷、多汗为特征。本病属中医学"风温""心悸""怔忡""胸痹""猝死"等范畴。

《中医儿科学》将病毒性心肌炎分为风热犯心、湿热侵心、气阴亏虚、心阳虚弱和痰瘀阻络。

【临床表现】心悸不宁，胸闷憋气，心前区痛如针刺，脘闷呕恶，面色晦暗，唇甲青紫。舌体胖，舌紫暗，或舌边尖见有瘀点，苔腻，脉滑或结代。

【证机概要】病程迁延，痰饮内停，瘀血内阻，阻滞心络。

【治法】豁痰活血，化瘀通络。

【方药】瓜蒌薤白半夏汤合失笑散加减。方中全瓜蒌、薤白、半夏、姜竹茹豁痰宽胸；蒲黄、五灵脂、红花、郁金活血化瘀，行气止痛。

心前区痛甚，加丹参、降香理气散瘀止痛；咳嗽痰多，加白前、款冬花化痰止咳；夜寐不宁，加远志、酸枣仁宁心安神。

14. 病毒性心肌炎（风热犯心）

【临床表现】发热，或低热绵延，或不发热，鼻塞流涕，咽红肿痛，咳嗽有痰，肌痛肢楚，头晕乏力，心悸气短，胸闷胸痛。舌红，苔薄，脉数或结代。

【证机概要】外感风热邪毒，客于肺卫，袭肺损心。

【治法】清热解毒，养阴活血。

【方药】银翘散加减。方中金银花、薄荷、淡豆豉清热透表；板蓝根、贯众、虎杖、玄参清热解毒，凉血活血；太子参、麦冬益气养阴。

邪毒炽盛，加黄芩、生石膏、栀子清热泻火；胸闷胸痛，加丹参、红花、郁金活血散瘀；心悸、脉结代，加五味子、柏子仁养心安神；腹痛、泄泻，加木香、白扁豆、车前子行气化湿止泻。

15. 病毒性心肌炎（湿热侵心）

【临床表现】寒热起伏，全身肌肉酸痛，恶心呕吐，腹痛泄泻，心悸胸闷，肢体乏力。舌红，苔黄腻，脉濡数或结代。

【证机概要】湿热邪毒蕴于脾胃，留滞不去，上犯于心。

【治法】清热化湿，宁心安神。

【方药】葛根芩连汤加减。方中葛根清热解表；黄连、板蓝根清热解毒化湿；苦参、黄芩清化湿热；陈皮、石菖蒲、茯苓、郁金行气化湿安神。

胸闷气憋，加瓜蒌、薤白理气宽胸；肢体酸痛，加独活、羌活、木瓜祛湿通络；心悸、脉结代，加丹参、珍珠母、龙骨宁心安神。

16. 白喉（疫毒凌心）

白喉是指以咽喉间起白腐为特征的急性传染病，属时行疫证之一。

《中医耳鼻咽喉科学》将白喉分为疫毒犯表、火毒炽盛、

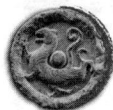

疫毒伤阴和疫毒凌心。

【临床表现】咽喉疼痛，声嘶或失音，烦躁不安，心悸怔忡，神疲乏力，面色苍白，口唇发绀，四肢厥冷，汗出如珠，脉细欲绝或结代。检查见咽喉间白腐物满布，延及喉部及气道，阻碍呼吸。

【证机概要】疫毒攻冲咽喉，疫毒深重，又内攻心包。

【治法】益气养心，解毒复脉。

【方药】三甲复脉汤加减。方中炙甘草、人参、大枣补气强心；地黄、阿胶、麦冬补阴血以养心；桂枝、生姜温通心阳；龟板、鳖甲、牡蛎滋阴潜阳安神。可加土牛膝解毒利咽，并宜重用人参、炙甘草益气养心复脉。

17. 疟疾（瘴疟，冷瘴，湿浊蒙闭心窍）

疟疾是感受疟邪引起的以寒战、壮热、头痛、汗出、休作有时为临床特征的一类疾病。本节讨论的主要是西医学中的疟疾，非感受"疟邪"而表现为寒热往来、似疟非疟的类疟疾患，如回归热、黑热病、病毒性感染及部分血液系统疾病等可参照本病辨治，但应加以鉴别。

《中医内科学》将疟疾分为正疟、温疟、寒疟、瘴疟和劳疟。瘴疟又分为热瘴（热邪内陷心包）和冷瘴（湿浊蒙闭心窍）。

【临床表现】寒甚热微，或但寒不热，或呕吐腹泻，甚则嗜睡不语，神志昏蒙。苔厚腻色白，脉弦。

【证机概要】瘴毒内盛，湿浊蒙闭心窍。

【治法】解毒除瘴，芳化湿浊。

【方药】加味不换金正气散。方中苍术、厚朴、陈皮、藿香、半夏、佩兰、荷叶燥湿化浊，健脾理气；槟榔、草果截疟除湿；菖蒲豁痰宣窍。

嗜睡昏蒙，加苏合香丸芳香开窍；呕吐较著，吞服玉枢丹辟秽和中止呕。

小　　结

一、邪毒扰心涉及的病证

邪毒扰心涉及的病证有妊娠小便淋痛（心火偏亢）、鼻衄（心火亢盛）、口疮（心火上炎）、胬肉攀睛（心火上炎）、睑弦赤烂（心火上炎）、夜啼（心经积热）、不寐（痰热扰心）、注意力缺陷多动症（痰火扰心）、狂证（痰火扰神）、心悸（痰火扰心、水饮凌心）、呼吸窘迫综合征（瘀热扰心）、病毒性心肌炎（痰瘀阻络、风热犯心、湿热侵心）、白喉（疫毒凌心）、疟疾（瘴疟，冷疟，湿浊蒙闭心窍）。

二、临床表现

1. 主症

多数病证名称即是临床表现。其中，胬肉攀睛表现为眼眦部长赤膜如肉，状如昆虫之翼，横贯白睛，攀侵黑睛。狂证以精神亢奋、狂躁不安、喧扰不宁、骂詈毁物为特征。急性呼吸窘迫综合征以进行性低氧血症、呼吸窘迫为特征。白喉以咽喉间起白腐为主要临床表现。病毒性心肌炎以神疲乏力、面色苍白、心悸、气短为特征。心悸水饮凌心表现为渴不欲饮、小便短少，或下肢浮肿、形寒肢冷。冷疟因湿浊蒙闭心窍，表现为寒甚热微，呕吐腹泻，甚则嗜睡不语，神志昏蒙。

2. 兼症

烦躁不安，神疲乏力，面色苍白，口唇发绀，呕吐腹泻，嗜睡不语，肢冷、多汗。

三、舌象与脉象

1. 舌象

舌红，舌尖红或红绛或紫暗，舌淡胖；苔黄或薄黄，厚腻或较燥，白滑。

2. 脉象

脉细数或数或濡数或滑数，或弦滑或结代，脉细欲绝或沉实；指纹紫。

四、代表方

1. 心火上炎

用导赤散的有妊娠小便淋痛、夜啼；导赤散合黄连解毒汤的有睑眩赤烂；用泻心汤的有鼻衄；泻心汤合导赤散的有胬肉攀睛；泻心导赤散的有口疮。

2. 痰火扰心

用黄连温胆汤的有不寐、多动症和心悸。狂证用生铁落饮，呼吸窘迫综合征用犀角地黄汤，病毒性心肌炎痰瘀阻络用瓜蒌薤白半夏汤合失笑散。

3. 其他

白喉用三甲腹脉汤；病毒性心肌炎风热用银翘散，湿热用葛根芩连汤；心悸水饮凌心用苓桂术甘汤；冷痧用不换金正气散。

第五节　邪阻心脉

1. 胸痹（气滞心胸证）

胸痹是指以胸部闷痛，甚则胸痛彻背、喘息不得卧为主症的一种疾病，轻者仅感胸闷如窒，呼吸欠畅；重者胸痛，严重者心痛彻背，背痛彻心。本病与西医学的冠状动脉硬化性心脏病（心绞痛、心肌梗死）关系密切，其他如心包炎、二尖瓣脱垂综合征、病毒性心肌炎、心肌病、慢性阻塞性肺气肿、慢性胃炎等，出现胸闷、心痛彻背、短气、喘不得卧等症状者可参照本病治疗。

《中医内科学》将胸痹分为心血瘀阻证、气滞心胸证、痰浊闭阻证、寒凝心脉证、气阴两虚证、心肾阴虚证和心肾阳虚证。

【临床表现】心胸满闷，隐痛阵发，痛有定处，时欲太息，遇情志不遂易诱发或加重，或兼脘腹胀闷，得嗳气或矢气则舒。苔薄或薄腻，脉细弦。

【证机概要】肝失疏泄，气机郁滞，心脉不和。

【治法】疏肝理气，活血通络。

【代表方】柴胡疏肝散加减。方中柴胡、枳壳疏肝理气；香附、陈皮理气解郁；川芎、赤芍，活血通脉。

胸闷心痛明显，为气滞血瘀之象，合用失笑散，增强活血行瘀、散结止痛之力；气郁日久化热，心烦易怒，口干便秘，舌红，苔黄，脉弦数，用丹栀逍遥散，疏肝清热；便秘严重，加当归芦荟丸以泻郁火。

2. 胸痹（痰浊闭阻证）

【临床表现】胸闷重而心痛微，痰多气短，肢体沉重，形

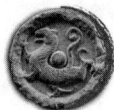

体肥胖，遇阴雨天而易发作或加重，伴倦怠乏力，纳呆，便溏，咳吐痰涎。舌体胖大、边有齿痕，苔浊腻或白滑，脉滑。

【证机概要】痰浊盘踞，胸阳失展，气机痹阻，脉络阻滞。

【治法】通阳泄浊，豁痰宣痹。

【代表方】瓜蒌薤白半夏汤合涤痰汤加减。两方均能温通豁痰，前方偏于通阳行气，用于痰阻气滞、胸阳痹阻，后方偏于健脾益气，豁痰开窍，用于脾虚失运、痰阻心窍。方中瓜蒌、薤白化痰通阳，行气止痛；半夏、胆南星、竹茹清化痰热；人参、茯苓、甘草健脾益气；石菖蒲、陈皮、枳实理气宽胸。

痰浊郁而化热，黄连温胆汤加郁金，清化痰热，理气活血；痰热兼郁火，加海浮石、海蛤壳、黑山栀、天竺黄、竹沥化痰火之胶结；大便干结，加桃仁、大黄；痰浊与瘀血并见，通阳豁痰与活血化瘀并用，但须根据两者的偏重有所侧重。

3. 胸痹（寒凝心脉证）

【临床表现】猝然心痛如绞，心痛彻背，喘不得卧，多因气候骤冷或骤感风寒而发病或加重，伴形寒，甚则手足不温，冷汗出，胸闷气短，心悸，面色苍白。苔薄白，脉沉紧或沉细。

【证机概要】素体阳虚，阴寒凝滞，气血痹阻，心阳不振。

【治法】辛温散寒，宣通心阳。

【代表方】枳实薤白桂枝汤合当归四逆汤加减。前方重在通阳理气，用于胸痹阴寒证，见心中痞满、胸闷气短；后方以温经散寒为主，用于血虚寒厥证，见胸痛如绞、手足不温、冷汗自出、脉沉细者。方中桂枝、细辛温散寒邪，通阳止痛；薤白、瓜蒌化痰通阳，行气止痛；当归、芍药、甘草养血活血；枳实、厚朴理气通脉；大枣养脾和营。

阴寒极盛之胸痹重症，表现为胸痛剧烈，痛无休止，伴身寒肢冷，气短喘息，脉沉紧或沉微者，当用温通散寒之法，乌头赤石脂丸加荜茇、高良姜、细辛等；若痛剧而四肢不温，冷汗自出，即刻舌下含化苏合香丸或麝香保心丸，芳香化浊，理气温通开窍。

4. 胸痹（心血瘀阻证）

【临床表现】心胸疼痛，如刺如绞，痛有定处，入夜为甚，甚则心痛彻背，背痛彻心，或痛引肩背，伴有胸闷，日久不愈，可因暴怒、劳累而加重。舌紫暗、有瘀斑，苔薄，脉弦涩。

【证机概要】血行瘀滞，胸阳痹阻，心脉不畅。

【治法】活血化瘀，通脉止痛。

【代表方】血府逐瘀汤加减。方中川芎、桃仁、红花、赤芍活血化瘀，和营通脉；柴胡、桔梗、枳壳、牛膝调畅气机，行气活血；当归、生地黄补养阴血；降香、郁金理气止痛。

瘀血痹阻重症，胸痛剧烈，加乳香、没药、郁金、降香、丹参等，增强活血理气之功；血瘀气滞并重，胸闷痛甚，加沉香、檀香、荜茇等辛香理气止痛之品；寒凝血瘀或阳虚血瘀，伴畏寒肢冷，脉沉细或沉迟，加桂枝或肉桂、细辛、高良姜、薤白等温通散寒之品；或人参、附子等益气温阳之品；气虚血瘀明显，伴气短乏力，自汗，脉细弱或结代，人参养营汤合桃红四物汤加减，重用人参、黄芪等益气祛瘀之品；卒然心痛发作，可含化复方丹参滴丸、速效救心丸等活血化瘀、芳香止痛

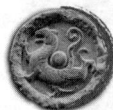

之品。

《中医急诊学》卒心痛的厥心痛实证，由痰瘀交结、心失温煦、心脉痹阻引起，用散寒祛痰、化瘀通脉法，选用瓜蒌薤白白酒汤合丹参饮加减。

小　　结

一、邪阻心脉涉及的病证

邪阻心脉涉及的病证主要为胸痹，分为气滞心胸证、痰浊闭阻证、寒凝心脉证和心血瘀阻证。

二、临床表现

1. 主症

胸痹以胸部闷痛，甚则胸痛彻背、喘息不得卧为主症，轻者仅感胸闷如窒，呼吸欠畅；重者则胸痛，严重者心痛彻背，背痛彻心。因证型不同，可有不同表现。

2. 兼症

气滞心胸证见时欲太息，遇情志不遂易诱发或加重，兼脘腹胀闷，得嗳气或矢气则舒。痰浊闭阻证见痰多气短，肢体沉重，形体肥胖，遇阴雨天易发作或加重，伴倦怠乏力，纳呆便溏，咳吐痰涎。寒凝心脉证多因骤冷发病或加重，伴形寒，甚则手足不温，冷汗自出，胸闷气短，心悸，面色苍白。心血瘀阻证入夜为甚，伴胸闷，日久不愈，可因暴怒、劳累加重。

三、舌象与脉象

1. 舌象

气滞心胸证苔薄或薄腻；痰浊闭阻证舌胖大、边有齿痕，苔浊腻或白滑；寒凝心脉证苔薄白；心血瘀阻证舌紫暗、有瘀斑，苔薄。

2. 脉象

气滞心胸脉细弦，痰浊闭阻脉滑，寒凝心脉脉沉紧或沉细，心血瘀阻脉弦涩。

四、代表方

胸痹气滞心胸证，柴胡疏肝散加减；痰浊闭阻证，瓜蒌薤白半夏汤合涤痰汤；寒凝心脉证，枳实薤白桂枝汤合当归四逆汤加减；心血瘀阻证，血府逐瘀汤加减。

第六节　邪陷心包

1. 风温肺热病（中期，热陷心包）

风温肺热病是感受风热病邪所引起的四时皆有而以冬春两季多发的以发热、咳嗽、咳痰为主要临床表现的急性外感热病。风温肺热病属中医外感热病范畴。西医学的急性肺炎、支气管周围炎和急性支气管炎等急性肺部感染疾病均可参照本病治疗。

《中医急诊学》将风温肺热病分为初期（热在肺卫）、中期（痰热壅肺、热陷心包）和晚期（气阴两伤、余邪未净）。

【临床表现】神昏谵语，发热夜甚，咳喘气促，痰鸣肢厥。舌红绛，苔干黄，脉数滑。

【证机概要】热入心包，痰热阻窍。

【治法】清热豁痰开窍。

【代表方】清营汤合菖蒲郁金汤。

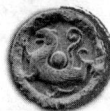

舌绛，加丹皮；舌干，加石斛；苔黄，加黄连；尿赤，加白茅根、芦根。

中成药：安宫牛黄丸、清开灵注射液、醒脑静注射液。

2. 脓耳变证（黄耳伤寒，热入心包）

脓耳变证是指由脓耳变生的病证，多因脓耳邪毒炽盛，或治疗不当，邪毒扩散而致，病情较复杂、严重，甚至可危及生命。常见的脓耳变证有耳后附骨痈、脓耳面瘫、脓耳眩晕和黄耳伤寒等。

《中医耳鼻咽喉科学》将脓耳变证分为热在营血、热入心包和热盛动风。

【临床表现】耳内流脓臭秽，耳痛、头痛剧烈，高热不退，颈项强直，呕吐，嗜睡，神昏谵语。舌红绛，脉细数。

【证机概要】热毒炽盛，内陷心包，神明被扰。

【治法】清心开窍。

【代表方】清宫汤送服安宫牛黄丸或紫雪丹、至宝丹。清宫汤专清包络邪热，方中犀角（可用水牛角代）清心热；玄参、莲子心、麦冬清心养液；竹叶、连翘清心泻热，以使心包邪热向外透达。痰热盛，加竹沥、瓜蒌等。

安宫牛黄丸、紫雪丹、至宝丹均为清心开窍之成药，具有苏醒神志之效。安宫牛黄丸侧重清热解毒，紫雪丹兼息风，至宝丹侧重芳香开窍，临证可酌情选其之一。

3. 疫毒痢（热毒内闭，内陷心包）

疫毒痢是因感受湿热疫毒之邪，蕴结肠胃而引起的以发病急骤、高热、下痢脓血，甚或神昏、抽搐及出现厥脱等为临床表现，并具有传染性的一种急性危重病证。西医学的急性中毒型细菌性痢疾可参照本病治疗。

《中医急诊学》将疫毒痢分为热毒炽盛、热毒内闭和热毒动风。

【临床表现】高热烦躁，神昏谵妄，或四肢厥冷，面色苍白，渐至厥脱。舌红绛，苔黄燥，脉弦数或虚数。

【证机概要】热毒极盛，内陷心包，蒙闭心神。

【治法】清热解毒，醒神开窍。

【代表方】大承气汤合白头翁汤。

中成药：安脑丸、安宫牛黄丸、清开灵注射液、醒脑静注射液。

4. 疟疾（瘴疟，热瘴，热邪内陷心包）

疟疾是感受疟邪引起的以寒战、壮热、头痛、汗出、休作有时为临床特征的一类疾病。本节讨论的是西医学中的疟疾。非感受"疟邪"而表现为寒热往来、似疟非疟的类疟疾患，如回归热、黑热病、病毒性感染及部分血液系统疾病等可参照本病辨治，但诊断上应加以鉴别。

《中医内科学》分为正疟、温疟、寒疟、瘴疟和劳疟，瘴疟又分为热瘴（热邪内陷心包）和冷瘴（湿浊蒙闭心窍）。

【临床表现】热甚寒微，或壮热不寒，头痛，肢体烦疼，面红目赤，胸闷呕吐，烦渴饮冷，大便秘结，小便热赤，甚至神昏谵语。舌红绛，苔黄腻或垢黑，

【证机概要】瘴毒内盛，热邪内陷心包。

【治法】解毒除瘴，清热保津。

【代表方】清瘴汤加减。用于热瘴热甚寒微或壮热不寒者。方中黄芩、黄连、知母、金银花、柴胡清热解毒除瘴；常山、青蒿截疟祛邪；半夏、竹茹和胃化痰；碧玉散清利湿热。

壮热烦渴，去半夏，加生石膏清热泻火；热盛津伤，口渴

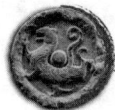

心烦，舌干红、少津，酌加生地黄、玄参、石斛、玉竹；神昏痉厥，高热不退，急用紫雪丹清心开窍。

5. 烧伤（火毒内陷证）

烧伤是因热力（火焰、灼热的气体、液体或固体）、电能、化学物质、放射线等作用于人体而引起的一种局部或全身急性损伤性疾病，必须内外兼治，中西医学结合治疗。

《中医外科学》将烧伤分为火毒伤津证、阴伤阳脱证、火毒内陷证、气血两虚证和脾虚阴伤证。

【临床表现】壮热不退，口干唇燥，躁动不安，大便秘结，小便短赤。若火毒传心可见烦躁不安，神昏谵语；火毒传肺可见呼吸气粗，鼻翼翕动，咳嗽痰鸣，痰中带血；火毒传肝可见黄疸，双目上视，痉挛抽搐；火毒传脾可见腹胀便结，便溏黏臭，恶心呕吐，不思饮食，或有呕血、便血；火毒传肾可见浮肿，尿血或尿闭。

【证机概要】火毒内陷，扰乱心神。

【治法】清营凉血解毒。

【代表方】清营汤或黄连解毒汤合犀角地黄汤加减。

神昏谵语，加服安宫牛黄丸或紫雪丹；气粗咳喘，加生石膏、知母、贝母、桔梗、鱼腥草、桑白皮、鲜芦根；抽搐，加羚羊角粉、钩藤、石决明；腹胀便秘、恶心呕吐，加大黄、玄明粉、枳实、厚朴、大腹皮、木香；呕血、便血，加地榆炭、侧柏炭、槐花炭、白及、三七、藕节炭；尿少或尿闭，加白茅根、车前子、淡竹叶、泽泻；血尿，加生地黄、大蓟、小蓟、黄柏炭、琥珀等。

一、邪陷心包涉及的病证

邪陷心包涉及的病证有风温肺热病（中期，热陷心包）、脓耳（黄耳伤寒，热入心包）、疫毒痢（热毒内闭，内陷心包）、疟疾（瘴疟，热瘴，热邪内陷心包）和烧伤（火毒内陷证）。

二、临床表现

1. 主症

一般表现为神昏谵语，高热不退，颈项强直，呕吐，嗜睡。脓耳表现为耳内流脓臭秽，耳痛。疫毒痢内陷心包表现为四肢厥冷，渐至厥脱，下痢脓血。热瘴邪陷心包表现为壮热不寒，头痛，肢体烦疼，面红目赤，大便秘结。

2. 兼症

风温肺热病见咳喘气促，痰鸣肢厥。脓耳可兼头痛剧烈。疫毒痢见面色苍白。热瘴邪陷心包见烦渴饮冷，胸闷，小便热赤。

三、舌象与脉象

1. 舌象

一般舌红绛，苔干黄。疫毒痢舌红绛而干，苔黄或黄糙，或焦干起刺。热瘴脉洪数或弦数；烧伤脉弦数。

2. 脉象

脉数滑，洪数或弦数。

四、代表方

风温肺热中期，热陷心包，治以清热豁痰开窍，清营汤合菖蒲郁金汤。黄耳伤寒热入心包，治以清营凉血解毒，清心开窍，清宫汤送服安宫牛黄丸或紫雪丹、至宝丹。疫毒痢内陷心

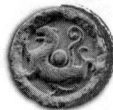

包，治以清热解毒，醒神开窍，大承气汤合白头翁汤。热瘴邪陷心包，治以解毒除瘴，清热保津，清瘴汤加减。烧伤扰乱心神，治以清营凉血解毒，清营汤或黄连解毒汤合犀角地黄汤加减。

邪陷心包证为热毒深入心包，扰乱心神，故当清热解毒为主。根据病情选用相应方剂。邪陷心包均为急症，应中西医结合进行救治。

第七节　邪阻脑窍

1. 痴呆

痴呆是因髓减脑消、神机失用所导致的一种神志异常疾病，以呆傻愚笨、智能低下、善忘等为主要临床表现。本节讨论以成年人痴呆为主。西医学的老年性痴呆、脑血管性痴呆、混合性痴呆、脑叶萎缩症、正压性脑积水、脑淀粉样血管病、代谢性脑病、中毒性脑病等疾病可参照本病治疗。

《中医内科学》分为髓海不足证、脾肾两虚证、痰浊清窍证和瘀血内阻证。

（1）痰浊清窍证

【临床表现】表情呆钝，智力衰退，或哭笑无常，喃喃自语，或终日无语，呆若木鸡，伴不思饮食，脘腹胀痛，痞满不适，口多涎沫，头重如裹。舌淡，苔白腻，脉滑。

【证机概要】痰浊上蒙，清窍被阻。

【治法】豁痰开窍，健脾化浊。

【方药】涤痰汤加减。方中半夏、陈皮、茯苓、枳实、竹茹理气化痰，和胃降逆；制南星去胶结之顽痰；石菖蒲、远志、郁金开窍化浊；甘草、生姜补中和胃。

脾虚明显，加党参、白术、麦芽、砂仁等；头重如裹，哭笑无常，喃喃自语，口多涎沫，重用陈皮、半夏、制南星，并加莱菔子、全瓜蒌、浙贝母等化痰祛痰之品；痰浊化热，干扰清窍，舌红，苔黄腻，脉滑数，制南星改用胆南星，并加瓜蒌、栀子、黄芩、天竺黄、竹沥；伴肝郁化火，灼伤肝血心液，症见心烦躁动，言语颠倒，歌笑不休，甚至反喜污秽，或喜食炭灰，宜转呆丹加味；风痰瘀阻，症见眩晕或头痛，失眠或嗜睡，或肢体麻木阵作，肢体无力或肢体僵直，脉弦滑，用半夏白术天麻汤。

（2）瘀血内阻证

【临床表现】表情迟钝，言语不利，善忘，易惊恐，或思维异常，行为古怪，伴肌肤甲错，口干不欲饮，双目晦暗。舌暗或有瘀点瘀斑，脉细涩。

【证机概要】瘀血阻滞，脑脉痹阻。

【治法】活血化瘀，开窍醒脑。

【方药】通窍活血汤加减。方中麝香芳香开窍，活血散结通络；当归、桃仁、红花、赤芍、川芎、丹参活血化瘀；葱白、生姜、菖蒲、郁金通阳宣窍。

久病伴气血不足，加熟地黄、党参、黄芪；气虚血瘀为主，补阳还五汤加减；气滞血瘀为主，血府逐瘀汤加减；瘀血日久，阴血亏虚明显，加熟地黄、阿胶、鳖甲、制首乌、女贞子；久病血瘀化热，见头痛、呕恶等，加钩藤、菊花、夏枯草、丹皮、栀子、生地黄、竹茹等；痰瘀交阻，兼头重，口流涎沫，舌紫暗有瘀斑，苔厚腻，加半夏、橘红、枳实、杏仁、胆南星；病久入络，加蜈蚣、僵蚕、全蝎、水蛭、地龙疏通经

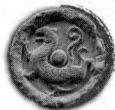

络，同时加天麻、葛根等；肾虚见口中流涎，舌淡紫胖，苔腻或滑，加益智仁、补骨脂、山药。

痴呆病程较长，虚证患者若长期服药，部分精神症状可明显改善，但不易根治。实证患者及时有效治疗，待实邪去，部分患者可获痊愈。虚中夹实者往往病情缠绵，更需临证调理方可奏效。

（3）髓海不足证

【临床表现】智能减退、记忆力、计算力、定向力、判断力明显减退，神情呆钝，词不达意，头晕耳鸣，懈惰思卧，齿枯发焦，腰酸骨软，步履困难。舌瘦色淡，苔薄白，脉沉细弱。

【证机概要】肾精亏虚，髓海失养。

【治法】补肾益髓，填精养神。

【方药】七福饮加减。方中熟地黄滋阴补肾；鹿角胶、龟板胶、阿胶、紫河车、猪骨髓补髓填精；当归养血补肝；人参、白术、炙甘草益气健脾；石菖蒲、远志、杏仁宣窍化痰。

肝肾阴虚，年老智能减退，腰膝酸软，头晕耳鸣，去人参、白术、紫河车、鹿角胶，加怀牛膝、生地黄、枸杞子、女贞子、制首乌；肾阳亏虚，症见面白无华，形寒肢冷，口中流涎，舌淡，加熟附片、巴戟天、益智仁、仙灵脾、肉苁蓉等；言行不经，心烦溲赤，舌红少苔，脉细而弦数，知柏地黄丸加丹参、莲子心、菖蒲等清心宣窍。

本型以虚为主，但不可峻补，一般多以本方为主加减制蜜丸或膏剂以图缓治，也可用参茸地黄丸或河车大造丸补肾益精。

2. 癫病（痰气郁结证）

癫病为临床常见的精神失常疾病，以精神抑郁、表情淡漠、沉默痴呆、语无伦次、静而多喜为特征。西医学的精神分裂症、躁狂抑郁症的临床表现等与本病类似者可参照本病治疗。

《中医内科学》将癫病分为痰气郁结证和心脾两虚证。

【临床表现】精神抑郁，表情淡漠，沉默痴呆，时时太息，言语无序，无常，秽洁不分，不思饮食。舌红，苔腻而白，脉弦滑。

【证机概要】肝气郁滞，脾失健运，痰郁气结，蒙闭神窍。

【治法】理气解郁，化痰醒神。

【方药】逍遥散合顺气导痰汤加减。前方以疏肝气、解郁结为主，用于肝郁脾虚证；后方涤痰开窍见长，用于痰浊蒙闭心窍证。方中柴胡、白芍、当归疏肝养血；茯苓、白术、甘草健脾益气；枳实、木香、香附理气解郁；半夏、陈皮、胆南星理气化痰；郁金、菖蒲解郁醒神。

痰饮较甚用控涎丹，临卧姜汤送下，该方虽无芫花逐水，但有甘遂、大戟之峻攻，白芥子善逐皮里膜外之痰涎，搜剔痰结伏饮之功甚佳。制成丸剂，小量服用，祛痰饮而不伤正。若神志迷惘，表情呆钝，言语错乱，目瞪不瞬，舌苔白腻为痰迷心窍，宜理气豁痰，散结宣窍，先以苏合香丸芳香开窍，继以四七汤加胆南星、郁金、菖蒲之类行气化痰。病久痰气郁结，面暗，舌紫，脉沉涩，酌加桃仁、红花、赤芍、泽兰等活血化瘀；不寐易惊，烦躁不安，舌红，苔黄，脉滑数，为痰郁化热、痰热交蒸、干扰心神所致，宜清热化痰，用温胆汤加黄连合白金丸，黄连清心火，白金丸为手少阴药，白矾酸咸能软顽痰，郁金苦辛能祛恶血，痰血祛则心窍开。若神昏志乱，动手

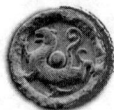

毁物，为火盛欲狂之征，当以狂病论治。

3. 痉证（痰浊阻滞证）

痉证是以项背强直、四肢抽搐，甚至口噤、角弓反张为主要临床表现的一种病证，古亦称为"痓"。西医学中各种原因引起的热性惊厥及某些中枢神经系统病变，如流行性脑脊髓膜炎、流行性乙型脑炎、中毒性脑病、脑脓肿、脑寄生虫病、脑血管疾病等出现痉证表现，符合本病临床特征者均可参照本病治疗。

《中医内科学》将痉证分为邪蕴经络证、肝经热盛证、阳明热盛证、心营热盛证和痰浊阻滞证。

【临床表现】头痛昏蒙，神识呆滞，项背强急，四肢抽搐，胸脘满闷，呕吐痰涎。苔白腻，脉滑或弦滑。

【证机概要】痰浊中阻，上蒙清窍，经络阻塞，筋脉失养。

【治法】豁痰开窍，息风止痉。

【方药】导痰汤加减。方中半夏、石菖蒲、陈皮、胆南星、姜汁、竹沥豁痰化浊开窍；枳实、茯苓、白术健脾化湿；全蝎、地龙、蜈蚣息风止痉。

言语不利，加白芥子、远志祛痰开窍醒神；胸闷甚，加瓜蒌、郁金理气行滞宽胸；痰郁化热，身热烦躁，苔黄腻，脉滑数，加瓜蒌、黄芩、天竺黄、竹茹、青礞石；痰浊上壅，蒙闭清窍，突然昏厥抽搐，急用竹沥加姜汁冲服安宫牛黄丸。

4. 狂证（痰热瘀结证）

狂证为临床常见的精神失常疾病，以精神亢奋、狂躁不安、喧扰不宁、骂詈毁物、动而多怒为特征。西医学的精神分裂症、躁狂抑郁症的表现与本病证类似者可参照本病治疗。

《中医内科学》将狂证分为痰火扰神证、痰热瘀结证和火盛阴伤证。

【临床表现】癫狂日久不愈，面色晦滞而秽，情绪躁扰不安，恼怒不休，甚至登高而歌，弃衣而走，头痛，心悸而烦。舌紫暗、有瘀斑，少苔或薄黄苔干，脉弦细或细涩。

【证机概要】气郁日久，痰结日深，血气凝滞，瘀热互结，神窍被塞。

【治法】豁痰化瘀，调畅气血。

【方药】癫狂梦醒汤加减。方中半夏、胆南星、陈皮理气豁痰；柴胡、香附、青皮疏肝理气；桃仁、赤芍、丹参活血化瘀。

蕴热，加黄连、黄芩清之；蓄血内结，加服大黄䗪虫丸，祛瘀生新，攻逐蓄血；不饥不食，加白金丸化顽痰，祛恶血。

5. 痰厥（痰闭清窍）

痰厥是指因痰盛气闭而引起四肢厥冷，甚至昏厥的病证。多见于患有慢性支气管炎、支气管哮喘、肺气肿等慢性病的老年患者，有时出现猛烈咳嗽后，会导致意识短暂丧失，甚至发生晕厥跌倒现象。

【临床表现】素有咳喘宿痰，多湿多痰，恼怒或剧烈咳嗽后突然昏厥，喉有痰声，或呕吐涎沫，呼吸气粗。苔白腻，脉沉滑。

【证机概要】肝郁肺痹，痰随气升，上闭清窍。

【治法】行气豁痰。

【方药】导痰汤加减。喉中痰涎壅盛，可先予猴枣散化服。方中陈皮、枳实理气降逆；半夏、胆南星、茯苓燥湿祛痰；苏子、白芥子化痰降气。

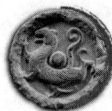

痰湿化热，口干便秘，苔黄腻，脉滑数，加黄芩、栀子、竹茹、瓜蒌仁清热降火。

6. 头痛

头痛是临床常见的自觉症状，可单独出现，亦见于多种疾病的过程中。本节所讨论的头痛是指因外感六淫、内伤杂病而引起的以头痛为主要表现的一类病证。头痛可见于西医学内、外、神经、精神、五官等各科疾病中。

《中医内科学》将头痛分为外感头痛和内伤头痛。外感头痛又分为风寒头痛、风热头痛和风湿头痛；内伤头痛又分为肝阳头痛、血虚头痛、痰浊头痛、肾虚头痛和瘀血头痛。

（1）痰浊头痛

【临床表现】头痛昏蒙，胸脘满闷，纳呆呕恶。舌苔白腻，脉滑或弦滑。

【证机概要】脾失健运，痰浊中阻，上蒙清窍。

【治法】健脾燥湿，化痰降逆。

【方药】半夏白术天麻汤加减。方中半夏、陈皮和中化痰；白术、茯苓健脾化湿；天麻、白蒺藜、蔓荆子平肝息风止痛。

痰湿久郁化热、口苦便秘、舌红、苔黄腻、脉滑数，加黄芩、竹茹、枳实、胆南星；胸闷、呕恶明显，加厚朴、枳壳、生姜和中降逆。

（2）瘀血头痛

【临床表现】头痛经久不愈，痛处固定不移，痛如锥刺，或有头部外伤史。舌紫暗，或有瘀斑瘀点，苔薄白，脉细或细涩。

【证机概要】瘀血阻窍，络脉滞涩，不通则痛。

【治法】活血化瘀，通窍止痛。

【方药】通窍活血汤加减。方中川芎、赤芍、桃仁、益母草活血化瘀止痛；当归活血养血；白芷、细辛辛散通窍止痛。

头痛较剧、久痛不已，加全蝎、蜈蚣、地鳖虫等搜风通络止痛。

7. 中风（痰浊瘀闭证）

中风是以猝然昏仆不省人事、半身不遂、口眼㖞斜、语言不利为主症的病证。轻者可无昏仆而仅见半身不遂及口眼㖞斜等。西医学中的急性脑血管疾病与之相近，包括缺血性中风和出血性中风，其他如短暂性脑缺血发作、局限性脑梗死、原发性脑出血和蛛网膜下腔出血等均可参照本病治疗。

《中医内科学》将中风分为中经络和中脏腑。中经络又分为风痰入络证、风阳上扰证和阴虚风动证。中脏腑又分为闭证（痰热腑实证、痰火瘀闭证、痰浊瘀闭证）、脱证（阴竭阳亡证）和恢复期（风痰瘀阻证、气虚络瘀证、肝肾亏虚证）。

【临床表现】素有头痛眩晕，心烦易怒，突然发病，半身不遂，口舌㖞斜，舌强语謇或不语，神识欠清或昏糊，痰多而黏，伴腹胀，便秘。苔白腻，脉沉滑缓。

【证机概要】痰浊偏盛，上壅清窍，内蒙心神，神机闭塞。

【治法】化痰息风，宣郁开窍。

【方药】涤痰汤加减。另可用苏合香丸宣郁开窍。方中半夏、茯苓、橘红、竹茹化痰；郁金、菖蒲、胆南星豁痰开窍；天麻、钩藤、僵蚕息风化痰。

兼动风者，加天麻、钩藤平息内风；有化热之象，加黄芩、黄连；见戴阳证，属病情恶化，急进参附汤、白通加猪胆

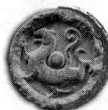

汁汤救治。

8. 痫病

痫病是一种反复发作性神志异常的病证，临床以突然意识丧失、甚则仆倒、不省人事、强直抽搐、口吐涎沫、两目上视或口中怪叫、移时苏醒、一如常人为特征。发作前可伴眩晕、胸闷等先兆，发作后常疲倦乏力。西医学的癫痫，无论原发性还是继发性均可参照本病治疗。

《中医内科学》将痫病分为风痰闭阻证、痰火扰神证、瘀阻脑络证、心脾两虚证和心肾亏虚证。

（1）瘀阻脑络证

【临床表现】平素头晕头痛，痛有定处，常伴单侧肢体抽搐，或一侧面部抽动，颜面口唇青紫。舌质暗红或有瘀斑，舌苔薄白，脉涩或弦。多继发于颅脑外伤、产伤、颅内感染性疾患后，或先天脑发育不全。

【证机概要】瘀血阻窍，脑络闭塞，脑神失养而风动。

【治法】活血化瘀，息风通络。

【方药】通窍活血汤加减。本方活血化瘀，醒脑通窍。方中赤芍、川芎、桃仁、红花活血化瘀；麝香、老葱通阳开窍，活血通络；地龙、僵蚕、全蝎息风定痫。

痰涎偏盛者，加半夏、胆南星、竹茹。

（2）风痰闭阻证

【临床表现】发病前常眩晕，头昏胸闷，乏力痰多，心情不悦。发作呈多样性，或突然跌倒，神志不清，抽搐吐涎；或伴尖叫与二便失禁；或短暂神志不清，双目发呆，茫然所失，谈话中断，持物落地；或精神恍惚而无抽搐。舌红，苔白腻，脉多弦滑有力。

【证机概要】痰浊素盛，肝阳化风，痰随风动，风痰闭阻，上干清窍。

【治法】涤痰息风，开窍定痫。

【方药】定痫丸加减。方中天麻、全蝎、僵蚕平肝息风镇痉；川贝母、胆南星、半夏、竹沥、菖蒲涤痰开窍降逆；琥珀、茯神、远志、朱砂镇心安神定痫；茯苓、陈皮健脾益气化痰；丹参理血化瘀通络。

眩晕、目斜视，加生龙骨、生牡蛎、磁石、珍珠母重镇安神。

9. 中暑（暑厥，蒙闭心神）

中暑是指长夏季节，感受暑热之邪，骤然发生的以高热、汗出、烦渴、乏力或神昏、抽搐等为主要临床表现的一种急性热病。西医学中的各型中暑及各种高热损害等均可参照本病治疗。

《中医急诊学》将中暑分为阳暑、暑厥和暑风。

【临床表现】昏倒不省人事，手足痉挛，高热无汗，体若燔炭，烦躁不安，胸闷气促，或小便失禁。舌红，苔燥无津，脉细促。

【证机概要】暑热内闭，内陷心包，蒙闭心神。

【治法】清热祛暑，醒神开窍。

【方药】清营汤。兼抽搐者，加羚羊角、钩藤；口渴较甚，加西洋参、天花粉。

中成药：安脑丸、安宫牛黄丸、清开灵注射液、醒脑静注射液。

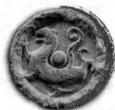

小　　结

一、邪阻脑窍涉及的病证

邪阻脑窍涉及的病证有痴呆（痰浊清窍证、瘀血内阻证、髓海不足证）、癫证（痰气郁结证）、痉证（痰浊阻滞证）、狂证（痰热瘀结证）、痰厥（痰闭清窍）、头痛（痰浊头痛、瘀血头痛）、中风（痰浊瘀闭证）、痫病（瘀阻脑络证、风痰闭阻证）、中暑（暑厥，蒙闭心神）。

二、临床表现

1. 主症

有的病证，如痴呆、癫与狂、头痛即是主症。痉证以项背强直、四肢抽搐、甚至口噤、角弓反张为主要临床表现。中风以猝然昏仆、不省人事、半身不遂、口眼㖞斜、语言不利为主症。痫病以突然意识丧失、强直抽搐、口吐涎沫、两目上视或口中怪叫、移时苏醒、一如常人为特征。

2. 兼症

本节为邪阻脑窍。邪毒有痰、瘀、暑和发育不良等，表现为脑部症状有项强惊厥，四肢抽搐，表情呆钝，智力衰退，头痛昏蒙，四肢抽搐，呕吐涎沫，善忘，行为古怪等。

三、舌象与脉象

1. 舌象

一般舌淡，苔白腻；有热则舌暗或胖，或少苔或薄黄或干；有瘀则舌暗红或紫暗有瘀斑。

2. 脉象

一般脉细数或滑。痰气郁结脉弦滑；痰浊脉滑或弦滑；痰热脉弦细或细涩；痰厥脉沉滑；痫病脉弦滑有力；暑厥脉细促。

四、代表方

脑窍闭阻，以痰、瘀为主。治疗痰病的方剂有涤痰汤，用于痴呆痰浊清窍证、中风痰浊瘀闭证；导痰汤用于痉证痰浊阻滞证和痰厥痰闭清窍；顺气导痰汤合逍遥散用于痰气郁结之癫证。其他如中风痰阻脑窍证，用羚羊钩藤汤；痫病风痰闭阻，伤及脑窍用定痫丸，均与治痰有关。

治疗血瘀的通窍活血汤，用于痴呆瘀血内阻证、痫病瘀阻脑络证和瘀血头痛。此外，暑厥蒙闭心神，治以清热祛暑，醒神开窍，清营汤加减；痴呆髓海不足证，治以补肾益髓，填精养神，七福饮加减。

导痰汤为二陈汤去甘草，加天南星；涤痰汤为二陈汤加南星、枳实、石菖蒲、竹茹。它们均为二陈汤的附方，能燥湿化痰，理气和中，治疗湿痰证。通窍活血汤为血府逐瘀汤的附方，活血祛瘀，主治瘀阻头面诸症。

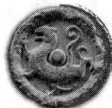

第四章　肾虚证

第一节　肾气虚

1. 不孕症（肾气虚证）

凡女子婚后未避孕，有正常性生活，同居两年而未受孕者；或曾有过妊娠而未避孕，又连续两年未再受孕者，称不孕症。前者为原发性不孕，古称"全不产"；后者称继发性不孕，古称"断绪"。

《中医妇科学》分为肾虚证（肾气虚证、肾阳虚证、肾阴虚证）、肝气郁结证、瘀滞胞宫证和痰湿内阻证。

【临床表现】婚久不孕，月经不调或停闭，经量或多或少，色暗；头晕耳鸣，腰酸膝软，精神疲倦，小便清长。舌淡，苔薄，脉沉细、两尺尤甚。

【证机概要】肾气不足，冲任虚衰，不能摄精成孕。

【治法】补肾益气，温养冲任。

【方药】毓麟珠（又名调经毓麟丸）。原方治妇人血气俱虚，经脉不调，不受孕。方中八珍双补气血，温养冲任；菟丝子、杜仲温养肝肾，调补冲任；鹿角霜、川椒温肾助阳。

2. 月经后期（肾虚证）

月经周期延后 7 天以上，甚至 3～5 个月一行者，称为月经后期，又称经行后期、月经延后、月经落后、经迟等。一般认为要连续出现两个周期以上。西医学的功能失调性子宫出血出现月经延后征象者可参照本病治疗。

《中医妇科学》将月经后期分为肾虚证、血虚证、血寒证（虚寒证、实寒证）和气滞证。

【临床表现】周期延后、量少、色暗淡、质清稀，或带下清稀，腰膝酸软，头晕耳鸣，面色晦暗，或面部暗斑。舌淡，苔薄白，脉沉细。

【证机概要】肾虚精血亏少，冲任不足，血海不能按时满溢。

【治法】补肾养血调经。

【方药】当归地黄饮。原方治肾虚腰膝疼痛。方中当归、熟地黄、山茱萸养血益精；山药、杜仲补肾气以固命门；牛膝强腰膝，通经血，使补中有行；甘草调和诸药。

肾气不足，日久伤阳，症见腰膝酸冷，可酌加菟丝子、巴戟天、仙灵脾、杜仲等温肾阳，强腰膝；带下量多，酌加鹿角霜、金樱子温肾固摄止带。

3. 闭经（肾气亏损）

女子年逾16周岁，月经尚未来潮，或月经周期已建立后又中断6个月以上者，称闭经。前者称原发性闭经，后者称继发性闭经。本病概念与西医学闭经相同。

《中医妇科学》将闭经分为气血虚弱、肾气亏损、阴虚血燥、气滞血瘀和痰湿阻滞。

【临床表现】年逾16岁尚未行经，或月经初潮偏迟，时而月经停闭，或月经周期建立后因月经周期延后、经量减少渐至月经停闭；或体质虚弱，全身发育欠佳，第二性征发育不

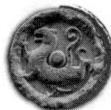

良，或腰腿酸软，头晕耳鸣，倦怠乏力，夜尿频多。舌淡暗，苔薄白，脉沉细。

【证机概要】禀赋不足，肾气未盛，精气未充，天癸匮乏。

【治法】补肾益气，调理冲任。

【方药】苁蓉菟丝子丸加淫羊藿、紫河车。方中肉苁蓉、淫羊藿温补肾气；菟丝子补阳益阴，与上药合用，既能补肾填精，又能补肾气助阳；紫河车、覆盆子补精养血；枸杞子、熟地黄养血滋阴，补精益髓；当归养血活血调经；桑寄生、焦艾叶补肾通络。

畏寒肢冷，腰痛如折，面色晦暗，大便溏薄或性欲淡漠，加巴戟天、仙茅、补骨脂温肾壮阳调冲；夜寐多梦，加夜交藤、五味子；面色萎黄，带下量少，头晕目眩，或阴道干涩，毛发脱落，或手足心热，舌红，苔少，脉细数无力或细涩，为肝肾不足，治宜补肾养肝调经。方用归肾丸加何首乌、川牛膝、鸡血藤。

4. 痛经（肾气亏损证）

经期前后出现周期性小腹疼痛或痛引腰骶，甚至剧痛晕厥者，称痛经，又称经行腹痛。西医《妇产科学》将痛经分为原发性痛经和继发性痛经。原发性痛经又称功能性痛经，是指生殖器官无器质性病变者。因盆腔器质性疾病，如子宫内膜异位症、子宫腺肌症、盆腔炎或宫颈狭窄等引起的为继发性痛经。原发性痛经以青少年女性多见，继发性痛经常见于育龄期妇女。

《中医妇科学》将痛经分为气滞血瘀证、寒凝血瘀证、湿热瘀阻证、气血虚弱证和肾气亏损证。

【临床表现】经期或经后 1～2 天内小腹绵绵作痛，伴腰骶酸痛；经色暗淡、量少、质稀薄，头晕耳鸣，面色晦暗，健忘失眠。舌淡红，苔薄，脉沉细。

【证机概要】肾气虚损，冲任俱虚，经行之后血海更虚，子宫、冲任失养。

【治法】补肾益精，养血止痛。

【方药】益肾调经汤或调肝汤。益肾调经汤原方治经来色淡量少、经后少腹疼痛、两胁作胀、腰部酸软诸症。方中巴戟天、杜仲、川续断补肾壮腰，强筋止痛；乌药温肾散寒；艾叶温经暖宫；当归、熟地黄、白芍滋阴养血；益母草活血调经。

腰骶酸痛，加菟丝子、桑寄生；经血量少、色暗，加鹿角胶、山茱萸、淫羊藿；头晕耳鸣，健忘失眠，酌加枸杞子、制何首乌、酸枣仁、柏子仁；夜尿多，小便清长，加益智仁、桑螵蛸、补骨脂。

《中医急诊学》痛经虚证（肾气不足）以调肝汤为主。

5. 胎漏与胎动不安（肾虚证）

妊娠期间阴道不时有少量出血，时出时止，或淋沥不断，无腰酸、腹痛、小腹下坠，称胎漏，亦称胞漏或漏胎。妊娠期间出现腰酸、腹痛、小腹下坠，或伴少量阴道出血，称胎动不安。胎漏、胎动不安是堕胎、小产的先兆，西医学称为先兆流产。

《中医妇科学》将胎漏、胎动不安分为肾虚证、血热证、气血虚弱证和血瘀证。

【临床表现】妊娠期阴道少量出血、色淡暗，腰酸、腹痛、下坠，或屡孕屡堕，头晕耳鸣，夜尿多，眼眶暗黑或面部暗斑。舌淡暗，苔白，脉沉细滑尺脉弱。

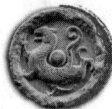

【证机概要】肾虚冲任失固，蓄以养胎之血下泄。

【治法】补肾健脾，益气安胎。

【方药】寿胎丸加党参、白术或安奠二天汤或滋肾育胎丸。

寿胎丸原治滑胎及防治流产。方中菟丝子补肾益精，固摄冲任，为君；桑寄生、续断补益肝肾，养血安胎为臣；阿胶补血为佐使；加党参、白术健脾益气，以后天养先天，先后天同补，加强安胎之功。

腰痛明显，小便频数或夜尿多，加杜仲、覆盆子、益智仁补肾安胎，固摄缩泉；小腹下坠明显，加黄芪、升麻益气升提安胎，或加高丽参另炖服；阴道出血不止，加山茱萸、地榆固冲止血；大便秘结，选加肉苁蓉、熟地黄、桑椹子滋肾增液润肠。

临证时结合肾之阴阳的偏虚，选加温肾或滋阴安胎之品。

安奠二天汤由人参、熟地黄、白术、山药、山茱萸、炙甘草、杜仲、枸杞子、白扁豆组成。滋肾育胎丸由菟丝子、山茱萸、党参、黄芪、白术、炙甘草、阿胶、鹿角霜、何首乌、白芍、川续断组成。

6. 崩漏（肾气虚证）

崩漏是指经血非时暴下不止或淋沥不尽，前者谓之崩中，后者谓之漏下。崩与漏出血情况虽不同，然二者常交替出现，且其病因病机基本一致，故概称"崩漏"。西医学认为，崩漏应归属月经病。《西医妇科学》所称的功能性子宫出血是最常见的月经病之一，是因内分泌失调所引起的子宫异常出血。临床出血情况符合崩漏者可参照本病治疗。

《中医妇科学》将崩漏分为出血期和止血后治疗。出血期又分脾虚证、肾虚证（肾气虚证、肾阴虚证、肾阳虚证）和血热证（虚热证、实热证）。

【临床表现】多见青春期少女或经断前后妇女出现经乱无期，出血量多，势急如崩，或淋沥日久不净，或由崩而淋、由淋而崩反复发作，色淡红或淡暗，质清稀；面色晦暗，眼眶暗，小腹空坠，腰脊酸软。舌淡暗，苔白润，脉沉弱。

【证机概要】青年肾气未盛，更年肾气渐虚，或中年房劳胎产数伤肾气，肾气虚衰，封藏失司，冲任不固，不能制约经血。

【治法】补肾益气，固冲止血。

【方药】苁蓉菟丝子丸加党参、黄芪、阿胶。原方治肾虚不孕。方中肉苁蓉、菟丝子、覆盆子温补肾气，补阳益阴；熟地黄滋肾益阴，阴阳双补；黄芪、党参补气摄血；阿胶、艾叶补血固冲摄血；枸杞子、桑寄生补肝肾；当归补血活血，引血归经。若嫌当归辛温助动，走而不守，亦可去当归。

7. 子宫内膜异位症（肾虚血瘀证）

子宫内膜异位症，简称内异症，是指具有生长功能的子宫内膜组织出现在子宫腔被覆黏膜以外的身体其他部位所引起的一种疾病。因大多数病变出现在盆腔内生殖器和邻近器官的腹膜面，故临床常称盆腔子宫内膜异位症。

《中医妇科学》将子宫内膜异位症附于痛经后，分为气滞血瘀证、寒凝血瘀证、肾虚血瘀证、气虚血瘀证和热灼血瘀证。

【临床表现】经行腹痛，腰脊酸软；月经先后无定期，经量或多或少，不孕；神疲体倦，头晕耳鸣，面色晦暗，性欲减退；盆腔有结节包块。舌暗淡，苔白，脉沉细。

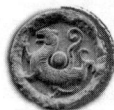

【证机概要】肾气不足，瘀血内停。

【治法】补肾益气，活血化瘀。

【方药】仙蓉合剂或补肾祛瘀方。方中仙灵脾、肉苁蓉补肾助阳；制首乌、菟丝子滋肾补肾；党参、黄芪健脾益气；莪术、丹参、赤芍活血化瘀；延胡索、川楝子行滞止痛；牛膝引诸药下行，以达病所。

腰脊酸软，加桑寄生、川续断、杜仲补肾壮腰；经血量多，加炒蒲黄、茜草、益母草化瘀止血；腹痛甚，加五灵脂、血竭、三七化瘀止痛；盆腔结节包块，酌加桃仁、䗪虫、乳香、没药化瘀消癥。

8. 产后身痛（肾虚证）

产妇在产褥期内，出现肢体或关节酸楚、疼痛、麻木、重着者，称产后身痛，又称产后遍身疼痛、产后关节痛、产后痹证、产后痛风，俗称产后风。西医学产褥期中因风湿、类风湿引起的关节痛、产后坐骨神经痛、多发性肌炎、产后血栓性静脉炎出现类似症状者可参照本病治疗。

《中医妇科学》分为血虚证、风寒证、血瘀证和肾虚证。

【临床表现】产后腰膝、足跟疼痛，艰于俯仰，头晕耳鸣，夜尿多。舌淡暗，脉沉细弦。

【证机概要】素体肾虚，因产伤损肾气，耗伤精血，肾之精血亏虚，失于濡养腰足。

【治法】补肾养血，强腰壮骨。

【方药】养荣壮肾汤加秦艽、熟地黄。方中桑寄生、川续断、杜仲补肾强腰，壮筋骨；当归、川芎养血活血；加熟地黄滋肾填精补血；独活、防风、肉桂加秦艽温经散寒，祛风胜湿通络；生姜辛温发散风寒；肉桂温肾散寒。

9. 乳疬（肾气亏虚证）

男女儿童或中老年男性在乳晕部出现疼痛性结块，称乳疬。相当于西医学的乳房异常发育症。其特点是乳晕中央有扁圆形肿块，质地中等，有轻压痛。

《中医外科学》将乳疬分为肝气郁结证、肾气亏虚证。

【临床表现】多见于中老年人。轻者多无全身症状。重者，偏于肾阳虚可见面色淡白，腰腿酸软，容易倦怠，舌淡，苔白，脉沉弱；偏于肾阴虚可见头目眩晕，五心烦热，眠少梦多，舌红，苔少，脉弦细。

【证机概要】年老气衰，肾气不足，乳房发育异常。

【治法】补益肾气。

【方药】偏于肾阳虚，方用右归丸加小金丹；偏于肾阴虚，方用左归丸加小金丹。

10. 虚劳（肾气虚证）

虚劳又称虚损，是以脏腑亏损、气血阴阳虚衰、久虚不复成劳为主要病机，以五脏虚证为主要临床表现的多种慢性虚弱病证的总称。虚劳涉及的内容很广，凡属多种慢性虚弱性疾病，发展至严重阶段，以脏腑气血阴阳亏损为主要表现的病证均属于本病范围。西医学中多个系统的多种慢性消耗性和功能衰退性疾病，出现类似虚劳的临床表现时均可参照本病治疗。

《中医内科学》将虚劳分为气虚（肺气虚证、心气虚证、脾气虚证、肾气虚证）、血虚（心血虚证、肝血虚证）、阴虚（肺阴虚证、心阴虚证、脾胃阴虚证、肝阴虚证、肾阴虚证）和阳虚（心阳虚证、脾阳虚证、肾阳虚证）。

【临床表现】面色㿠白或萎黄，气短懒言，语声低微，头昏神疲，肢体无力神疲乏力气虚，伴腰膝酸软，小便频数而

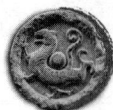

清，白带清稀。舌淡，脉弱。

【证机概要】肾气不充，腰督失养，固摄无权。

【治法】益气补肾。

【方药】大补元煎加减。方中人参、山药、炙甘草益气固肾；杜仲、山茱萸温补肾气；熟地黄、枸杞子、当归补养精血。

神疲乏力甚，加黄芪益气；尿频较甚及小便失禁，加菟丝子、五味子、益智仁补肾固摄；脾失健运而兼见大便溏薄，去熟地黄、当归，加肉豆蔻、补骨脂温补固摄。

11. 尿石症（肾气不足证）

尿石症包括肾、输尿管、膀胱和尿道结石，是泌尿外科常见疾病之一。本病属中医"石淋"范畴。

《中医外科学》将尿石症分为湿热蕴结证、气血瘀滞证和肾气不足证。

【临床表现】结石日久，留滞不去，腰部胀痛，时发时止，遇劳加重，疲乏无力，尿少或频数不爽；或面部轻度浮肿。舌淡，苔薄，脉细无力。

【证机概要】久病伤肾，肾气不足，排石无力。

【治法】补肾益气，通淋排石。

【方药】济生肾气丸加减。

可酌加黄芪、金钱草、海金沙、鸡内金、丹参、穿山甲等。

12. 尿血（肾气不固证）

小便中混有血液，甚或伴血块的病证，称尿血。以往尿血一般指肉眼血尿而言，现在显微镜下发现的红细胞"镜下血尿"也包括尿血之中。

尿血是一种比较常见的病证。西医学所称的尿路感染、肾结核、肾小球肾炎、泌尿系肿瘤，以及全身性疾病，如血液病、结缔组织疾病等出现的血尿均可参照本病治疗。

《中医内科学》将尿血分为下焦湿热证、肾虚火旺证、脾不统血证和肾气不固证。

【临床表现】久病尿血，血色淡红，头晕耳鸣，精神困惫，腰脊酸痛。舌淡，脉沉弱。

【证机概要】肾虚不固，血失藏摄。

【治法】补益肾气，固摄止血。

【方药】无比山药丸加减。方中熟地黄、山药、山茱萸、怀牛膝补肾益精；肉苁蓉 菟丝子、杜仲、巴戟天温肾助阳；茯苓、泽泻健脾利水；五味子、赤石脂益气固摄；仙鹤草、蒲黄、槐花、紫珠草等止血。

尿血较重，可加牡蛎、金樱子、补骨脂等固摄止血；腰脊酸痛，畏寒神怯，加鹿角片、狗脊温补督脉。

13. 遗尿（肾气不足）

遗尿又称尿床，是指3周岁以上小儿睡中小便自遗、醒后方觉的一种病证。

《中医儿科学》将遗尿分为肺脾气虚、肾气不足和心肾失交。

【临床表现】每晚尿床1次以上，小便清长，面白少华，神疲乏力，智力较同龄儿稍差，肢冷畏寒。舌淡，苔白滑，脉沉无力。

【证机概要】肾气虚弱，命火不足，下元虚寒，不能约束水道。

【治法】温补肾阳，固摄小便。

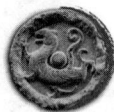

【方药】菟丝子散加减。方中菟丝子、巴戟天、肉苁蓉、附子温补肾阳以暖膀胱；山茱萸、五味子、牡蛎、桑螵蛸滋肾敛阴以缩小便。

伴寐深沉睡不易唤醒，加炙麻黄以醒神；兼郁热，适加栀子、黄柏兼清里热。

14. 早泄（肾气不固证）

早泄是指房事时过早射精而影响正常性交而言，是男子性功能障碍的常见病证，多与遗精、阳痿相伴出现。

《中医内科学》将早泄附于遗精后，分为肝经湿热证、阴虚火旺证、心脾亏损证和肾气不固证。

【临床表现】早泄遗精，性欲减退，面色㿠白，腰膝酸软，夜尿清长。舌淡，苔薄，脉沉弱。

【证机概要】肾失封藏，精关不固。

【治法】益肾固精。

【方药】金匮肾气丸加减。方中熟地黄、山药、山茱萸补肾阴；附子、肉桂助阳；龙骨、金樱子、芡实涩精。

15. 脓耳（肾元亏损）

脓耳是指以鼓膜穿孔、耳内流脓、听力下降为主要特征的耳病。西医学的急慢性化脓性中耳炎和乳突炎可参照本病进行辨证论治。

《中医耳鼻咽喉科学》将脓耳分为风热外侵、肝胆火盛、脾虚湿困和肾元亏损。

【临床表现】耳内流脓不畅，量不多，耳脓秽浊或呈豆腐渣样，有恶臭气味，日久不愈，反复发作，听力明显减退。全身可见头晕，神疲，腰膝酸软。舌淡红，苔薄白或少苔，脉细弱。检查可见鼓膜边缘部或松弛部穿孔，有灰白色或豆腐渣样脓，听力检查呈传导性聋或混合性聋，颞骨 CT 或 X 线乳突摄片多示骨质破坏或有胆脂瘤阴影。

【证机概要】肾元亏损，耳窍失养，湿热邪毒滞留日久。

【治法】补肾培元，祛腐化湿。

【方药】肾阴虚知柏地黄丸加减，酌情配伍祛湿化浊之品，如鱼腥草、金银花、木通、夏枯草、桔梗等。肾阳虚用肾气丸加减。若湿热久困，腐蚀骨质，脓液秽浊，有臭味，配合活血祛腐之法，在前方基础上选用桃仁、红花、乳香、没药、泽兰、穿山甲、皂角刺、马勃、鱼腥草、板蓝根、金银花等。

16. 月经先后无定期（肾虚证）

月经周期时或提前时或延后 7 天以上，连续 3 个周期以上者，称月经先后无定期。西医学的功能失调性子宫出血出现月经先后无定期征象者可按本病治疗。

《中医妇科学》将月经先后无定期分为肝郁证和肾虚证。

【临床表现】经行或先或后，量少，色淡暗，质清；或腰骶酸痛，或头晕耳鸣。舌淡，苔白，脉细弱。

【证机概要】肾气虚弱，封藏失司，冲任不调，血海蓄溢失常。

【治法】补肾调经。

【方药】固阴煎。

腰骶酸痛甚，加杜仲、续断以补肾强腰；带下量多，酌加鹿角霜、金樱子补肾固涩止带。

小　　结

一、肾气虚涉及的病证

肾气虚涉及的病证有不孕症（肾气虚证）、月经后期（肾

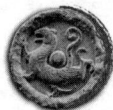

虚证)、闭经（肾气亏损）、痛经（肾气亏损证）、胎漏与胎动不安（肾虚证）、崩漏（肾气虚证）、子宫内膜异位症（肾虚血瘀证）、产后身痛（肾气虚证）、乳疬（肾气亏虚证）、虚劳（肾气虚证）、尿石症（肾气不足证）、尿血（肾气不固证）、遗尿（肾气不足）、早泄（肾气不固证）、脓耳（肾元亏损）、月经先后无定期（肾虚证）。

二、临床表现

1. 主症

病证名称即是其临床表现。其中，子宫内膜异位症表现为经行腹痛，腰脊酸软，月经无定期，经量或多或少，性欲减退。月经先后无定期经行或先或后、量少、质清，腰骶酸痛。乳疬表现为乳晕中央有扁圆形肿块，有轻压痛。虚劳表现为面色㿠白或萎黄，气短懒言，语声低微，肢体无力。脓耳以鼓膜穿孔、耳内流脓、听力下降为主要特征。

2. 兼症

肾气虚还可见头晕耳鸣，腰酸膝软，精神疲倦，小便清长，月经色淡，面色晦暗，健忘失眠，夜尿多，眼眶暗黑或有面部暗斑，白带清稀。

三、舌象与脉象

1. 舌象

舌淡或淡红；苔薄或薄白。

2. 脉象

一般情况脉沉细或细弱，有胎可有滑象，身痛可有弦象。

四、代表方

不孕症治以补肾益气，温养冲任，毓麟珠加减。月经后期治以补肾养血调经，药用当归地黄饮。闭经治以补肾益气，调理冲任，苁蓉菟丝子丸加淫羊藿、紫河车。痛经治以补肾益精，养血止痛，药用益肾调经汤或调肝汤。胎漏、胎动不安治以补肾健脾，益气安胎，药用寿胎丸加党参、白术或安奠二天汤或滋肾育胎丸。崩漏补肾益气，固冲止血，苁蓉菟丝子丸加党参、黄芪、阿胶。子宫内膜异位症治以补肾益气，活血化瘀，药用仙蓉合剂或补肾祛瘀方。产后身痛治以补肾养血，强腰壮骨，养荣壮肾汤酌加秦艽、熟地黄。乳病治以补益肾气，偏肾阳虚右归丸加小金丹；偏肾阴虚左归丸加小金丹。虚劳治以益气补肾，大补元煎加减。尿石症治以补肾益气，通淋排石，济生肾气丸加减。尿血治以补益肾气，固摄止血，无比山药丸加减。遗尿治以温补肾阳，固摄小便，菟丝子散加减。早泄治以益肾固精，金匮肾气丸加减。脓耳治以补肾培元，祛腐化湿，肾阴虚知柏地黄丸加减；肾阳虚肾气丸加减。月经先后无定期治以补肾调经，药用固阴煎。

总体而言，肾气虚的用药情况比较复杂。16个病证，选用了22个（次）方剂，其中选用两次的方剂有芙蓉菟丝子丸、小金丹。方剂多以补肾为主，根据病情，酌情加味。

第二节　肾阳虚

1. 便秘（阳虚秘）

便秘是指粪便在肠内滞留过久，秘结不通，排便周期延

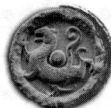

长，或周期不长，但粪质干结，排出艰难，或粪质不硬，虽又便意，但便不畅的病证。西医学的功能性便秘，肠道激惹综合征、肠炎恢复期肠蠕动减弱引起的便秘，直肠及肛门疾患引起的便秘，药物性便秘，内分泌及代谢性疾病导致的便秘，以及肌力减退所致的排便困难等均可参照本病治疗。

《中医内科学》将便秘分为实秘（热秘、气秘、冷秘）和虚秘（气虚秘、血虚秘、阴虚秘、阳虚秘）。

【临床表现】大便干或不干，排出困难，小便清长，面色㿠白，四肢不温，腹中冷痛，或腰膝酸冷。舌淡，苔白，脉沉迟。

【证机概要】阳气虚衰，阴寒凝结。

【治法】温补肾阳，温阳通便。

【方药】济川煎加减。方中肉苁蓉、牛膝温补肾阳；附子、火麻仁润肠通便，温补脾阳；当归养血润肠；升麻、泽泻升清降浊；枳壳宽肠下气。

寒凝气滞，腹痛较甚，加肉桂、木香温中行气止痛；胃气不和，恶心呕吐，加半夏、砂仁和胃降逆。

2. 泄泻（久泻，肾阳虚衰证）

泄泻是以排便次数增多，粪质稀溏或完谷不化，甚至泻出如水样为主症的病证。古代称大便溏薄而势缓者为泄，称大便清稀如水而势急者称为泻，现统称泄泻。本病可见于多种疾病，凡属消化器官发生功能或器质性病变导致的腹泻，如急性肠炎、炎症性肠病、肠易激综合征、吸收不良综合征、肠道肿瘤、肠结核等，或其他脏器病变影响消化吸收功能以泄泻为主症者均可参照本节进行辨证论治。

《中医内科学》将泄泻分为暴泻（寒湿内盛证、湿热伤中证、食滞肠胃证）和久泻（脾胃虚弱证、肾阳虚衰证、肝气乘脾证）。

【临床表现】黎明之前脐腹作痛，肠鸣即泻，完谷不化，腹部喜暖，泻后则安，形寒肢冷，腰膝酸软。舌淡，苔白，脉沉细。

【证机概要】命门火衰，脾失温煦。

【治法】温肾健脾，固摄止泻。

【方药】四神丸加减。方中补骨脂温补肾阳；肉豆蔻、吴茱萸温中散寒；五味子收敛止泻；附子、炮姜温脾逐寒。

脐腹冷痛，加附子理中丸温中健脾；年老体衰，久泻不止，脱肛，加黄芪、党参、白术、天麻益气升阳；泻下滑脱不禁，或虚坐努责，改用真人养脏汤涩肠止泻；脾虚肾寒，见心烦嘈杂，大便夹有黏冻，表现为寒热错杂证，可改服乌梅丸。

3. 癃闭（肾阳衰惫证）

癃闭是以小便量少、排尿困难、甚则小便闭塞不通为主症的一种病证。其中小便不畅、点滴而短少、病势较缓者为癃；小便闭塞、点滴不通、病势较急者为闭。二者只是程度上有所差别，因此多合称为癃闭。本病相当于西医学中各种原因引起的尿潴留和无尿症，如神经性尿闭、膀胱括约肌痉挛、尿道结石、尿路肿瘤、尿道损伤、尿道狭窄、前列腺增生症、脊髓炎等病所出现的尿潴留，以及肾功能不全引起的少尿、无尿症。其均可参照本病治疗治疗。

《中医内科学》将癃闭分为膀胱湿热证、肺热蕴盛证、肝郁气滞证、浊瘀阻塞证、脾气不升证和肾阳衰惫证。

【临床表现】小便不通或点滴不爽，排出无力，面色㿠白，神气怯弱，畏寒肢冷，腰膝冷而酸软无力。舌淡胖，苔薄

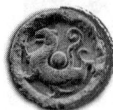

白，脉沉细或弱。

【证机概要】肾中阳气虚衰，气化不及州都。

【治法】温补肾阳，化气利水。

【方药】济生肾气丸加减。方中附子、肉桂、桂枝温肾通阳；地黄、山药、山茱萸补肾滋阴；车前子、茯苓、泽泻利尿。

形神萎顿，腰脊酸痛，药用香茸丸补养精血，助阳通窍；肾阳衰惫，命火式微，小便量少，甚至无尿、呕吐、烦躁、神昏，药用千金温脾汤合吴茱萸汤，温补脾肾，和胃降逆。

4. 腰痛（肾阳虚）

腰痛又称腰脊痛，是指因外感、内伤或挫闪导致腰部气血运行不畅，或失于濡养，引起腰脊或脊旁部位疼痛为主要症状的一种病证。西医学的腰肌纤维炎、强直性脊柱炎、腰椎骨质增生、腰椎间盘病变、腰肌劳损等腰部病变及某些内脏疾病，凡以腰痛为主要症状者均可参照本病治疗。

《中医内科学》将腰痛分为寒湿腰痛、湿热腰痛、瘀血腰痛和肾虚腰痛（肾阴虚、肾阳虚）。

【临床表现】腰部隐隐作痛，酸软无力，缠绵不愈，局部发凉，喜温喜按，遇劳更甚，卧则减轻，常反复发作，少腹拘急，面色㿠白，肢冷畏寒。舌淡，脉沉细无力。

【证机概要】肾阳不足，不能温煦筋脉。

【治法】补肾壮腰，温煦经脉。

【方药】右归丸加减。方中肉桂、附子、鹿角胶、杜仲、菟丝子温阳补肾，强壮腰脊；熟地黄、山药、山茱萸、枸杞子滋阴益肾，阴中求阳。

肾虚及脾，脾气亏虚，见腰痛乏力，食少便溏，甚或脏器下垂，应补肾为主，佐以健脾益气，升举清阳，加黄芪、党参、升麻、柴胡、白术；如阴阳偏盛不明显，可服青娥丸；房劳过度而致肾虚腰痛，可用河车大造丸、补髓丹等。

5. 阳痿（命门火衰证）

阳痿是指成年男子性交时因阴茎痿软不举，或举而不坚，或坚而不久，无法进行正常性生活的病证。西医学中各种功能及器质性疾病造成的阳痿可参照本病治疗。

《中医内科学》分为命门火衰证、心脾亏虚证、肝郁不舒证、惊恐伤肾证和湿热下注证。

【临床表现】阳事不举，或举而不坚，精薄清冷，神疲倦怠，畏寒肢冷，面色㿠白，头晕耳鸣，腰膝酸软，夜尿清长。舌淡胖，苔薄白，脉沉细。

【证机概要】命门火衰，精气虚冷，宗筋失养。

【治法】温补肾阳，滋养肾阴。

【方药】赞育丸加减。方中巴戟天、肉桂、仙灵脾、韭菜子壮命门之火；熟地黄、山茱萸、枸杞子、当归滋阴养血，从阴求阳。

滑精频繁，精薄精冷，加覆盆子、金樱子、益智仁补肾固精；火衰不甚，精血薄弱，药用左归丸。

6. 男性不育（肾阳虚衰证）

男性不育是指育龄夫妇同居两年以上，性生活正常，未采取任何避孕措施，女方有受孕能力，因男方原因而致女方不能怀孕的一种疾病。

《中医外科学》分为肾阳虚衰证、肾阴不足证、肝郁气滞证、湿热下注证和气血两虚证。

【临床表现】性欲减退，阳痿早泄，精子数少、成活率

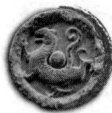

低、活动力弱，或射精无力；伴腰酸腿软，疲乏无力，小便清长。舌淡，苔薄白，脉沉细。

【证机概要】肾阳虚衰，肾精不足。

【治法】温补肾阳，益肾填精。

【方药】金匮肾气丸合五子衍宗丸或羊睾丸汤加减。

7. 慢性前列腺炎（肾阳虚损证）

慢性前列腺炎是中青年男性常见的一种生殖系统综合征。本病属中医学的"白浊""劳淋"或"肾虚腰痛"等范畴，因病位在精室，故又称"精浊"。

《中医外科学》分为湿热蕴结证、气滞血瘀证、阴虚火旺证和肾阳虚损证。

【临床表现】多见于中年人，排尿淋沥，腰膝酸痛，阳痿早泄，形寒肢冷。舌淡胖，苔白，脉沉细。

【证机概要】年老阳虚，膀胱气化无力。

【治法】补肾助阳。

【方药】济生肾气丸加减。方中附子、肉桂、桂枝温肾通阳；地黄、山药、山茱萸补肾滋阴；车前子、茯苓、泽泻利尿。

8. 前列腺增生症（肾阳不足证）

前列腺增生症俗称前列腺肥大，是老年常见病之一。本病属中医学"癃闭"范畴，现称"精癃"。

《中医外科学》将本病分为湿热下注证、脾肾气虚证、气滞血瘀证、肾阴亏虚证和肾阳不足证。

【临床表现】小便频数，夜间尤甚，尿线变细，余沥不尽，尿程缩短，或点滴不爽，甚则尿闭不通；精神萎靡，面色无华，畏寒肢冷。舌淡润，苔薄白，脉沉细。

【证机概要】肾阳不足，膀胱气化无力。

【治法】温补肾阳，通窍利尿。

【方药】济生肾气丸加减。

9. 颤证（阳气虚衰证）

颤证是以头部或肢体摇动颤抖、不能自制为主要临床表现的一种病证。西医学的震颤麻痹、肝豆状核变性、小脑病变的姿位性震颤、特发性震颤、甲状腺功能亢进等，凡具有颤证临床特征的锥体外系疾病和某些代谢性疾病均可参照本病治疗。

《中医内科学》将颤证分为风阳内动证、痰热风动证、气血亏虚证、髓海不足证和阳气虚衰证。

【临床表现】头摇肢颤，筋脉拘挛，畏寒肢冷，四肢麻木，心悸懒言，动则气短，自汗，小便清长或自遗，大便溏。舌质淡，苔薄白，脉沉迟无力。

【证机概要】阳气虚衰，筋脉失于温煦。

【治法】补肾助阳，温煦筋脉。

【方药】地黄饮子加减。方中附子、肉桂、巴戟天补肾温阳；山茱萸、熟地黄补肾填精；党参、白术、茯苓、生姜补气健脾，祛痰除湿；白芍、甘草缓急止颤。

大便稀溏，加干姜、肉豆蔻温中健脾；心悸、加远志、柏子仁养心安神。

10. 内伤发热（阳虚发热证）

内伤发热是指以内伤为病因，脏腑功能失调，气血阴阳失衡为基本病机，发热为主要临床表现的病证。凡不因感受外邪所导致的发热均属内伤发热范畴。西医学的功能性低热、肿瘤、血液病、结缔组织疾病、内分泌疾病及部分慢性感染性疾病引起的发热，以及某些原因不明的发热，具有内伤发热临床

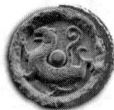

表现时均可参照本病治疗。

《中医内科学》将内伤发热分为阴虚发热证、血虚发热证、气虚发热证、阳虚发热证、气郁发热证、痰湿郁热证和血瘀发热证。

【临床表现】发热而欲近衣，形寒怯冷，四肢不温，少气懒言，头晕嗜卧，腰膝酸软，纳少便溏，面色㿠白。舌淡胖或有齿痕，苔白润，脉沉细无力。

【证机概要】肾阳亏虚，火不归元。

【治法】温补阳气，引火归元。

【方药】金匮肾气丸加减。虽为温阳剂，却配伍了养阴药，目的在于阴阳相济。方中附子、桂枝温补阳气；山茱萸、地黄补养肝肾；山药、茯苓补肾健脾；丹皮、泽泻清泄肝肾。

短气甚，加人参补益元气；阳虚较甚，加仙茅、仙灵脾温肾助阳；便溏、腹泻，加白术、炮干姜温运中焦。

11. 虚劳（肾阳虚证）

虚劳又称虚损，是以脏腑亏损、气血阴阳虚衰、久虚不复成劳为主要病机，以五脏虚证为主要临床表现的多种慢性虚弱证候的总称。虚劳涉及的内容很广，凡属多种慢性虚弱性疾病，发展至严重阶段，以脏腑气血阴阳亏损为主要表现的病证，均属本病证范围。西医学中多个系统的慢性消耗性和功能衰退性疾病出现类似虚劳的临床表现时均可参照本病治疗。

《中医内科学》将虚劳分为气虚（肺气虚证、心气虚证、脾气虚证、肾气虚证）、血虚（心血虚证、肝血虚证）、阴虚（肺阴虚证、心阴虚证、脾胃阴虚证、肝阴虚证、肾阴虚证）和阳虚（心阳虚证、脾阳虚证、肾阳虚证）。

【临床表现】除面色苍白或晦暗、怕冷、手足不温、出冷汗、精神疲倦、气息微弱，或浮肿下肢为甚阳虚症状外，还可见腰背酸痛，遗精阳痿，多尿或尿不禁，面色苍白，畏寒肢冷，下利清谷或五更泻泄。舌淡胖、有齿痕等。

【证机概要】肾阳亏虚，失于温煦，固摄无权。

【治法】温补肾阳。

【方药】右归丸加减。方中附子、肉桂温补肾阳；杜仲、山茱萸、菟丝子、鹿角胶温补肾气；熟地黄、山药、枸杞子、当归补益精血，滋阴以助阳。

遗精，加金樱子、桑螵蛸、莲须，或金锁固精丸收涩固精；脾虚致下利清谷，去熟地黄、当归等滋腻滑润之品，加党参、白术、薏苡仁益气健脾，渗湿止泻；命门火衰致五更泄泻，合四神丸温脾暖肾，固肠止泻；阳虚水泛致浮肿、尿少，加茯苓、泽泻、车前子，或合五苓散利水消肿；肾不纳气见喘促短气，动则更甚，加补骨脂、五味子、蛤蚧补肾纳气。

阳虚常由气虚进一步发展而成，阳虚则生寒，症状比气虚重，并会出现里寒症状。

12. 水肿（阴水，肾阳衰微证）

水肿是体内水液潴留，泛溢肌肤，以头面、眼睑、四肢、腹背甚至全身浮肿为主要表现的一类病证。水肿在西医学是多种疾病的一个症状，包括肾性水肿、心性水肿、肝性水肿、营养不良性水肿、功能性水肿、内分泌失调引起的水肿等。本节论及的水肿以肾性水肿为主，包括急慢性肾小球肾炎、肾病综合征、继发性肾小球疾病等。

《中医内科学》将水肿分为阳水（风水相搏证、湿毒浸淫证、水湿浸渍证、湿热壅盛证）和阴水（脾阳虚衰证、肾阳衰微证、瘀水互结证）。

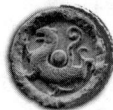

【临床表现】水肿反复消长不已，面浮身肿，腰以下甚，按之凹陷不起，尿量减少或反多，腰酸冷痛，四肢厥冷，怯寒神疲，面色㿠白，甚者心悸胸闷，喘促难卧，腹大胀满。舌淡胖，苔白，脉沉细或沉迟无力。

【证机概要】脾肾阳虚，水寒内聚。

【治法】温肾助阳，化气行水。

【方药】济生肾气丸合真武汤加减。济生肾气丸温补肾阳，真武汤温阳利水，两方合用，适用于肾阳虚损、水气不化而致的水肿。方中附子、肉桂、巴戟肉、仙灵脾温补肾阳；白术、茯苓、泽泻、车前子通利小便；牛膝引药下行。

小便清长量多，去泽泻、车前子，加菟丝子、补骨脂温固下元；面部浮肿，表情淡漠，动作迟缓，形寒肢冷，以温补肾阳为主，方用右归丸加减。

病至后期，因肾阳久衰，阳损及阴，导致肾阴亏虚，出现肾阴虚为主的病证，如水肿反复发作、精神疲惫、腰酸遗精、口渴干燥、五心烦热、舌红脉细弱等，治以滋补肾阴为主，兼利水湿，但养阴不宜过于滋腻，以防伤害阳气，反助水邪。方用左归丸加泽泻、茯苓、冬葵子等。

肾虚肝旺，头昏头痛，心慌腿软，加鳖甲、牡蛎、杜仲、桑寄生、野菊花、夏枯草；病程缠绵，反复不愈，正气日衰，复感外邪，见发热恶寒，肿势增剧，小便短少，为虚实夹杂、本虚标实之证，当急则治标，先从风水论治，但应顾及正气虚衰一面，不可过用解表药，以越婢汤为主，酌加党参、菟丝子等补气温肾之药，扶正与祛邪并用。

13. 喘证（虚喘，肾虚不纳证）

喘即气喘、喘息。临床表现以呼吸困难、甚至张口抬肩、鼻翼翕动、不能平卧为特征者谓之喘证。喘证虽是一个独立的病证，但可见于多种急慢性疾病过程中。临床上如见肺炎、喘息性支气管炎、肺气肿、肺源性心脏病、心源性哮喘、肺结核、矽肺及癔病等发生呼吸困难时，均可参照本病治疗。

《中医内科学》将喘证分为实喘（风寒壅肺证、表寒肺热证、痰热郁肺证、痰浊阻肺证、肺气郁痹证）和虚喘（肺气虚耗证、肾虚不纳证、正虚喘脱证）。

【临床表现】喘促日久，动则喘甚，呼多吸少，呼则难升，吸则难降，气不得续，形瘦神惫，跗肿，汗出肢冷，面青唇紫。舌淡苔白或黑而润滑，脉微细或沉弱；或见喘咳，面红烦躁，口咽干燥，足冷，汗出如油。舌红少津，脉细数。

【证机概要】肺病及肾，肺肾俱虚，气失摄纳。

【治法】补肾纳气。

【方药】金匮肾气丸合参蛤散加减。前方温补肾阳，偏于温阳，用于久喘而势缓者；后方补气纳肾，长于益气，用于喘重而势急者。方中附子、肉桂、山茱萸、冬虫夏草、胡桃肉、紫河车等温肾纳气；配熟地黄、当归滋阴助阳。

脐下筑筑跳动，气从少腹上冲胸咽，为肾失潜纳，加紫石英、磁石、沉香等镇纳；喘剧气怯，不能稍动，加人参、五味子、蛤蚧益气纳肾。

肾阴虚不宜辛燥，宜七味都气丸合生脉散加减，滋阴纳气。方中生地黄、天冬、麦冬、龟板胶、当归养阴；五味子、诃子敛肺纳气。

本证一般以阳气虚者为多见，若阴阳两虚者应分清主次处理。若喘息渐平，善后调理可常服紫河车、胡桃肉以补肾固本纳气。

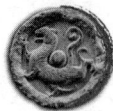

14. 流痰（阳虚痰凝证）

流痰是一种发于骨与关节间的慢性化脓性疾病。因其可随痰流窜于病变附近或较远的组织间隙，壅阻而形成脓肿，破损后脓液稀薄如痰，故名流痰。后期可出现虚痨症状，故有"骨痨"之称。相当于西医学的骨与关节结核。因发病部位和形态不同，流痰有许多名称。因病因、证治相似，故统称为流痰，一并论述。

《中医外科学》将流痰分为阳虚痰凝证、阴虚内热证、肝肾亏虚证和气血两虚证。

【临床表现】初起病变关节既不红热也不肿胀，仅感隐隐酸痛，继则关节活动障碍，动则痛甚；无明显全身症状。舌淡，苔薄，脉濡细。

【证机概要】肾阳不足，骨髓不得温煦，痰自内生。

【治法】补肾温经，散寒化痰。

【方药】阳和汤加减。方中麻黄发散祛寒利水；熟地补血滋阴，生精益髓，既能填骨髓，长肌肉，生精血，又能制肉桂、炮姜、麻黄之燥；肉桂温肾助阳，散寒止痛；白芥子利气豁痰，散肿止痛；鹿角胶益精血，强筋骨。

15. 高风内障（肾阳不足证）

高风内障是以夜盲和视野逐渐缩窄为特征的眼病。本病多从青少年时期开始发病，均为双眼罹患。高风内障相当于西医学的原发性视网膜色素变性。

《中医眼科学》将高风内障分为肾阳不足证、肝肾阴虚证和脾气虚弱证。

【临床表现】夜盲，视野进行性缩窄，伴腰膝酸软，形寒肢冷，夜尿频频，小便清长。舌淡，苔薄白，脉沉弱。

眼部检查：初发时眼外观无异常，眼底早期可见赤道部视网膜色素稍紊乱，随之在赤道部视网膜血管旁出现骨细胞样色素沉着；随着病情发展，色素沉着逐渐增多，伴向后极部及锯齿缘方向进展。晚期眼底可见视盘呈蜡黄色萎缩血管变细，视网膜呈青灰色，黄斑变暗。有的无骨细胞样色素沉着，仅见视网膜和色素上皮萎缩，或视网膜深层出现白点。晶状体后囊下混浊可并发白内障。

【证机概要】肾阳不足，命门火衰，无力温煦眼目。

【治法】温补肾阳。

【方药】右归丸加减。方中酌加川芎、鸡血藤、牛膝等以增活血通络之功。

16. 耳眩晕（寒水上泛）

耳眩晕是指由耳窍病变所引起的以头晕目眩、如坐舟车、天旋地转为主要特征的疾病。西医学的内耳疾病所引起的眩晕，如梅尼埃综合征、良性阵发性位置性眩晕、前庭神经炎、药物中毒性眩晕、迷路炎等均可参照本病进行治疗。

《中医耳鼻咽喉科学》将耳眩晕分为风邪外袭、痰浊中阻、肝阳上扰、寒水上泛、髓海不足和上气不足。

【临床表现】眩晕时心下悸动，咳嗽痰稀白，恶心欲呕，或频频呕吐清涎，耳鸣耳聋，腰痛背冷，四肢不温，精神萎靡，夜尿频而清长。舌淡胖，苔白滑，脉沉细弱。

【证机概要】肾阳衰微，不能温化水湿，寒水上泛清窍。

【治法】温壮肾阳，散寒利水。

【方药】真武汤加减。方中附子大辛大热，温壮肾阳，化气行水；生姜散寒利水；茯苓、白术健脾利水；白芍养阴，缓和附子之辛燥。

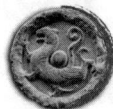

寒甚者，加川椒、细辛、桂枝、巴戟天等，以加强温阳散寒作用。

17. 硬肿症（阳气虚衰）

硬肿症是新生儿时期特有的一种严重疾病，是由多种原因引起的局部甚至全身皮肤和皮下脂肪硬化及水肿，常伴有低体温及多器官功能低下的综合征。其中只硬不肿者称新生儿皮脂硬化症，因受寒所致，亦称新生儿寒冷损伤综合征。本病与古代医籍中的"胎寒""五硬"相似，西医学称为新生儿硬肿症。

《中医儿科学》将硬肿症分为寒凝血涩和阳气虚衰。

【临床表现】全身冰冷，僵卧少动，反应极差，气息微弱，哭声低怯，吸吮困难，面色苍白，肌肤板硬而肿，范围波及全身，皮肤暗红，尿少或无。唇舌色淡，指纹淡红不显。

【证机概要】禀赋不足，阳气虚衰，血脉瘀滞，全身硬肿。

【治法】益气温阳，通经活血。

【方药】参附汤加味。方中人参、黄芪补气；制附子、巴戟天温肾阳；桂枝、丹参、当归温经活血。

肾阳衰加鹿茸（另吞服）0.3g 补肾壮阳；口吐白沫，呼吸不匀，加僵蚕、石菖蒲、胆南星化痰开窍；血瘀明显，加桃仁、红花、赤芍活血化瘀；小便不利，加茯苓、猪苓、生姜皮利水消肿。

18. 经行泄泻（肾虚证）

每值行经前后或经期，大便溏薄，甚或水泻，日解数次，经净自止者，称"经行泄泻"。本病相当于西医学的经前期紧张综合征。

《中医妇科学》将经行泄泻分为脾虚证和肾虚证。

【临床表现】经行或经后，大便泄泻，或五更泄泻，经色淡，质清稀；腰膝酸软，头晕耳鸣，畏寒肢冷。舌淡，苔白，脉沉迟。

【证机概要】肾阳虚衰，命火不足，不能上温脾阳，经行则肾虚益甚，水湿下注，

【治法】温阳补肾，健脾止泻。

【方药】健固汤。原方主治经前泄水。方中党参、白术、茯苓、薏苡仁健脾渗湿；巴戟天、补骨脂温肾扶阳；吴茱萸温中和胃；肉豆蔻、五味子固摄止泻。

19. 月经后期（虚寒证）

月经周期延后7天以上，甚至3～5个月一行者，称为月经后期，既往亦称经行后期、月经延后、月经落后、经迟等。一般认为要连续出现两个周期以上。西医学的功能失调性子宫出血出现月经延后者可参照本病治疗。

《中医妇科学》将月经后期分为肾虚证、血虚证、血寒证（虚寒证、实寒证）和气滞证。

【临床表现】月经延后、量少、色淡红、质清稀，小腹隐痛、喜暖喜按，腰酸无力，小便清长，大便稀溏。舌淡，苔白，脉沉迟或细弱。

【证机概要】阳气不足，阴寒内盛，气虚血少，冲任不充，血海满溢延迟。

【治法】扶阳祛寒调经。

【方药】温经汤或艾附暖宫丸。温经汤原方治妇人下血数十日不止，瘀血在少腹不去，暮即发热，少腹里急，腹满，属阳虚不能胜阴者。方中吴茱萸、桂枝温经散寒暖宫，通利血

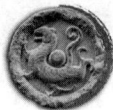

脉;当归、川芎、白芍、阿胶养血活血调经;丹皮祛瘀;麦冬、半夏、生姜润燥降逆和胃;人参、甘草补气和中。古人誉本方为调经之祖方。

阳虚甚,症见形寒肢冷,腰膝冷痛,酌加补骨脂、巴戟天仙灵脾等温肾助阳;肝郁肾虚,症见月经先后无定,经量或多或少,色暗红或暗淡,或有块;经行乳房胀痛,腰膝酸软,或精神疲惫;舌淡,苔白,脉弦细,治宜补肾疏肝调经,方用定经汤。

20. 绝经前后诸证 (肾阳虚证)

妇女在绝经期前后,围绕月经紊乱或绝经出现如烘热汗出、烦躁易怒、潮热面红、眩晕耳鸣、心悸失眠、腰背酸楚、面浮肢肿、皮肤蚁行样感、情志不宁等症状,称绝经前后诸证,亦称经断前后诸证。西医学的围绝经期综合征原称为更年期综合征,或双侧卵巢切除或放射治疗后,或早发绝经卵巢功能衰竭而致诸症可参照本病治疗。

《中医妇科学》分为肾阴虚证、肾阳虚证和肾阴阳俱虚证。

【临床表现】经断前后,经行量多,经色淡暗,或崩中漏下;精神萎靡,面色晦暗,腰背冷痛,小便清长,夜尿频数,或面浮肢肿。舌淡,或胖嫩边有齿印,苔薄白,脉沉细弱。

【证机概要】肾阳虚惫,命门火衰,阳气不能外达,经脉失于温煦。

【治法】温肾扶阳。

【方药】右归丸加减。

月经量多或崩中漏下,加赤石脂、补骨脂,以增温肾固冲止崩之效;腰背冷痛明显,加川椒、鹿角片补肾扶阳,温补督脉；胸闷痰多，加瓜蒌、丹参、法半夏化痰祛瘀；肌肤、面目浮肿，酌加茯苓、泽泻、冬瓜皮。

21. 妊娠小便不通（肾虚证）

妊娠期间小便不通，甚至小腹胀急疼痛，心烦不得卧，称妊娠小便不通，古称"转胞"或"胞转"，以妊娠晚期 7～8 个月时多见。

《中医妇科学》将妊娠小便不通分为肾虚证和气虚证。

【临床表现】妊娠小便频数不畅，继则闭而不通，小腹胀满而痛，坐卧不安，腰膝酸软，畏寒肢冷。舌淡，苔薄润，脉沉滑无力。

【证机概要】肾虚系胞无力，胎压膀胱或命门火衰，不能温煦膀胱，化气行水。

【治法】温肾补阳，化气行水。

【方药】肾气丸加减。方中地黄、山茱萸、山药滋补肝肾；泽泻、茯苓渗利行水；桂枝温阳化气；巴戟天、菟丝子温肾。附子有毒，一般列为妊娠禁药，丹皮泻火伤阴，故弃而不用；亦认为熟附子温阳化气行水之功独擅，无需去之，唯用量不宜过大，以 9g 左右为妥，且须先煎。

22. 产后小便不通（肾虚证）

新产后产妇发生排尿困难，小便点滴而下，甚则闭塞不通，小腹胀急疼痛者，称产后小便不通，又称产后癃闭。相当于西医学的产后尿潴留。

《中医妇科学》分为气虚证、肾虚证和血瘀证。

【临床表现】产后小便不通，小腹胀急疼痛，或小便色白而清，点滴而下，面色晦暗，腰膝酸软。舌淡，苔白，脉沉细无力。

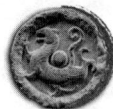

【证机概要】肾虚膀胱气化不利，致小便不通。

【治法】温补肾阳，化气行水。

【方药】济生肾气丸或金匮肾气丸。济生肾气丸温补肾阳，原方治肾虚腰重，脚肿，小便不利。

腰膝酸软较甚，加杜仲、续断、巴戟天补肾强腰；头晕耳鸣，加当归、鹿角胶、菟丝子补肾益精养血；产后小便量少，尿黄灼热，少腹胀痛不甚，伴手足心热，方用滋肾通关丸。

23. 滑胎（肾阳亏虚）

凡堕胎或小产连续发生 3 次或 3 次以上者，称滑胎，亦称屡孕屡堕或数堕胎。西医学称为习惯性流产。

《中医妇科学》将滑胎分为肾虚证（肾气不足、肾阳亏虚、肾精亏虚）、气血虚弱证和血瘀证。

【临床表现】屡孕屡堕，腰酸膝软，甚则腰痛如折，头晕耳鸣，畏寒肢冷，小便清长，夜尿频多，大便溏薄。舌淡，苔薄而润，脉沉迟或沉弱。

【证机概要】先天禀赋不足，命火虚衰，冲任失于温煦，胞宫虚寒，胎元不固。

【治法】温补肾阳，固冲安胎。

【方药】肾气丸去泽泻，加菟丝子、杜仲、白术。原方治肾阳不足证。方中干地黄滋阴补肾；山茱萸、山药补肝脾益精血；附子、桂枝助命门温阳化气；白术、茯苓健脾渗湿安胎；丹皮清肝泻火；菟丝子、杜仲补肾安胎。

24. 子肿（肾虚证）

妊娠中晚期孕妇出现肢体、面目肿胀者称子肿，亦称妊娠肿胀。

《中医妇科学》将子肿分为脾虚证、肾虚证和气滞证。

【临床表现】妊娠数月，面浮肢肿，下肢尤甚，按之如泥，腰酸乏力，下肢逆冷，小便不利。舌淡，苔白润，脉迟沉。

【证机概要】肾气不足，上不能温煦脾阳，下不能温煦膀胱，化气无力，水道莫制，泛溢肌肤。

【治法】补肾温阳，化气行水。

【方药】真武汤或肾气丸。真武汤原方治太阳病发汗后阳虚水泛变证。方中附子大辛大热，温阳化气行水为君。病势急重，非此莫属，因其有毒，用时必须遵循两点：①用量不宜太重，一般6~9g。②入药先煎、久煎。一般病情可易桂枝通阳化气行水；生姜 白术、茯苓健脾燥湿；白芍开阴结，与阳药同用，引阳入阴，以消阴翳。

腰痛甚，加川续断、桑寄生固肾安胎；便溏，加白扁豆、莲子健脾利水。

25. 不孕症（肾阳虚证）

凡女子婚后未避孕，有正常性生活，同居两年，而未受孕者；或曾有过妊娠，而未避孕又连续两年未再受孕者，称不孕症。前者为原发性不孕，古称"全不产"；后者称继发性不孕，古称"断绪"。

《中医妇科学》分为肾虚证（肾气虚证、肾阳虚证、肾阴虚证）、肝气郁结证、瘀滞胞宫证和痰湿内阻证。

【临床表现】婚久不孕，月经迟发，或月经后推，或停闭不行，经色淡暗，性欲淡漠，小腹冷，带下量多，清稀如水；或子宫发育不良，头晕耳鸣，腰酸膝软，夜尿多，眼眶暗，面暗斑或环唇暗。舌淡暗，苔白，脉沉细尺弱。

【证机概要】肾阳不足，命门火衰，阳虚气弱，肾失温

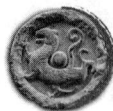

煦，不能触发氤氲乐育之气以摄精。

【治法】温肾暖宫，调补冲任。

【方药】温胞饮或右归丸。温胞饮原方治下部冰冷不受孕。方中巴戟天、补骨脂、菟丝子、杜仲温肾助阳益精气；肉桂、附子补益命门，温肾助阳化阴；人参、白术益气健脾除湿；山药、芡实补肾涩精止带。

肾阳虚，可选右归丸加龟板。右归丸有促排卵作用。若子宫发育不良，应积极早治，加入血肉有情之品，如紫河车、鹿角片（或鹿茸）、桃仁、丹参、茺蔚子补肾活血，通补奇经，以助子宫发育；性欲淡漠，选加淫羊藿、仙茅、石楠藤、肉苁蓉温肾填精。

小　　结

一、肾阳虚涉及的病证

肾阳虚涉及的病证有便秘（阳虚秘）、泄泻（久泻，肾阳虚衰证）、癃闭（肾阳衰惫证）、腰痛（肾虚证）、阳痿（命门火衰）、男性不育（肾阳虚衰证）、慢性前列腺炎（肾阳虚损证）、前列腺增生症（肾阳不足证）、颤证（肾阳虚衰）、内伤发热（阳虚发热证）、虚劳（肾虚证）、水肿（阴水，肾阳衰微证）、喘证（虚喘，肾虚不纳证）、流痰（阳虚痰凝证）、高风内障（肾阳不足证）、耳眩晕（寒水上泛）、硬肿症（阳气虚衰）、经行泄泻（肾虚证）、月经后期（虚寒证）、绝经前后诸证（肾虚证）、妊娠小便不通（肾虚证）、产后小便不通（肾虚证）、滑胎（肾阳亏虚）、子肿（肾虚证）、不孕症（肾阳虚证）。

二、临床表现

1. 主症

病证名称即是临床表现。其中，癃闭以小便量少、排尿困难，甚则小便闭塞不通为主症。颤证以头部或肢体摇动颤抖、不能自制为主要临床表现。内伤发热以内伤为病因，气血阴阳失衡为基本病机，发热为主要临床表现。虚劳以脏腑亏损、气血阴阳虚衰、久虚不复成劳为主要病机，以五脏虚证为主要临床表现。喘证以呼吸困难、甚至张口抬肩、鼻翼翕动、不能平卧为特征。流痰是发于骨与关节间的慢性化脓性疾病。高风内障以夜盲和视野逐渐缩窄为特征。耳眩晕以头晕目眩、如坐舟车、天旋地转为主要表现。硬肿症是新生儿时期特有的一种严重疾病，以全身皮肤和皮下脂肪硬化及水肿，伴低温和多器官功能低下。绝经前后诸证表现为妇女绝经期前后出现烘热汗出、烦躁易怒、潮热面红、眩晕耳鸣、心悸失眠、腰背酸楚、面浮肢肿、皮肤蚁行样感、情志不宁为等症。子肿以妊娠中晚期肢体、面目肿胀为特征。

2. 兼症

肾阳虚多有寒象，多表现为神疲倦怠，形寒肢冷，神气怯弱，面色㿠白，少气懒言，四肢不温，腹中冷痛，或腰膝酸冷，小便清长，或便溏，眼眶晦暗，面暗斑或环唇暗，月经量少、色淡红、质清等。

三、舌象与脉象

1. 舌象

舌淡或淡胖，淡润或有齿痕；苔白或薄白；虚喘、肾虚不

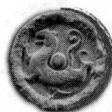

纳见舌红、少津。

2. 脉象

脉沉迟，沉细或细弱、无力。

四、代表方

1. 金匮肾气丸

男性不育，金匮肾气丸合五子衍宗丸或羊睾丸汤加减；内伤发热，金匮肾气丸加减；喘证，金匮肾气丸合参蛤散加减；产后小便不通，金匮肾气丸或济生肾气丸。

2. 肾气丸

滑胎，肾气丸去泽泻，加菟丝子、杜仲、白术；妊娠小便不通，肾气丸加减。

肾气丸即金匮肾气丸，是六味地黄丸加附子、桂枝（现认为肉桂效果更好），功能补肾助阳，用于肾阳不足之证。

3. 济生肾气丸

癃闭、慢性前列腺炎、前列腺增生症、水肿，济生肾气丸合真武汤；产后小便不通，济生肾气丸或金匮肾气丸。

济生肾气丸是肾气丸去茯苓、泽泻、丹皮，加菟丝子、枸杞子、车前子、牛膝而成。功能温肾化气，利水消肿，用于肾阳虚水肿。

4. 右归丸

腰痛、虚劳、高风内障、绝经前后诸证、绝经前后诸证，右归丸加减；不孕症，温胞饮或右归丸。

右归丸是肾气丸去茯苓、泽泻、丹皮，加菟丝子、枸杞子、鹿角胶、杜仲而成。功能温阳补肾，填精益髓，用于肾阳不足、命门火衰证。

5. 真武汤

耳眩晕真武汤加减；子肿真武汤或肾气丸。

真武汤由白芍、茯苓、附子、生姜、白术组成，功能温阳利水，用于阳虚水泛证。

6. 其他

肾阳虚便秘，治以温阳通便，济川煎加减；肾阳虚衰久泻，治以温肾健脾，固摄止泻，四神丸加减；命门火衰，肾阳虚之阳痿，治以温肾壮阳，赞育丸加减；肾阳虚衰之颤证，治以补肾助阳，温煦筋脉，地黄饮子加减。阳虚流痰，治以补肾温经，散寒化痰，阳和汤加减。阳气虚衰之硬肿症，治以益气温阳，通经活血，参附汤加味。肾阳虚之经行泄泻，治以温阳补肾，健脾止泻，药用健固汤。月经后期虚寒证，治以扶阳祛寒调经，温经汤或艾附暖宫丸。这些方剂均有温补肾阳功效，临床可根据病情酌情使用。

第三节　肾阴虚

1. 月经先期（阴虚血热证）

月经周期提前 7 天以上，甚至十余日一行，连续两个周期以上者称为月经先期，既往亦称经期超前、经行先期、经早、经水不及期等。西医学的功能失调性子宫出血和盆腔炎等出现月经提前符合本病证者可按本病治疗。

《中医妇科学》将月经先期分为气虚证（脾气虚证、肾气虚证）和血热证（阳盛血热证、阴虚血热证、肝郁血热证）。

【临床表现】经来先期、量少或量多、色红、质稠；或伴两颧潮红，手足心热，咽干口燥。舌红，少苔，脉细数。

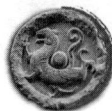

【证机概要】阴虚内热，热扰冲任，冲任不固，经血妄行。

【治法】养阴清热调经。

【方药】两地汤。原方治月经先期、量少，属火热而水不足者。方中生地黄、玄参、麦冬养阴滋液，壮水以制火；地骨皮清虚热，泻肾火；阿胶滋阴补血；白芍养血敛阴。

阴虚阳亢，兼头晕耳鸣，酌加钩藤、石决明、龙骨、牡蛎平肝潜阳；经来量多，加女贞子、旱莲草、地榆滋阴清热止血。

2. 经期延长（虚热证）

月经周期基本正常，行经时间超过 7 天以上，甚或淋沥半月方净者，称为经期延长，又称月水不断、经事延长等。西医学之排卵性功能失调性子宫出血病的黄体萎缩不全、盆腔炎等疾病及计划生育手术后引起的经期延长可参照本病治疗。

《中医妇科学》将经期延长分为气虚证、虚热证和血瘀证。

【临床表现】经行时间延长、量少、色鲜红、质稠，咽干口燥，或见潮热颧红，或手足心热。舌红，少苔，脉细数。

【证机概要】阴虚内热，热扰冲任，冲任不固，经血失约。

【治法】养阴清热止血。

【方药】两地汤合二至丸加四乌鲗骨一藘茹丸或固经丸。方中两地汤滋阴壮水，平抑虚火；女贞子、旱莲草滋养肝肾而止血；四乌鲗骨一藘茹丸通涩并用，既止血又化瘀。两方合用，滋阴清热，止血调经，且滋阴不滞血，止血不留瘀。

口渴甚，酌加麦冬、天花粉滋阴生津止渴；五心烦热明显，酌加地骨皮、白薇清虚热；伴倦怠乏力，气短懒言，酌加太子参、制黄精、五味子气阴双补以止血。

3. 经间期出血（肾阴虚证）

两次月经中间，即氤氲之时，出现周期性的少量阴道出血者，称经间期出血。西医学的排卵期出血可参照本病治疗。

《中医妇科学》将经间期出血分为肾阴虚证、湿热证和血瘀证。

【临床表现】两次月经中间，阴道少量出血或稍多，色鲜红，质稍稠；头晕腰酸，夜寐不宁，五心烦热，便艰尿黄。舌体偏小，质红，脉细数。

【证机概要】肾阴偏虚，虚火内生，虚火与阳气相搏，损伤阴络。

【治法】滋肾养阴，固冲止血。

【方药】两地汤合二至或加减一阴煎。

阴虚及阳或阴阳两虚，症见经间期出血量稍多、色淡红、无血块，头昏腰酸，神疲乏力，大便溏薄，尿频，舌淡红，苔白，脉细，治宜益肾助阳，固摄止血。方用大补元煎加减。

4. 绝经前后诸证（肾阴虚证）

妇女绝经期前后，围绕月经紊乱或绝经出现烘热汗出、烦躁易怒、潮热面红、眩晕耳鸣、心悸失眠、腰背酸楚、面浮肢肿、皮肤蚁行样感、情志不宁等症状，称为绝经前后诸证，亦称经断前后诸证。西医学的围绝经期综合征（原称更年期综合征），或双侧卵巢切除或放射治疗后，或早发绝经卵巢功能衰竭而致诸证可参照本病论治。

《中医妇科学》分为肾阴虚证、肾阳虚证和肾阴阳俱虚证。

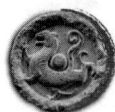

【临床表现】绝经前后月期紊乱，或前或后，量或多或少，经色鲜红；头目晕眩，耳鸣，头部、面颊阵发性烘热汗出，五心烦热，腰膝酸疼，足跟疼痛，或皮肤干燥、瘙痒，口干便结，尿少色黄。舌红，少苔，脉细数。

【证机概要】绝经前后，肾阴虚衰，冲任失调。

【治法】滋养肾阴，佐以潜阳。

【方药】左归丸合二至丸加制首乌、龟板。

双目干涩等，杞菊地黄丸加减；头痛、眩晕较甚，加天麻、钩藤、珍珠母增强平肝息风镇潜之效；心肾不交，见心烦不宁，失眠多梦，甚至情志异常，百合地黄汤合甘麦大枣汤合黄连阿胶汤加减；头晕目眩、耳鸣严重，加首乌、黄精、肉苁蓉滋肾填精益髓。

5. 经行口糜（阴虚火旺证）

每值经前或经行时口舌糜烂，如期反复发作，经后渐愈者，称经行口糜。

《中医妇科学》将经行口糜分为阴虚火旺证和胃热熏蒸证。

【临床表现】经期口舌糜烂，口燥咽干，月经量少、色红；五心烦热，尿少色黄。舌红，少苔，脉细数。

【证机概要】阴虚火旺，火热乘心。

【治法】滋养肝肾，清泻虚火。

【方药】知柏地黄汤或上下相资汤。方中熟地黄、山茱萸、山药补肝肾之阴；知母、黄柏、丹皮清肾中之伏火；佐茯苓、泽泻导热由小便外解。

6. 闭经（阴虚血燥）

女子年逾16周岁月经尚未来潮，或月经周期建立后又中断 6 个月以上者，称闭经。前者称原发性闭经，后者称继发性闭经。本病概念与西医学闭经相同。

《中医妇科学》将闭经分为气血虚弱、肾气亏损、阴虚血燥、气滞血瘀和痰湿阻滞。

【临床表现】月经周期延后、经量少、色红质稠，渐至月经停闭不行；五心烦热，颧红唇干，盗汗甚至骨蒸劳热，干咳或咳嗽唾血。舌红，苔少，脉细数。

【证机概要】阴血不足，虚热内生，火逼水涸，血海燥涩渐涸。

【治法】养阴清热调经。

【方药】加减一阴煎加丹参、黄精、女贞子、制香附。原方治肾水真阴虚损、水亏火胜之证。方中生地黄、熟地黄并用滋养肾阴，清解血热；麦冬养阴清热；地骨皮、知母养阴，除骨蒸劳热，与前药相配有壮水制火之功；白芍、女贞子、黄精滋补精血；丹参活血调经；制香附理气活血调经；炙甘草健脾和中，调和诸药。

汗多，加沙参、浮小麦、煅龙骨、煅牡蛎；心烦心悸，加柏子仁、珍珠母；失眠，加五味子、夜交藤。

7. 经断复来（肾阴虚证）

绝经期妇女月经停止 1 年或 1 年以上再次出现子宫出血，称为经断复来，亦称年老经水复行，或称为妇人经断复来。若因生殖器官恶性病变所致者，预后不良。

《中医妇科学》将经断复来分为脾虚肝郁证、肾阴虚证、湿热下注证和湿毒瘀结证。

【临床表现】经断后阴道出血、量少、色鲜红、质稠，腰膝酸软，潮热盗汗，头晕耳鸣，口咽干燥。舌质偏红，苔少，

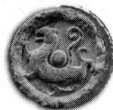

脉细数。

【证机概要】肾阴不足，相火妄动，下扰血室，迫血妄行。

【治法】滋阴清热，安冲止血。

【方药】知柏地黄丸加阿胶、龟板。方中知母、黄柏滋阴清热，泻相火；熟地黄、山药、山茱萸补益肝肾之阴；丹皮清热凉血；泽泻清泻相火；茯苓健脾利湿；阿胶养血止血；龟板滋阴固冲止血。

心烦急躁，加郁金、栀子疏肝清热；夜尿频，加菟丝子、覆盆子、益智仁补肾固摄缩泉。

8. 不孕症（肾阴虚证）

凡女子婚后未避孕，有正常性生活，同居两年而未受孕者；或有过妊娠而未避孕，又连续两年未再受孕者称不孕症。前者为原发性不孕，古称"全不产"；后者称继发性不孕，古称"断绪"。

《中医妇科学》分为肾虚证（肾气虚证、肾阳虚证、肾阴虚证）、肝气郁结证、瘀滞胞宫证和痰湿内阻证。

【临床表现】婚久不孕，月经常提前，经量少或月经停闭，经色较鲜红；或行经时间延长甚则崩中或漏下不止；形体消瘦，头晕耳鸣，腰酸膝软，五心烦热，失眠多梦，眼花心悸，肌肤失润，阴中干涩。舌稍红略干，苔少，脉细或细数。

【证机概要】肾阴亏虚，精血不足，冲任血海匮乏，阴虚血少，不能摄精则婚久不孕；或阴虚生内热，冲任胞宫蕴热，不能摄精成孕。

【治法】滋肾养血，调补冲任。

【方药】养精种玉汤。原方治身瘦水亏火旺不孕。方中重用熟地黄滋肾水为君；山茱萸滋肝肾为臣；当归、白芍补血养肝调经为佐使。

酌加龟板、知母、紫河车、首乌、肉苁蓉、菟丝子、丹皮加强滋肾益精之功，稍佐制火，效果更佳；亦可选左归丸或育阴汤。左归丸滋补肾阴，配补阳药，阳中求阴，"则阴得阳升而泉源不竭"，又稍佐活血。阴虚火旺，可选加二至丸、白芍、知母；肾虚肝郁，宜配柴胡、郁金、合欢皮之类疏肝解郁。育阴汤有滋阴补肾固冲、助孕安胎之功。

9. 白睛溢血（阴虚火旺证）

白睛溢血是指白睛表层下出现片状出血斑，甚至遍及整个白睛的眼病。本病相当于西医学的结膜下出血。

《中医眼科学》将白睛溢血分为热客肺经证和阴虚火旺证。

【临床表现】白睛溢血，血色鲜红，反复发作；或头晕耳鸣，颧红口干，心烦少寐。舌红，少苔，脉细数。

【证机概要】阴虚不能制火，火旺更伤真阴，虚火灼络，血溢络外。

【治法】滋阴降火。

【方药】知柏地黄汤加减。

夜梦多，加酸枣仁、五味子养心安神；出血量多，加丹参、赤芍养血活血止痛。

10. 茧唇（阴虚火旺证）

茧唇是发生于唇部的岩肿，因外形似蚕茧而得名。本病相当于西医学的唇癌。

《中医外科学》将茧唇分为心脾火毒证、脾胃实热证和阴虚火旺证。

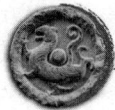

【临床表现】肿块溃烂呈菜花状，疮面色紫暗不鲜，时流血水，痛如火燎；伴倦怠乏力，五心烦热，两颧潮红。舌红，无苔，脉细数。

【证机概要】阴虚火旺，积聚口唇。

【治法】滋阴降火，凉血解毒。

【方药】知柏地黄汤加减。

可酌加石斛、天花粉、十大功劳叶、鹿衔草、紫草等。

11. 产后小便淋痛（肾阴亏虚证）

产后出现尿频、尿急、淋沥涩痛等症状称产后小便淋痛，又称产后淋、产后溺淋。西医学的产褥期泌尿系感染可参照本病治疗。

《中医妇科学》将产后小便淋痛分为湿热蕴结证、肾阴亏虚证和肝经郁热证。

【临床表现】产后小便频数，淋沥不爽，尿道灼热疼痛，尿少色深黄，伴腰酸膝软，头晕耳鸣，手足心热。舌红，苔少，脉细数。

【证机概要】阴虚火旺，移热膀胱，气化失常。

【治法】滋肾养阴，除湿通淋。

【方药】化阴煎或知柏地黄汤。原方治水亏阴涸、阳火有余之小便癃闭、淋沥疼痛等。方中生地黄、熟地黄滋阴补肾，壮水制火；知母、黄柏苦寒降火，平其阳亢以清其源；猪苓、泽泻、车前子、绿豆、龙胆草清热利湿通淋；牛膝补肾，引热下行。

虚火内盛，潮热明显，加地骨皮、白薇、玄参滋阴清热；尿中带血，加白茅根、小蓟、女贞子、旱莲草清热凉血止血；头晕耳鸣、心烦少寐，加枸杞子、白芍、酸枣仁滋肾养血，交通心肾。

12. 带下过多（阴虚夹湿之）

带下过多是指带下量明显增多，色、质、气味异常，或伴局部及全身症状者。古代有"白沃""赤沃""赤白沃""白沥""赤沥""赤白沥""下白物"等名称。西医学的各类阴道炎、宫颈炎、盆腔炎、内分泌功能失调（尤其是雌激素水平偏高）等疾病引起的阴道分泌物异常与中医学带下过多的临床表现相类似时，可参参照本病治疗。

《中医妇科学》将带下过多分为脾虚证、肾阳虚证、阴虚夹湿证、湿热下注证和热毒蕴结证。

【临床表现】带下量多、色黄或赤白相兼、质稠、有气味，阴部灼热感，或阴部瘙痒；腰酸腿软，头晕耳鸣，五心烦热，咽干口燥，或烘热汗出，失眠多梦。舌红，苔少或黄腻，脉细数。

【证机概要】肾阴不足，相火偏旺，或复感湿邪，损伤任带。

【治法】滋肾益阴，清热利湿。

【方药】知柏地黄汤。方中熟地黄滋阴补肾，益精生血；山茱萸温补肝肾，收涩精气；山药健脾滋肾，涩精止泻；泽泻清泻肾火；丹皮清肝泻火；茯苓健脾利湿；知母、黄柏清热泻火滋阴。

失眠多梦，加柏子仁、酸枣仁；咽干口燥甚，加沙参、麦冬；五心烦热甚，加地骨皮、银柴胡；头晕目眩，加女贞子、旱莲草、白菊花、钩藤；舌苔厚腻，加薏苡仁、白扁豆、车前草。

13. 绝经妇女骨质疏松症（阴虚内热证）

绝经妇女骨质疏松症是指绝经后短时间内因雌激素水平急

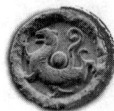

剧下降，导致骨吸收亢进，全身骨量减少，骨骼脆性增加，极易发生骨折的一种与绝经有关的代谢性骨病，属原发性骨质疏松，受累者多为绝经后 3~4 年，可延至 70 岁。本节讨论的是围绝经期即 55 岁之前的绝经妇女骨质疏松症。

《中医妇科学》分为肾精亏虚证、阴虚内热证、阴阳两虚证和脾肾两虚证。

【临床表现】腰背部疼痛，或足跟痛，或驼背，或骨折，急躁易怒，五心烦热，心烦少寐，腰膝酸软无力，面部烘热而汗出，或眩晕，或潮热盗汗。舌红或绛，脉细数。

【证机概要】阴虚内热，肾精不充，筋骨不强。

【治法】滋阴清热，补肾强筋。

【方药】知柏地黄丸。方中知母、黄柏滋阴清热，泻相火；熟地黄、山药、山茱萸补益肝肾之阴；丹皮清热凉血；泽泻清泻相火；茯苓健脾利湿。

14. 慢性前列腺炎（阴虚火旺证）

慢性前列腺炎是中青年男性常见的一种生殖系统综合征。本病属中医学"白浊""劳淋"或"肾虚腰痛"等范畴，因病位在精室，故又称"精浊"。

《中医外科学》分为湿热蕴结证、气滞血瘀证、阴虚火旺证和肾阳虚损证。

【临床表现】排尿或大便时偶有白浊，尿道不适，遗精或血精，腰膝酸软；五心烦热，失眠多梦。舌红，少苔，脉细数。

【证机概要】久病伤阴，阴虚内热。

【治法】滋阴降火。

【方药】知柏地黄汤加减。

15. 鹅口疮（虚火上浮）

鹅口疮是以口腔、舌上满布白屑为主要临床特征的一种口腔疾病。因其状如鹅口，故称鹅口疮；因其色白如雪片，故又名"雪口"。

《中医儿科学》将鹅口疮分为心脾积热和虚火上浮。

【临床表现】口腔内白屑散在，周围红晕不著，形体瘦弱，颧红，手足心热，口干不渴。舌红，苔少，脉细或指纹紫。

【证机概要】肾阴不足，虚火上浮，伤及口舌。

【治法】滋阴降火。

【方药】知柏地黄丸加减。方中知母、黄柏滋阴降火；熟地黄、山茱萸滋阴补肾；山药、茯苓健脾养阴；丹皮、泽泻清肝肾之虚火。

食欲不振，加乌梅、木瓜、生麦芽滋养脾胃；便秘，加火麻仁润肠通腑。

16. 齿衄（阴虚火旺证）

齿龈出血称为齿衄，又称牙衄、牙宣。因阳明经脉入于齿龈，齿为骨之余，故齿衄主要与胃、肠及肾的病变有关。齿衄可由齿龈局部病变或全身疾病引起。内科范围的齿衄多由血液病、维生素缺乏症及肝硬化等疾病引起。

《中医内科学》将齿衄分为胃火炽盛证和阴虚火旺证。

【临床表现】齿衄、血色淡红，起病较缓，常因受热及烦劳而诱发，齿摇不坚。舌红，苔少，脉细数。

【证机概要】肾阴不足，虚火上炎，络损血溢。

【治法】滋阴降火，凉血止血。

【方药】六味地黄丸合茜根散加减。前方滋阴补肾；后方

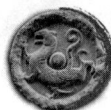

养阴清热，凉血止血，合用于阴虚火旺之血证。方中熟地黄、山药、山茱萸、茯苓、丹皮、泽泻养阴补肾，滋阴降火；茜草根、黄芩、侧柏叶凉血止血；阿胶养血止血。

可酌加白茅根、仙鹤草、藕节加强凉血止血的作用；虚火较甚见低热、手足心热者，加地骨皮、白薇、知母清退虚热。

17. 尿血（肾虚火旺证）

小便中混有血液，甚或伴血块者，称尿血。以往所谓尿血，一般指肉眼血尿而言。现在显微镜下能发现的"镜下血尿"也在尿血范围。

尿血是一种比较常见的病证。西医学的尿路感染、肾结核、肾小球肾炎、泌尿系肿瘤，以及全身性疾病，如血液病、结缔组织疾病等出现的血尿均可参照本病治疗。

《中医内科学》将尿血分为下焦湿热证、肾虚火旺证、脾不统血证和肾气不固证。

【临床表现】小便短赤带血，头晕耳鸣，神疲，颧红潮热，腰膝酸软。舌红，脉细数。

【证机概要】虚火内炽，灼伤脉络。

【治法】滋阴降火，凉血止血。

【方药】知柏地黄丸加减。方中地黄、淮山药、山茱萸、茯苓、泽泻、丹皮滋补肾阴，"壮水之主，以制阳光"；知母、黄柏滋阴降火；旱莲草、大蓟、小蓟、藕节、蒲黄凉血止血。

颧红潮热，加地骨皮、白薇清退虚热。

18. 男性不育（肾阴不足证）

男性不育是指育龄夫妇同居两年以上，性生活正常，未采取任何避孕措施，女方有受孕能力，由于男方原因而致女方不能怀孕的一种疾病。

《中医外科学》将男性不育分为肾阳虚衰证、肾阴不足证、肝郁气滞证、湿热下注证和气血两虚证。

【临床表现】遗精滑泄，精液量少，精子数少，精子活动力弱或精液黏稠不化，畸形精子较多，头晕耳鸣，手足心热。舌红，少苔，脉沉细。

【证机概要】肾阴不足，精血失养。

【治法】滋补肾阴，益精养血。

【方药】左归丸合五子衍宗丸加减。

阴虚火旺，宜滋阴降火，知柏地黄汤加减。

19. 前列腺增生症（肾阴亏虚证）

前列腺增生症俗称前列腺肥大，是老年常见病之一。本病属中医"癃闭"范畴，现称"精癃"。

《中医外科学》分为湿热下注证、脾肾气虚证、气滞血瘀证、肾阴亏虚证和肾阳不足证。

【临床表现】小便频数不爽，尿少热赤，或闭塞不通；头晕耳鸣，腰膝酸软，五心烦热，大便秘结。舌红少津，苔少或黄，脉细数。

【证机概要】肾阴不足，阴虚内热，膀胱气化无力。

【治法】滋补肾阴，通窍利尿。

【方药】知柏地黄丸加丹参、琥珀、王不留行、地龙等。

20. 肾岩（阴虚火旺证）

阴茎属肾，岩肿生于阴茎，故名"肾岩"。本病相当于西医学的阴茎癌。

《中医外科学》将肾岩分为湿浊瘀结证、火毒炽盛证和阴虚火旺证。

【临床表现】多见于肾岩手术、放化疗后，或病变晚期，

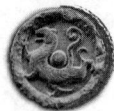

阴茎溃烂；伴口渴咽干，疲乏无力，五心烦热，身体消瘦。舌红，少苔，脉细数。

【证机概要】阴虚火旺，蕴结阴茎。

【治法】滋阴降火，清热解毒。

【方药】知柏地黄丸合大补阴丸加减。

21. 红蝴蝶疮（阴虚火旺证）

红蝴蝶疮是一种可累及皮肤和全身多脏器的自身免疫性疾病，相当于西医学的红斑狼疮。

《中医外科学》将红蝴蝶疮分为热毒炽盛证、阴虚火旺证、脾肾阳虚证、脾虚肝旺证和气滞血瘀证。

【临床表现】斑疹暗红，关节痛，足跟痛；伴有不规则发热或持续性低热，手足心热，心烦失眠，疲乏无力，自汗盗汗，面浮红，月经量少或闭经。舌红，苔薄，脉细数。

【证机概要】肾阴亏虚，阴虚火旺。

【治法】滋阴降火。

【方药】六味地黄丸合大补阴丸、清骨散加减。原方养阴清热，用于流痰溃久，骨蒸潮热。

22. 急淋（血淋，虚证）

急淋是指以小便频数短涩，欲出未尽，尿道刺痛或灼痛，便时加重，小腹拘急为主要临床表现的病证。临床多将淋证分为气淋、石淋、热淋、血淋、膏淋、劳淋6种类型。淋证中起病急骤者属急淋。西医学的急性膀胱炎、急性尿道炎、急性前列腺炎、泌尿系统结石等有尿路刺激症状的疾病均可参照本病进行治疗。

《中医急诊学》将急淋分为石淋、热淋和血淋（实证、虚证）。

【临床表现】尿色淡红，尿频尿急症状不明显，神疲乏力，腰膝酸软，面色无华。舌淡红，苔薄白，脉细数。

【证机概要】阴虚内热，虚火灼络。

【治法】滋阴降火，补虚止血。

【方药】知柏地黄汤加减或知柏地黄丸。

血虚较甚，加阿胶、旱莲草；出血重，加小蓟草、仙鹤草。

23. 乳痨（阴虚痰热证）

乳痨是乳房部的慢性化脓性疾病。因其病变后期常有虚痨表现，故名乳痨；因溃后脓液稀薄如痰，又名乳痰。本病相当于西医学的乳房结核。

《中医外科学》将乳痨分为气滞痰凝证、正虚邪恋证和阴虚痰热证。

【临床表现】溃后脓出稀薄，夹有败絮状物质，形成窦道，久不愈合；伴潮热颧红，干咳痰红，形瘦食少。舌红，苔少，脉细数。

【证机概要】阴虚内热，炼痰郁结乳房。

【治法】养阴清热。

【方药】六味地黄汤合清骨散加减。

阴虚痰热型乳漏当属乳痨，治法、方药相同。

24. 急性肾小球肾炎（恢复期，阴虚邪恋）

急性肾小球肾炎简称急性肾炎，是儿科常见的免疫反应性肾小球疾病，临床以急性起病、浮肿、少尿、血尿、蛋白尿及高血压为主要特征。本病多见于感染之后，尤其是溶血性链球菌感染之后，故称为急性链球菌感染后肾炎。

《中医儿科学》将急性肾小球肾炎分为急性期和恢复期

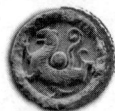

（阴虚邪恋、气虚邪恋），急性期又分为常证（风水相搏、湿热内侵）和变证（邪陷心肝、水凌心肺、水毒内闭）。

【临床表现】乏力头晕，手足心热，腰酸盗汗，或反复咽红。舌红，苔少，脉细数。

【证机概要】素体阴虚，或急性期热毒炽盛，耗竭阴液，余邪未清。

【治法】滋阴补肾，兼清余热。

【方药】知柏地黄丸合二至丸加减。方中知母、黄柏滋阴降火；生地黄、山茱萸、怀山药、丹皮、泽泻、茯苓"三补""三泻"，滋补肾阴，泻湿浊，清虚热；女贞子、旱莲草滋阴清热，兼以止血。

血尿日久不愈，加仙鹤草、茜草凉血止血；舌暗红，加参三七、琥珀化瘀止血；反复咽红，加玄参、山豆根、板蓝根清热利咽。

25. 口疮（虚火上浮）

小儿口疮以齿龈、舌体、两颊、上颚等处出现黄白色溃疡，疼痛流涎，或伴发热为特征。若满口糜烂，色红作痛者，称口糜。溃疡只发生在口唇两侧，称燕口疮。

《中医儿科学》将口疮分为风热乘脾、心火上炎和虚火上浮。

【临床表现】口腔溃烂、周围色不红或微红，疼痛不甚，反复发作或迁延不愈，神疲颧红，口干不渴。舌红，苔少或花剥，脉细数，指纹淡紫。

【证机概要】久病肾阴亏虚，虚火上浮，伤及口舌。

【治法】滋阴降火，引火归元。

【方药】六味地黄丸加肉桂。方中熟地黄、山茱萸滋阴补肾；山药、茯苓益脾阴；泽泻、丹皮泻肝肾虚火；加少量肉桂引火归元。

心阴不足，加麦冬、五味子养心安神；脾阴不足，加石斛、沙参运脾生津；久泻或吐泻后患口疮，宜气阴双补，可服七味白术散，重用葛根，加乌梅、儿茶。

26. 流痰（阴虚内热证）

流痰是一种发于骨与关节间的慢性化脓性疾病。因其可随痰流窜于病变附近或较远的组织间隙，壅阻而形成脓肿，破损后脓液稀薄如痰，故名流痰。因后期可出现虚痨症状，故有骨痨之称。本病相当于西医学的骨与关节结核。

因发病部位和形态不同，流痰有许多名称。但其病因、证治基本相似，故统称为流痰，一并论述。

《中医外科学》将流痰分为阳虚痰凝证、阴虚内热证、肝肾亏虚证和气血两虚证。

【临床表现】发病数月后见原发和继发部位渐渐漫肿，皮色微红，中有软陷，重按应指；伴午后潮热，颧红，夜间盗汗，口燥咽干，食欲减退，或咳嗽痰血。舌红，少苔，脉细数。

【证机概要】久病伤阴，阴虚内热，邪伤骨髓。

【治法】养阴清热托毒。

【方药】六味地黄丸合清骨散加减。

27. 瘰疬（阴虚火旺证）

瘰疬是一种发生于颈部的慢性化脓性疾病。因其结核成串，累累如串珠状，故名瘰疬，又名疬子颈、老鼠疮。本病相当于西医学的颈部淋巴结结核。

《中医外科学》将瘰疬分为气滞痰凝证、阴虚火旺证和气

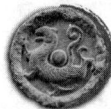

血两虚证。

【临床表现】核块逐渐增大，皮核相连，皮色转暗红；午后潮热，夜间盗汗。舌红，少苔，脉细数。

【证机概要】肾阴不足，阴虚内热，灼液成痰，凝聚颈部。

【治法】滋阴降火。

【方药】六味地黄丸合清骨散加减。

咳嗽，加象贝母、海蛤壳。

28. 淋病（阴虚毒恋证，慢性淋病）

淋病是由淋病双球菌（简称淋球菌）引起的泌尿生殖系感染的性传播疾病。中医称之为"花柳毒淋"。

《中医外科学》将淋病分为湿热毒蕴证（急性淋病）和阴虚毒恋证（慢性淋病）。

【临床表现】小便不畅、短涩，淋沥不尽，女性带下多，或尿道口见少许黏液，酒后或疲劳易复发；腰酸腿软，五心烦热，食少纳差。舌红，少苔，脉细数。

【证机概要】久病伤阴，阴虚内热，邪留不去。

【治法】滋阴降火，利湿祛浊。

【方药】知柏地黄丸酌加土茯苓、萆薢等。

非淋菌性尿道炎之阴虚湿热证，治宜滋阴补肾，清热利湿，亦用知柏地黄丸加减。

29. 目系暴盲（阴虚火旺证）

目系暴盲是指目系因六淫外感、情志内伤或外伤等致患眼突然盲而不见的眼病。本病相当于西医学的急性视神经炎、严重的前部缺血性视神经病变等引起视力突然下降的视神经病。

《中医眼科学》将目系暴盲分为肝经实热证、肝郁气滞证、阴虚火旺证和气血两虚证。

【临床表现】视力急降甚至失明，伴眼球胀痛或转动时作痛，眼底可见视盘充血肿胀、边界不清，视网膜静脉扩张、迂曲、颜色紫红，视盘周围水肿、渗出、出血，或眼底无异常；全身可见头晕目眩，五心烦热，颧赤唇红，口干。舌红，苔少，脉细数。

【证机概要】劳瞻竭视或热病伤阴致虚火上炎，灼伤目系。

【治法】滋阴降火，活血祛瘀。

【方药】知柏地黄丸加减。方中加丹参、毛冬青以增强活血化瘀之力。

耳鸣耳聋较重，酌加龟板、玄参、旱莲草增强滋阴降火之力；若口渴喜冷饮，宜加石斛、天花粉、生石膏生津止渴。

30. 目劄（阴亏火炎证）

目劄是以胞睑频频眨动为主要临床特征的眼病，以小儿多见。本病相当于西医学的维生素 A 缺乏引起的结角膜上皮干燥和角膜上皮点状脱失。

《中医眼科学》将目劄分为脾虚肝旺证、燥邪犯肺证和阴亏火炎证。

【临床表现】胞睑频频眨动，眼干涩痛，白睛微红，黑睛生星翳；咽干口燥，耳鸣健忘，失眠多梦，五心烦热。舌红，少苔，脉细数。

【证机概要】肝肾阴亏，津液不足，黑睛失却润养。

【治法】滋阴降火。

【方药】知柏地黄汤加减。眼干涩痛较甚，可加沙参、麦冬、枸杞子养阴生津；黑睛生星翳较多，可加蝉蜕、菊花明目

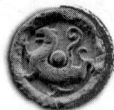

退翳。

31. 内伤发热（阴虚发热证）

内伤发热是指以内伤为病因，脏腑功能失调，气血阴阳失衡为基本病机，以发热为主要临床表现的病证。凡是不因感受外邪所导致的发热，均属内伤发热范畴。西医学所称的功能性低热，肿瘤、血液病、结缔组织疾病、内分泌疾病及部分慢性感染性疾病引起的发热，以及某些原因不明的发热，具有内伤发热的临床表现均可参照本病治疗。

《中医内科学》将内伤发热分为阴虚发热证、血虚发热证、气虚发热证、阳虚发热证、气郁发热证、痰湿郁热证和血瘀发热证。

【临床表现】午后潮热，或夜间发热，不欲近衣，手足心热，烦躁，少寐多梦，盗汗，口干咽燥。舌红或有裂纹，苔少甚至无苔，脉细数。

【证机概要】阴虚阳盛，虚火内炽。

【治法】滋阴，清虚热，退骨蒸。

【方药】清骨散加减。方中银柴胡、知母、胡黄连、地骨皮、青蒿、秦艽清退虚热；鳖甲滋阴潜阳。

盗汗较甚，去青蒿，加牡蛎、浮小麦、糯稻根固表敛汗；阴虚较甚，加玄参、生地黄、制首乌滋养阴精；失眠，加酸枣仁、柏子仁、夜交藤养心安神；兼气虚，见头晕气短、体倦乏力，加太子参、麦冬、五味子益气养阴。

32. 尿频（阴虚内热）

尿频是以小便频数为特征的疾病。多发于学龄前儿童，尤以婴幼儿发病率最高。尿频属中医"淋证"范畴，其中以热淋为多。西医学的泌尿系感染、结石、肿瘤、白天尿频综合征等均可出现尿频，但儿科以尿路感染和白天尿频综合征常见。

《中医儿科学》将尿频分为湿热下注、脾肾气虚和阴虚内热。

【临床表现】病程日久，小便频数或短赤，低热盗汗，颧红，五心烦热，咽干口渴，唇干。舌红，少苔，脉细数。

【证机概要】病久阴伤，虚热内生。

【治法】滋阴清热。

【方药】知柏地黄丸加减。方中生地黄、女贞子、山茱萸滋补肾阴；泽泻、茯苓降浊利湿；知母、黄柏、牡丹皮滋阴清热降火。

尿急、尿痛、尿赤，加黄连、淡竹叶、萹蓄、瞿麦清心火，利湿热；低热，加青蒿、地骨皮退热除蒸；盗汗，加鳖甲、龙骨、牡蛎敛阴止汗。

湿热留恋不去的治疗一般较难掌握，滋阴之品易滞湿留邪，清利之品又易耗伤阴液，临床应用时需仔细辨别虚实的孰轻孰重，斟酌应用。

本病若缠绵日久，会损伤正气，形成虚实夹杂之复杂证候，要注意分清虚实之孰多孰少，治疗时或以补为主，或以清为主，或攻补兼施。

33. 胬肉攀睛（阴虚火旺证）

胬肉攀睛是指眼眦部长赤膜如肉，其状如昆虫之翼，横贯白睛，攀侵黑睛，甚至掩盖瞳神的眼病。本病相当于西医学之翼状胬肉。

《中医眼科学》将胬肉攀睛分为心肺风热证、脾胃实热证、心火上炎证和阴虚火旺证。

【临床表现】患眼涩痒间作，胬肉淡红菲薄，时轻时重；

心中烦热，口舌干燥。舌红，少苔，脉细。

【证机概要】虚火上炎，灼烁眼目。

【治法】滋阴降火。

【方药】知柏地黄丸加减。

心烦、失眠显著，加麦冬、五味子、酸枣仁养心安神。

34. 生殖器疱疹（阴虚邪恋证）

生殖器疱疹是由单纯疱疹病毒感染所引起的一种性传播疾病。中医称之为阴部热疮。

《中医外科学》将生殖器疱疹分为肝经湿热证和阴虚邪恋证。

【临床表现】外生殖器反复出现潮红、水疱、糜烂、溃疡、灼痛，日久不愈，遇劳复发或加重；伴神疲乏力，腰膝酸软，心烦口干，五心烦热，失眠多梦。舌红，苔少或薄腻，脉弦细数。

【证机概要】阴虚火旺，蕴结外阴。

【治法】滋阴降火，解毒除湿。

【方药】知柏地黄丸加减。

35. 崩漏（肾阴虚证）

崩漏是指经血非时暴下不止或淋沥不尽，前者谓之崩中，后者谓之漏下。崩与漏出血情况虽不同，然二者常交替出现，且其病因病机基本一致，故概称崩漏。现代医家大多认为崩漏应归属月经病，《西医妇科学》所称的功能性子宫出血是最常见的月经疾病之一，系内分泌失调所引起的子宫异常出血。其临床出血情况符合崩漏者归本病范围论治。

《中医妇科学》将崩漏分为出血期和止血后治疗。出血期有脾虚证、肾虚证（肾气虚证、肾阴虚证、肾阳虚证）和血热证（虚热证、实热证）。

【临床表现】经乱无期，出血量少，淋沥累月不止，或停闭数月后又突然暴崩下血，经色鲜红，质稍稠；头晕耳鸣，腰膝酸软，五心烦热，夜寐不宁。舌红，少苔或有裂纹，脉细数。

【证机概要】肾水阴虚，冲任失守，故经乱无期，淋沥不止或暴崩下血。

【治法】滋肾益阴，固冲止血。

【方药】左归丸合二至丸或滋阴固气汤。左归丸原方治真阴肾水不足，速宜壮水之主以培左肾之元阴而精血自充矣。方中熟地黄、山茱萸、山药滋补肝肾，为六味地黄丸中"三补"；配龟板胶、鹿角胶调补肾中阴阳，且龟板胶补任脉之虚，鹿角胶补督脉之弱；枸杞子、菟丝子、二至丸补肝肾，益冲任；川牛膝补肝肾又活血。

如肾阴虚不能上济心火，或阴虚火旺，烦躁失眠，心悸怔忡，可加生脉散，加强益气养阴、宁心止血之功。

36. 瞳神紧小（虚火上炎证）

瞳神紧小是黄仁受邪，以瞳神持续缩小、展缩不灵为主要临床症状的眼病。瞳神紧小失治、误治，致瞳神与其后晶珠粘着，边缘参差不齐，失去正圆为临床特征的眼病称瞳神干缺，又名瞳神缺陷。瞳神紧小、瞳神干缺相当于西医学的前葡萄膜炎，瞳神紧小相当于西医学的急性前葡萄膜炎，瞳神干缺相当于西医学的慢性前葡萄膜炎。

《中医眼科学》将瞳神紧小分为肝经风热证、肝胆火炽证、风湿夹热证和虚火上炎证。

【临床表现】病势较缓，时轻时重，眼干不适，视物昏

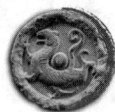

花，或见抱轮红赤，黑睛后壁可有粉尘状物沉着，可见神水混浊，黄仁轻度萎废，瞳神干缺，晶珠混浊；可兼失眠烦热，口燥咽干。舌红，少苔，脉细数。

【证机概要】久病伤阴，阴虚火炎，黄仁失养。

【治法】滋阴降火。

【方药】知柏地黄汤加减。

病久肝肾阴亏，精血不足，眼干不适，黄仁日渐萎废，瞳神干缺，晶珠混浊者，可用滋养肝肾、补血益精的杞菊地黄丸加减。

37. 头痛（肾虚）

头痛是临床常见的自觉症状，可单独出现，亦见于多种疾病的过程中。本节所讨论的头痛，是指因外感六淫、内伤杂病而引起的以头痛为主要表现的一类病证。头痛可见于西医学内、外、神经、精神、五官等各科疾病中。本节所讨论的主要为内科常见头痛，如血管性头痛、紧张性头痛、三叉神经痛、外伤后头痛、部分颅内疾病、神经官能症及某些感染性疾病、五官科疾病的头痛等均可参照本节内容辨证论治。

《中医内科学》将头痛分为外感头痛（风寒头痛、风热头痛、风湿头痛）和内伤头痛（肝阳头痛、血虚头痛、痰浊头痛、肾虚头痛、瘀血头痛）。

【临床表现】头痛且空，眩晕耳鸣，腰膝酸软，神疲乏力，滑精带下。舌红，少苔，脉细无力。

【证机概要】肾精亏虚，髓海不足，脑窍失荣。

【治法】养阴补肾，填精生髓。

【方药】大补元煎加减。方中熟地黄、枸杞子、女贞子滋肾填精；杜仲、川续断补益肝肾；龟板滋阴益肾潜阳；山茱萸养肝涩精；山药、人参、当归、白芍补益气血。

头痛而晕，头面烘热，面颊红赤，时伴汗出，证属肾阴亏虚、虚火上炎者，去人参，加知母、黄柏滋阴泻火，或用知柏地黄丸；若头痛畏寒，面色㿠白，四肢不温，腰膝无力，舌淡，脉细无力，证属肾阳不足，当温补肾阳，选用右归丸或金匮肾气丸加减。

38. 消渴目疾（阴虚燥热证）

消渴目疾是指由消渴病引起的内障眼病。本节讨论的消渴目疾相当于西医学之糖尿病性视网膜病变，为糖尿病的严重并发症之一，是以视网膜血管闭塞性循环障碍为主要病理改变特征的致盲性眼病。

《中医眼科学》将消渴目疾分为阴虚燥热证、气阴两虚证、脾肾两虚证、瘀血内阻证和痰瘀阻滞证。

【临床表现】视力下降，或眼前黑影飘动，眼底检查见微动脉瘤、出血、渗出等；兼见口渴多饮，消谷善饥，或口干舌燥，腰膝酸软，心烦失眠。舌红，苔薄白，脉细数。

【证机概要】久病伤阴，肾阴不足，阴虚则燥热盛，眼目亦受累。

【治法】滋阴润燥，凉血化瘀。

【方药】玉泉丸合白虎加人参汤加减。

可加丹皮、赤芍凉血化瘀；口渴甚，酌加天冬、麦冬、元参、石斛等润燥生津；尿频甚，加山药、枸杞子、桑螵蛸滋阴固肾；视网膜出血鲜红，可加白茅根、槐花、大蓟、小蓟凉血止血。

39. 消渴（肾阴亏虚证）

消渴是以多饮、多食、多尿、乏力、消瘦，或尿有甜味为

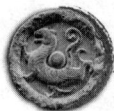

主要临床表现的一种疾病。根据消渴病的临床特征，主要是指西医学的糖尿病。他如尿崩症，因具有多尿、烦渴的临床特点，与消渴病亦有某些相似之处，可参参照本病治疗。

《中医内科学》将消渴分为上消（肺热津伤证）、中消（胃热炽盛证、气阴亏虚证）和下消（肾阴亏虚证、阴阳两虚证）。

【临床表现】尿频量多、混浊如脂膏，或尿甜，腰膝酸软，乏力，头晕耳鸣，口干唇燥，皮肤干燥，瘙痒。舌红，少苔，脉细数。

【证机概要】肾阴亏虚，肾失固摄。

【治法】滋阴固肾。

【方药】六味地黄丸加减。方中熟地黄、山茱萸、枸杞子、五味子固肾益精；怀山药滋补脾阴，固摄精微；茯苓渗湿；泽泻、丹皮清泄火热。

阴虚火旺而烦躁，五心烦热，盗汗失眠，可加知母、黄柏滋阴泻火；尿量多而混浊，加益智仁、桑螵蛸益肾缩尿；气阴两虚伴困倦、气短乏力，舌淡红，加党参、黄芪、黄精益气。烦渴，头痛，唇红舌干，呼吸深快，阴伤阳浮，生脉散加天冬、鳖甲、龟板等育阴潜阳；如见神昏、肢厥、脉微细等阴竭阳亡危象，可合参附龙牡汤益气敛阴，回阳救脱。

40. 性早熟（阴虚火旺证）

性早熟是指女孩 8 岁以前、男孩 9 岁以前出现青春期特征即第二性征的一种内分泌疾病。性征与真实性别一致者为同性性早熟，不一致者为异性性早熟。

《中医儿科学》将性早熟分为阴虚火旺证和肝郁化火证。

【临床表现】女孩乳房和内外生殖器发育，月经提前来潮;男孩生殖器增大,声音变低,有阴茎勃起;伴颧红潮热,盗汗,头晕,五心烦热。舌红,少苔,脉细数。

【证机概要】小儿阴阳平衡失调,肾阴不足,相火偏旺。

【治法】滋阴降火。

【方药】知柏地黄丸加减。方中知母、生地黄、玄参、龟板、山药滋补肾阴;黄柏、龙胆草、牡丹皮清热泻火;泽泻、茯苓健脾滋肾。又取六味地黄丸中"三泻"之意,平其偏胜,以治其标。

五心烦热,加竹叶、莲子心;潮热盗汗,加地骨皮、白薇、五味子;阴道分泌物多,加椿根白皮、芡实;阴道出血,加旱莲草、仙鹤草。

41. 虚劳（肾阴虚证）

虚劳又称虚损,是以脏腑亏损、气血阴阳虚衰、久虚不复成劳为主要病机,以五脏虚证为主要临床表现的多种慢性虚弱证候的总称。虚劳涉及的内容很广,凡属多种慢性虚弱性疾病,发展至严重阶段,以脏腑气血阴阳亏损为主要表现的病证均属于本病证范围。西医学中多个系统的多种慢性消耗性和功能衰退性疾病,出现类似虚劳的临床表现时,均可参照本病治疗。

《中医内科学》将虚劳分为气虚（肺气虚证、心气虚证、脾气虚证、肾气虚证）、血虚（心血虚证、肝血虚证）、阴虚（肺阴虚证、心阴虚证、脾胃阴虚证、肝阴虚证、肾阴虚证）和阳虚（心阳虚证、脾阳虚证、肾阳虚证）。

【临床表现】阴虚表现为面颧红赤,唇红,低烧潮热,手足心热,虚烦不安,盗汗,口干。肾阴虚伴腰酸,遗精,两足痿弱,眩晕耳鸣,甚则耳聋,口干咽痛,颧红。舌红,少津,

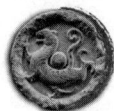

脉沉细。

【证机概要】肾精不足，失于濡养。

【治法】滋补肾阴。

【方药】左归丸加减。方中熟地黄、龟板胶、枸杞子、山药、菟丝子、牛膝滋补肾阴；山茱萸、鹿角胶温补肾气，助阳生阴。

遗精，加牡蛎、金樱子、芡实、莲须固肾涩精；潮热，口干咽痛，脉数，去鹿角胶、山茱萸，加知母、黄柏、地骨皮滋阴泻火。

42. 腰痛（肾阴虚）

腰痛又称"腰脊痛"，是指因外感、内伤或挫闪导致腰部气血运行不畅，或失于濡养，引起腰脊或脊旁部位疼痛为主要症状的一种病证。西医学的腰肌纤维炎、强直性脊柱炎、腰椎骨质增生、腰椎间盘病变、腰肌劳损等腰部病变及某些内脏疾病，凡以腰痛为主要症状者均可参照本病治疗。

《中医内科学》将腰痛分为寒湿腰痛、湿热腰痛、瘀血腰痛和肾虚腰痛（肾阴虚、肾阳虚）。

【临床表现】腰部隐隐作痛，酸软无力，缠绵不愈，心烦少寐，口燥咽干，面色潮红，手足心热。舌红，少苔，脉弦细数。

【证机概要】肾阴不足，不能濡养腰脊。

【治法】滋补肾阴，濡养筋脉。

【方药】左归丸加减。方中熟地黄、枸杞子、山茱萸、山药、龟板胶滋补肾阴；菟丝子、鹿角胶、牛膝温肾壮腰，阳中求阴。

肾阴不足，常相火偏亢，可酌情选知柏地黄丸或大补阴丸化裁；虚劳腰痛，日久不愈，阴阳俱虚，阴虚内热者，可选杜仲丸。

43. 早泄（阴虚火旺证）

早泄是指房事时过早射精而影响正常性交而言，是男子性功能障碍的常见病证，多与遗精、阳痿相伴出现。

《中医内科学》将早泄附于遗精后，分为肝经湿热证、阴虚火旺证、心脾亏损证和肾气不固证。

【临床表现】过早泄精，性欲亢进，头晕目眩，五心烦热，腰膝酸软，时而遗精。舌红，少苔，脉细数。

【证机概要】肾阴不足，阴虚火旺，肾精不固。

【治法】滋阴降火。

【方药】知柏地黄丸加减。方中知母、黄柏、丹皮清降相火；生地黄、山茱萸、枸杞子、龟板滋水养阴；金樱子、芡实、龙骨益肾固精。

44. 妊娠小便淋痛（阴虚津亏证）

妊娠期间出现尿频、尿急，淋沥涩痛等症，称妊娠小便淋痛，或妊娠小便难，俗称"子淋"。相当于西医学的妊娠合并泌尿系感染。

《中医妇科学》将妊娠小便淋痛分为阴虚津亏证、心火偏亢证和湿热下注证。

【临床表现】妊娠期间小便频数、淋沥涩痛、量少色淡黄，午后潮热，手足心热，大便干结，颧赤唇红。舌红，少苔，脉细滑数。

【证机概要】阴虚内热，津液亏耗，膀胱气化不利。

【治法】滋阴清热，润燥通淋。

【方药】知柏地黄丸。

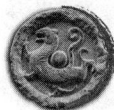

潮热盗汗甚，酌加麦冬、地骨皮、生牡蛎滋阴清热敛汗；小便带血，加小蓟、荠菜、旱莲草养阴清热，凉血止血。

45. 紫癜（阴虚火旺）

紫癜是小儿常见的出血性疾病之一，以血液溢于皮肤、黏膜之下，出现瘀点瘀斑、压之不退色为临床特征，常伴鼻衄、齿衄，甚则呕血、便血、尿血。本病亦称紫斑，属中医学"血证"范畴。本病包括西医学的过敏性紫癜和血小板减少性紫癜。

《中医儿科学》将紫癜分为风热伤络、血热妄行、气不摄血和阴虚火旺。

【临床表现】紫癜时发时止，鼻衄齿衄、血色鲜红，低热盗汗，心烦少寐，大便干燥，小便黄赤。舌光红，少苔，脉细数。

【证机概要】阴虚火旺，灼伤血络。

【治法】滋阴降火，凉血止血。

【方药】大补阴丸加减。方中熟地黄、龟板滋阴潜阳以制虚火；黄柏、知母清泻相火；猪脊髓、蜂蜜填精润燥。

鼻衄、齿衄甚，加丹皮、白茅根、焦栀子凉血止血；低热，加银柴胡、地骨皮、青蒿以清虚热；盗汗，加煅牡蛎、煅龙骨、浮小麦敛汗止汗。

小　　　结

一、肾阴虚涉及的病证

肾阴虚涉及的病证有月经先期（阴虚血热证）、经期延长（虚热证）、经间期出血（肾阴虚证）、绝经前后诸证（肾阴虚证)、经行口糜（阴虚火旺证）、闭经（阴虚血燥）、经断复来（肾阴虚证）、不孕症（肾阴虚证）、白睛溢血（阴虚火旺证）、茧唇（阴虚火旺证）、产后小便淋痛（肾阴亏虚证）、带下过多（阴虚夹湿证）、绝经妇女骨质疏松症（阴虚内热证）、慢性前列腺炎（阴虚火旺证）、鹅口疮（虚火上浮）、齿衄（阴虚火旺证）、尿血（肾虚火旺证）、男性不育（肾阴不足证）、前列腺增生症（肾阴亏虚证）、肾岩（阴虚火旺证）、红蝴蝶疮（阴虚火旺证）、急淋（血淋，虚证）、乳痨（阴虚痰热证）、急性肾小球肾炎（恢复期，阴虚邪恋）、口疮（虚火上浮）、流痰（阴虚内热证）、瘰疬（阴虚火旺证）、淋病（阴虚毒恋证，慢性淋病）、目系暴盲（阴虚火旺证）、目劄（阴亏火炎证）、内伤发热（阴虚发热证）、尿频（阴虚内热）、胬肉攀睛（阴虚火旺证）、生殖器疱疹（阴虚邪恋证）、崩漏（肾阴虚证）、瞳神紧小（虚火上炎证）、头痛（肾虚）、消渴目疾（阴虚燥热证）、消渴（肾阴亏虚证）、性早熟（阴虚火旺证）、虚劳（肾阴虚证）、腰痛（肾阴虚）、早泄（阴虚火旺证）、妊娠小便淋痛（阴虚津亏证）、紫癜（阴虚火旺）。

二、临床表现

多数病证的名称即是临床表现。其中，绝经前后诸证表现为烘热汗出、烦躁易怒、潮热面红、眩晕耳鸣、心悸失眠、腰背酸楚、面浮肢肿、皮肤蚁行样感、情志不宁等。白睛溢血表现为白睛表层下出现片状出血斑，甚至遍及整个白睛。茧唇是发生于唇部的岩肿。绝经妇女骨质疏松症表现为绝经后骨吸收亢进，全身骨量减少，易发生骨折。鹅口疮以口腔、舌上满布

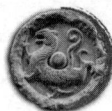

白屑为主要临床特征。齿衄表现为牙齿出血，齿摇不坚。肾岩表现为阴茎溃烂，伴口渴咽干，疲乏无力，五心烦热，身体消瘦。红蝴蝶疮表现为斑疹暗红，关节、足跟痛，伴不规则发热或持续性低热，手足心热，心烦失眠。乳痨表现为乳房破溃后脓出稀薄，夹败絮状物质，形成窦道，久不愈合，伴潮热颧红。急性肾小球肾炎表现为急性起病，浮肿，少尿，血尿，蛋白尿和高血压。流痰是一种发于骨与关节间的慢性化脓性疾病，表现为皮色微红，中有软陷，重按应指；伴午后潮热，盗汗。瘰疬是发生于颈部的慢性化脓性疾病，表现为核块逐渐增大，皮色暗红，午后潮热，盗汗。目系暴盲表现为视力急降甚至失明，眼球胀痛或转动时作痛。目劄以胞睑频频眨动为主要特征，表现为眼干涩痛，白睛微红，黑睛生星翳。内伤发热以发热为主要表现。胬肉攀睛表现为患眼涩痒间作，胬肉淡红菲薄，时轻时重。瞳神紧小表现为眼干不适，视物昏花。消渴目疾表现为视力下降，或眼前黑影飘动。虚劳以五脏虚证为主要临床表现，阴虚表现为面颧红赤，唇红，低烧潮热，手足心热；肾阴虚见腰酸，遗精，两足痿弱，眩晕耳鸣甚则耳聋。紫癜表现为皮肤、黏膜瘀点瘀斑，鼻衄齿衄，低热盗汗。

2. 兼症

肾阴虚见头目晕眩，耳鸣，头部、面颊阵发性烘热，汗出，两颧潮红，手足心热，咽干口燥，头晕腰酸，足跟疼痛，夜寐不宁，五心烦热，干咳或咳嗽唾血，或皮肤干燥、瘙痒，口干，便艰尿黄等。

三、舌象与脉象

1. 舌象

舌红，苔少或少津或有裂纹。

2. 脉象

沉细，细数。

四、代表方

1. 知柏地黄丸（汤）

本节 45 个病证中有 24 个用知柏地黄丸，即经行口糜药用知柏地黄汤或上下相资汤；经断复来知柏地黄丸加阿胶、龟板；白睛溢血、茧唇、产后小便淋痛知柏地黄丸或化阴煎；带下过多阴虚夹湿、绝经妇女骨质疏松症、慢性前列腺炎、鹅口疮、尿血、前列腺增生症知柏地黄丸加丹参、琥珀、王不留行、地龙等；肾岩知柏地黄丸合大补阴丸加减；血淋知柏地黄汤加减或知柏地黄丸；急性肾小球肾炎知柏地黄丸合二至丸加减；淋病知柏地黄丸酌加土茯苓、萆薢等；目系暴盲、目劄、尿频、胬肉攀睛、生殖器疱疹治以滋阴降火，解毒除湿，知柏地黄丸加减；瞳神紧小治以滋阴降火，知柏地黄汤加减；性早熟、早泄、妊娠小便淋痛药用知柏地黄丸。

2. 左归丸

选用左归丸的病证有绝经前后诸证合二至丸加制首乌、龟板；男性不育合五子衍宗丸，肾阴虚型崩漏二至丸或滋阴固气汤。

3. 六味地黄丸

选用六味地黄丸的有齿衄合茜根散，乳疬合清骨散，流痰、瘰疬合清骨散加减，红蝴蝶疮合大补阴丸、清骨散。

4. 两地汤

选用两地汤的有月经先期阴、经期延长合二至丸加四乌鲗骨一藘茹丸或固经丸，经间期出血合二至或加减一阴煎。

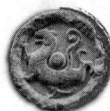

5. 其他

其他方剂也以滋阴清热为主，加用相应药物而成。如阴虚血燥之闭经，一阴煎加丹参、黄精、女贞子、制香附；肾阴虚之不孕症，治以滋肾养血，调补冲任，药用养精种玉汤；内伤发热，治以滋阴清热，清骨散加减；肾阴虚头痛，治以养阴补肾，填精生髓，大补元煎加减；阴虚燥热之消渴目疾，治以滋阴润燥，凉血化瘀，玉泉丸合白虎加人参汤加减；阴虚火旺型紫癜，治以滋阴降火，凉血止血，大补阴丸加减。

第四节　肾阴阳两虚

1. 绝经前后诸证（肾阴阳俱虚证）

妇女在绝经期前后，围绕月经紊乱或绝经出现如烘热汗出、烦躁易怒、潮热面红、眩晕耳鸣，心悸失眠、腰背酸楚、面浮肢肿、皮肤蚁行样感、情志不宁等症状，称为绝经前后诸证，亦称经断前后诸证。西医学的围绝经期综合征原称更年期综合征，或双侧卵巢切除或放射治疗后，或早发绝经卵巢功能衰竭而致诸证可参照本病治疗。

《中医妇科学》分为肾阴虚证、肾阳虚证和肾阴阳俱虚证。

【临床表现】经断前后，月经紊乱、量少或多；乍寒乍热，烘热汗出，头晕耳鸣，健忘，腰背冷痛。舌淡，苔薄，脉沉弱。

【证机概要】肾阴阳俱虚，冲任失调，月经紊乱，肾虚精亏，脑髓失养。

【治法】阴阳双补。

【方药】二仙汤合二至丸加菟丝子、何首乌、龙骨、牡蛎。二仙汤原方主治肾阴阳不足之月经疾病。方中仙茅、仙灵脾、巴戟天、菟丝子温补肾阳；旱莲草、女贞子、制首乌补肾育阴；龙骨、牡蛎滋阴潜阳敛汗；知母、黄柏滋肾坚阴；当归养血和血。若便溏，去润肠之当归。

2. 绝经妇女骨质疏松症（阴阳两虚证）

绝经妇女骨质疏松症是指绝经后短时间内因雌激素水平急剧下降，导致骨吸收亢进，全身骨量减少，骨骼脆性增加，极易发生骨折的一种与绝经有关的代谢性骨病，属原发性骨质疏松，受累者多为绝经后 3~4 年，可延至 70 岁。本节讨论的是围绝经期即 55 岁之前的绝经妇女骨质疏松症。

《中医妇科学》分为肾精亏虚证、阴虚内热证、阴阳两虚证和脾肾两虚证。

【临床表现】时而骨痛肢冷或腰背部疼痛，或足跟痛，腰膝酸软，畏寒喜暖，四肢倦怠无力，面色少华，体倦无力。舌淡，脉沉细。

【证机概要】阴阳俱虚，气血不达，四肢筋骨失养。

【治法】补肾壮阳，益髓健骨。

【方药】二仙汤加菟丝子、五味子、肉苁蓉、杜仲、茯苓。

肢体畏寒冷痛甚，加制附子、肉桂、细辛；腰背痛，加川续断、桑寄生；上肢痛明显，加姜黄、桑枝；下肢痛甚，关节僵硬、屈伸不利，加防己、白僵蚕、乌梢蛇、狗脊。

3. 消渴（阴阳两虚证）

消渴是以多饮、多食、多尿、乏力、消瘦，或尿有甜味为主要临床表现的一种疾病。根据消渴病的临床特征，主要是指

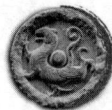

西医学的糖尿病。他如尿崩症，因具有多尿、烦渴的临床特点，与消渴病亦有某些相似之处可参照本病治疗。

《中医内科学》将消渴分为上消（肺热津伤证）、中消（胃热炽盛证、气阴亏虚证）和下消（肾阴亏虚证、阴阳两虚证）。

【临床表现】小便频数，混浊如膏，甚至饮一溲一，面容憔悴，耳轮干枯，腰膝酸软，四肢欠温，畏寒肢冷，阳痿或月经不调。舌苔淡白而干，脉沉细无力。

【证机概要】阴损及阳，肾阳衰微，肾失固摄。

【治法】滋阴温阳，补肾固摄。

【方药】金匮肾气丸加减。方中熟地黄、山茱萸、枸杞子、五味子固肾益精；怀山药滋补脾阴，固摄精微；茯苓健脾渗湿；附子、肉桂温肾助阳。

尿多而浑浊者，加益智仁、桑螵蛸、覆盆子、金樱子等益肾收摄；身体困倦，气短乏力，加党参、黄芪、黄精补益正气；阳痿，加巴戟天、淫羊藿、肉苁蓉；阳虚畏寒，酌加鹿茸粉 0.5g 冲服，以启动元阳，助全身阳气之生化。

小　　结

一、肾阴阳两虚涉及的病证

肾阴阳两虚涉及的病证有绝经前后诸证（肾阴阳俱虚证）、绝经妇女骨质疏松症（阴阳两虚证）和消渴（阴阳两虚证）。

二、临床表现

1. 主症

绝经期前后诸证表现为月经紊乱或烦躁易怒、潮热面红、心悸失眠、面浮肢肿、情志不宁等。绝经妇女骨质疏松症表现为雌激素水平急剧下降，骨吸收亢进，极易发生骨折。消渴以多饮、多食、多尿、乏力、消瘦或尿有甜味为主要临床表现。

2. 兼症

乍寒乍热，烘热汗出，头晕耳鸣，健忘，倦怠无力，或面色少华，腰背冷痛，畏寒喜暖，腰膝酸软，阳痿或月经不调等。

三、舌象与脉象

1. 舌象

舌淡，苔薄，消渴见舌苔淡白而干。

2. 脉象

脉沉弱或沉细无力。

四、代表方

1. 二仙汤合二至丸

绝经前后诸证肾阴阳俱虚，药用二仙汤合二至丸加菟丝子、何首乌、龙骨、牡蛎。绝经妇女骨质疏松症阴阳两虚，药用二仙汤合二至丸加菟丝子、五味子、肉苁蓉、杜仲、茯苓。

2. 金匮肾气丸

消渴阴阳两虚证，治以滋阴温阳，补肾固摄，金匮肾气丸加减。

第五节 肾精不足

1. 眩晕（肾精不足证）

眩是指眼花或眼前发黑，晕是指头晕甚或感觉自身或外界

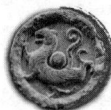

景物旋转。二者常同时并见，故统称为眩晕。轻者闭目即止；重者如坐车船，旋转不定，不能站立，或伴恶心、呕吐、汗出，甚则昏倒等症。眩晕是临床常见症，可见于西医学的多种疾病。凡梅尼埃综合征、高血压病、低血压、脑动脉硬化、椎－基底动脉供血不足、贫血、神经衰弱等临床表现以眩晕为主症者均可参照本病治疗。

《中医内科学》将眩晕分为肝阳上亢证、气血亏虚证、肾精不足证、痰湿中阻证和瘀血阻窍证。

【临床表现】眩晕日久不愈，精神萎靡，腰酸膝软，少寐多梦，健忘，两目干涩，视力减退；或遗精滑泄，耳鸣齿摇；或颧红咽干，五心烦热；或面色㿠白，形寒肢冷。舌红，少苔，脉细数。

【证机概要】肾精不足，髓海空虚，脑失所养。

【治法】滋养肝肾，益精填髓。

【方药】左归丸加减。方中熟地黄、山茱萸、山药滋阴补肾；龟板、鹿角胶、紫河车滋肾助阳，益精填髓；杜仲、枸杞子、菟丝子补益肝肾；牛膝强肾益精。

阴虚火旺见五心烦热，潮热颧红，加鳖甲、知母、黄柏、丹皮、地骨皮等；肾失封藏固摄，遗精滑泄，酌加芡实、莲须、桑螵蛸等；失眠多梦，健忘，加阿胶、鸡子黄、酸枣仁、柏子仁等交通心肾，养心安神。

阴损及阳，肾阳虚明显，表现为四肢不温，形寒怕冷，精神萎靡，或予右归丸温补肾阳，填精补髓；或酌配巴戟天、仙灵脾、肉桂。若兼下肢浮肿、尿少等，可加桂枝、茯苓、泽泻等温肾利水；兼便溏，腹胀少食，可加白术、茯苓健脾止泻。

2. 反复呼吸道感染（肾虚失精）

感冒、扁桃体炎、支气管炎、肺炎等呼吸道疾病是小儿常见病，若在一段时间内反复感染发病即称反复呼吸道感染。

《中医儿科学》将反复呼吸道感染分为营卫失和、邪毒留恋，肺脾两虚、气血不足和肾虚失精。

【临床表现】反复感冒，甚则咳喘，面白无华，肌肉松弛，动则自汗，寐则盗汗，睡不安宁，五心烦热，立、行、齿、发、语迟，或鸡胸龟背。舌苔薄白，脉数无力。

【证机概要】禀赋不足，后天失养，肾精失充。

【治法】补肾壮骨，填阴温阳。

【方药】补肾地黄丸加味。方中熟地黄、山药、山茱萸峻补三阴；五味子敛阴益气；麦冬滋阴润肺；菟丝子温补肾气；泽泻、茯苓、丹皮泄浊平热。

"五迟"，加鹿角霜、补骨脂、生牡蛎补肾壮骨；汗多，加黄芪、煅龙骨益气固表；低热，加鳖甲、地骨皮清其虚热；阳虚，加鹿茸、紫河车、肉苁蓉温阳固本。

3. 胎怯（肾精薄弱）

胎怯是指新生儿体重低下、身材矮小、脏腑形气未充的一种病证，又称"胎弱"。

《中医儿科学》将胎怯分为肾精薄弱和脾肾两虚。

【临床表现】体短形瘦，头大囟张，头发稀黄，耳壳软，哭声低微，肌肤不温，指甲软短，骨弱肢柔，或有先天性缺损畸形，指纹淡。

【证机概要】早产儿肾精薄弱，元阳未充。

【治法】益精充髓，补肾温阳。

【方药】补肾地黄丸加减。方中紫河车、熟地黄、枸杞子、杜仲益肾充髓；鹿角胶、肉苁蓉补肾温阳；茯苓、山药益气健脾。

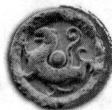

不思乳食，加麦芽、谷芽、砂仁醒脾助运；唇甲青紫，加红花、桂枝温经通络。

4. 维生素 D 缺乏性佝偻病（肾精亏损）

维生素 D 缺乏性佝偻病，简称佝偻病，是因儿童体内维生素 D 不足，致钙磷代谢失常的一种慢性营养性疾病，以正在生长的骨骺端软骨板不能正常钙化，造成骨骼病变为特征。

《中医儿科学》将维生素 D 缺乏性佝偻病分为肺脾气虚、脾虚肝旺和肾精亏损。

【临床表现】明显的骨骼改变，如头颅方大，肋软骨沟，肋串珠，手镯，足镯，鸡胸，漏斗胸，O 型或 X 型腿，出牙、坐立、行走迟缓，面白虚烦，多汗肢软。舌淡，少苔，脉细无力。

【证机概要】肾精亏损，骨髓不得濡养。

【治法】补肾填精，佐以健脾。

【方药】补肾地黄丸加减。方中紫河车、熟地黄补肾填精；山茱萸、枸杞子柔肝补阴；山药、茯苓益气健脾；肉苁蓉、巴戟天、菟丝子温补肾阳；远志宁心安神。

烦躁夜惊，加茯神、酸枣仁养血安神；汗多，加黄芪、煅龙骨、煅牡蛎益气止汗；气虚乏力，加黄芪、党参健脾益气；纳少、腹胀，加苍术、佛手、砂仁运脾理气；面白唇淡，加当归。

5. 阳痿（惊恐伤肾证）

阳痿是指成年男子性交时因阴茎痿软不举，或举而不坚，或坚而不久，无法进行正常性生活的病证。西医学中各种功能及器质性疾病造成的阳痿均可参照本病治疗。

《中医内科学》分为命门火衰证、心脾亏虚证、肝郁不舒证、惊恐伤肾证和湿热下注证。

【临床表现】阳痿不振，心悸易惊，胆怯多疑，夜多恶梦，常有被惊吓史。苔薄白，脉弦细。

【证机概要】惊恐伤肾，肾精破散，心气逆乱，气血不达宗筋。

【治法】益肾壮阳，疏郁宁神。

【方药】启阳娱心丹加减。方中人参、菟丝子、当归、白芍益肾补肝壮胆；远志、茯神、龙齿、石菖蒲宁心安神；柴胡、香附、郁金理气疏郁。

惊悸不安，梦中惊叫，加青龙齿、灵磁石重镇安神；久病入络，经络瘀阻，加蜈蚣、露蜂房、丹参、川芎通络化瘀。

6. 耳鸣耳聋（肾精亏损）

耳鸣是指患者自觉耳中鸣响而周围环境中并无相应的声源。耳聋是指不同程度的听力减退。耳鸣与耳聋临床上常常同时或先后出现，其既是多种耳科疾病乃至全身疾病的一种常见症状，有时也可单独成为一种疾病。西医学的突发性耳聋、爆震性耳聋、传染病中毒性耳聋、噪声性耳聋、药物中毒性耳聋、老年性耳聋、耳硬化症，以及原因不明的感音神经性耳聋、混合性耳聋及耳鸣等疾病均可参照本病治疗。

《中医耳鼻咽喉科学》将耳鸣耳聋分为风热侵袭、肝火上扰、痰火郁结、气滞血瘀、肾精亏损和气血亏虚。

【临床表现】耳鸣如蝉，昼夜不息，安静时尤甚，听力逐渐下降，或见头昏眼花，腰膝酸软，虚烦失眠，夜尿频多，发脱齿摇。舌红，少苔，脉细弱或细数。

【证机概要】肾精亏损，不能上奉于耳。

【治法】补肾填精，滋阴潜阳。

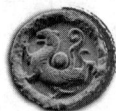

【方药】耳聋左慈丸加减。方中熟地黄、山药、山茱萸、茯苓、丹皮、泽泻滋阴补肾；磁石重镇潜阳；五味子收敛固精；石菖蒲通利耳窍。亦可选用杞菊地黄丸或左归丸等加减。

偏肾阳虚，宜温补肾阳，选右归丸或肾气丸加减。

7. 耳眩晕（髓海不足）

耳眩晕是指由耳窍病变所引起的以头晕目眩、如坐舟车、天旋地转为主要特征的疾病。西医学的内耳疾病所引起的眩晕，如梅尼埃综合征、良性阵发性位置性眩晕、前庭神经炎、药物中毒性眩晕、迷路炎等均可参照本病治疗。

《中医耳鼻咽喉科学》将耳眩晕分为风邪外袭、痰浊中阻、肝阳上扰、寒水上泛、髓海不足和上气不足。

【临床表现】眩晕经常发作，耳鸣耳聋，腰膝酸软，精神萎靡，失眠多梦，记忆力差，男子遗精，手足心热。舌嫩红，少苔，脉细数。

【证机概要】肾精亏损，髓海不足，清窍失养。

【治法】滋阴补肾，填精益髓。

【方药】杞菊地黄丸加味。方中六味地黄丸滋肾填精；枸杞子、菊花养肝血，潜肝阳；加白芍、首乌柔肝养肝。

眩晕发作时，加石决明、牡蛎镇肝潜阳；精髓空虚较甚，加鹿角胶、龟板胶增强填补精髓之力。

8. 鼻咽癌（放化疗后，肾精亏损）

鼻咽癌是指发生于鼻咽部的癌肿。

《中医耳鼻咽喉科学》将鼻咽癌分为肺胃阴虚、气血亏损、脾胃失调和肾精亏损。

【临床表现】形体消瘦，眩晕耳鸣，听力下降，精神萎靡，口舌干燥，咽干欲饮，腰酸膝软，遗精滑泄，五心烦热或午后潮热，咽黏膜潮红干燥，鼻咽可有血痂或脓痂附着。舌红，少苔或无苔，脉细弱或细数。

【证机概要】病久化疗肾精受损，鼻腔失养。

【治法】补肾固本，滋阴降火。

【方药】六味地黄丸加减。若阴损及阳，出现形寒肢冷等肾阳虚或阴阳俱虚表现，选加补骨脂、熟附子、肉桂、骨碎补、淫羊霍等温补肾阳药。若阳虚水泛，头面浮肿，可用真武汤。

9. 月经过少（肾虚证）

月经周期正常，月经量明显减少，或行经时间不足两天，甚或点滴即净者，称月经过少。西医学中的子宫发育不良、性腺功能低下及计划生育手术导致的月经过少可参照本病治疗。

《中医妇科学》将月经过少分为肾虚证、血虚证、血瘀证和痰湿证。

【临床表现】经量素少或渐少、色暗淡、质稀，腰膝酸软，头晕耳鸣，足跟痛，或小腹冷或夜尿多。舌淡，脉沉弱或沉迟。

【证机概要】禀赋素弱，或后天伤肾，肾气亏虚，精血不足，冲任血海亏虚。

【治法】补肾益精，养血调经。

【方药】归肾丸或当归地黄饮。归肾丸原方治肾水真阴不足、精衰血少、腰酸脚软、形容憔悴、遗泄阳衰等。方中菟丝子、杜仲补益肾气；熟地黄、山茱萸、枸杞子滋肾养肝；山药、茯苓健脾和中；当归补血调经。

形寒肢冷，酌加仙灵脾、巴戟天、肉桂温肾助阳；经色红，手足心热，咽干口燥，舌红，少苔，脉细数为肾阴不足，

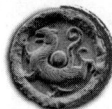

虚热内生，加生地黄、玄参、丹皮之类滋阴清热。

10. 产后血劳（精血亏损证）

因产时或产后阴血暴亡，导致日后月经停闭，性欲丧失，生殖器官萎缩，伴表情淡漠，容颜憔悴，毛发枯黄、脱落，形寒怕冷，乍起乍卧，虚乏劳倦等一系列虚羸证候者，称产后血劳，属"产后虚羸"范畴。西医学的席汉综合征可参照本病治疗。

《中医妇科学》将产后血劳分为精血亏损证和脾肾虚损证。

【临床表现】产后月经闭止，毛发脱落、枯槁无华，头晕目眩，腰膝酸软，性欲丧失，甚或生殖器官萎缩，阴道干涩。舌淡白，少苔，脉沉细略数。

【证机概要】精血亏虚，不能充养天癸，冲任血海空虚，脑失所充，发失所荣。

【治法】滋阴养血，填精益髓。

【方药】人参鳖甲汤加紫河车。原方治产后褥劳。方中熟地黄、紫河车、鳖甲补精养血，滋肾益阴；人参、黄芪、桂心、白茯苓补气生血；白芍药、当归、麦冬补血养阴；川续断、桑寄生补肾强腰；桃仁、牛膝活血化瘀；甘草调和诸药。

11. 滑胎（肾精亏虚）

凡堕胎或小产连续发生3次或3次以上者，称为滑胎，亦称屡孕屡堕或数堕胎。西医学称习惯性流产。

《中医妇科学》将滑胎分为肾虚证（肾气不足、肾阳亏虚、肾精亏虚）、气血虚弱证和血瘀证。

【临床表现】屡孕屡堕，腰酸膝软，甚或足跟痛，头晕耳鸣，手足心热，两颧潮红，大便秘结。舌红，少苔，脉细数。

【证机概要】先天不足，复损于肾，肾精亏虚，胎失所养。

【治法】补肾填精，固冲安胎。

【方药】育阴汤。原方治妇人肾阴亏损，胎元不固，久堕胎、小产、滑胎之疾。方中川续断、桑寄生、杜仲、山茱萸补肝肾，益精血，安胎；海螵蛸、龟板、牡蛎育肾阴，固冲任；熟地黄、白芍、阿胶滋阴养血；山药补脾益肾，以助后天气血生化之源。

12. 绝经妇女骨质疏松症（肾精亏虚证）

绝经妇女骨质疏松症是指绝经后短时间内因雌激素水平急剧下降，导致骨吸收亢进，全身骨量减少，骨骼脆性增加，极易发生骨折的一种与绝经有关的代谢性骨病，属原发性骨质疏松，受累者多为绝经后 3~4 年，可延至 70 岁。本节讨论的是围绝经期，即 55 岁之前的绝经妇女骨质疏松症。

《中医妇科学》分为肾精亏虚证、阴虚内热证、阴阳两虚证和脾肾两虚证。

【临床表现】腰背疼痛，胫酸膝软，头晕耳鸣，或发枯而脱，齿摇稀疏，小便余沥或失禁。舌淡红，苔薄白，脉沉细无力。

【证机概要】禀赋不足，或久病，或多产，或房劳耗伤肾精，经断后天癸竭，肾气愈亏，不能生髓充骨，滋养腰膝。

【治法】补肾填精益髓。

【方药】左归丸。

腰背疼痛明显，加桑寄生、狗脊、杜仲；盗汗自汗，加生龙骨、生牡蛎；下肢沉重，加防己、木瓜、鸡血藤；头晕目眩，加钩藤。

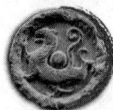

13. 脓耳眩晕（肾精亏损，邪蚀耳窍）

脓耳眩晕是指因脓耳失治，邪毒流窜内耳引起的眩晕，可反复发作，病情轻重不等。西医学的化脓性中耳炎及乳突炎并发迷路炎可参照本病治疗。

《中医耳鼻咽喉科学》将脓耳眩晕分为肝胆热盛、风扰耳窍，脾虚湿困、蒙蔽耳窍和肾精亏损、邪蚀耳窍。

【临床表现】眩晕时发，或走路不稳，耳鸣耳聋，耳内流脓持续、经久不愈，脓液污秽味臭，或有豆腐渣样物；或伴精神萎靡，腰膝酸软，健忘多梦。舌淡红或红绛，脉细弱或细数。

【证机概要】肾虚髓海不足，清窍失养，又因邪毒流窜内耳，使耳失衡失聪。

【治法】补肾培元，祛邪排毒。

【方药】偏肾阴虚，六味地黄丸加减。本方可滋补肾阴，临床可酌加石决明、生牡蛎，滋阴潜阳止眩；加蒲公英、金银花、皂角刺祛邪排毒。偏肾阳虚，可肾气丸加减。

小　　结

一、肾精不足涉及的病证

肾精不足涉及的病证有眩晕（肾精不足）、反复呼吸道感染（肾虚失精）、胎怯（肾精薄弱）、维生素 D 缺乏性佝偻病（肾精亏损）、阳痿（惊恐伤肾证）、耳鸣耳聋（肾精亏损）、耳眩晕（髓海不足）、鼻咽癌（放化疗后，肾精亏损）、月经过少（肾虚证）、产后血劳（精血亏损证）、滑胎（肾精亏虚）、绝经妇女骨质疏松症（肾精亏虚证）、脓耳眩晕（肾精亏损，邪蚀耳窍）。

二、临床表现

1. 主症

病证即是临床表现。其中，胎怯表现为新生儿体重低下，体短形瘦，头大囟张，头发稀黄，哭声低微，肌肤不温。维生素 D 缺乏性佝偻病表现为明显的骨骼改变症状，头颅方大，肋串珠，鸡胸，O 型或 X 型腿，多汗肢软。鼻咽癌表现为形体消瘦，眩晕耳鸣，听力下降，口舌干燥。产后血劳表现为月经停闭，性欲丧失，生殖器官萎缩，毛发枯黄脱落。滑胎表现为屡孕屡堕，腰酸膝软，头晕耳鸣，手足心热。

2. 兼症

兼见精神萎靡，腰酸膝软，少寐多梦，遗精滑泄，健忘，肌肉松弛，两目干涩，视力减退；耳鸣齿摇；虚烦失眠，睡不安宁，五心烦热，夜尿频多等。

三、舌象与脉象

1. 舌象

一般舌质淡、淡嫩、淡红，偏肾阴虚舌红，苔白、薄白、少苔或无苔。

2. 脉象

脉细弱、细数、沉弱、沉迟，惊恐伤肾脉弦细。

四、代表方

此节选用方剂较多，其中选左归丸的有眩晕、绝经妇女骨质疏松症；补肾地黄丸的有反复呼吸道感染、胎怯、维生素 D

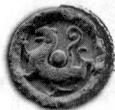

缺乏性佝偻病。其他多以补肾益精为主，根据病情酌加相应药物。如阳痿益肾宁神，启阳娱心丹加减；耳鸣耳聋补肾填精，滋阴潜阳，耳聋左慈丸加减；耳眩晕滋阴补肾，填精益髓，杞菊地黄丸加减；鼻咽癌放化疗后补肾固本，滋阴降火，六味地黄丸加减；肾虚导致月经过少补肾益精，养血调经，药用归肾丸或当归地黄饮；产后血劳，精血亏损，滋阴养血，填精益髓，人参鳖甲汤加紫河车；滑胎补肾填精，固冲安胎，药用育阴汤；脓耳眩晕补肾培元，偏肾阴虚六味地黄丸加减，偏阳虚肾气丸加减。

第五章 肺 病

第一节 风寒犯肺

1. 感冒（风寒束表证）

感冒是感受触冒风邪，邪犯卫表而导致的常见外感疾病，临床以鼻塞、流涕、喷嚏、咳嗽、头痛、恶寒、发热、全身不适、脉浮为特征。

本病四季均可发生，尤以春冬两季为多。病情轻者多为感受当令之气，称伤风、冒风、冒寒；病情重者多为感受非时之邪，称重伤风。在一个时期内广泛流行、病情类似者，称时行感冒。凡普通感冒（伤风）、流行性感冒（时行感冒）及其他上呼吸道感染而表现感冒特征者皆可参照本病治疗。

《中医内科学》将感冒分为风寒束表证、风热犯表证、暑湿伤表证。另将体虚感冒分为气虚感冒和阴虚感冒。

【临床表现】恶寒重，发热轻，无汗，头痛，肢节酸疼，鼻塞声重，或鼻痒喷嚏，时流清涕，咽痒咳嗽，痰吐稀薄色白，口不渴或渴喜热饮。苔薄白而润，脉浮或浮紧。

【证机概要】风寒外束，卫阳被郁，腠理闭塞，肺气不宣。

【治法】辛温解表。

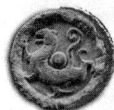

【方药】荆防达表汤或荆防败毒散加减。前方疏风散寒，用于风寒感冒轻证；后方辛温发汗，疏风祛湿，用于时行感冒，风寒夹湿证。方中荆芥、防风、苏叶、豆豉、葱白、生姜等解表散寒；杏仁、前胡、桔梗、甘草、橘红宣通肺气。

表寒重，头痛身痛，僧寒发热，无汗，配麻黄、桂枝以增强发表散寒之功；表湿较重，肢体酸痛，头重头胀，身热不扬，加羌活、独活祛风除湿，或羌活胜湿汤加减；湿邪蕴中，脘痞食少，便溏，苔白腻，加苍术、厚朴、半夏化湿和中；头痛甚，配白芷、川芎散寒止痛；身热较著，加柴胡、薄荷疏表解肌。

2. 小儿感冒（风寒感冒）

感冒是感受外邪引起的一种常见的外感疾病，以发热、鼻塞流涕、喷嚏、咳嗽为主要临床特征。感冒又称伤风，西医学含义相同。

《中医儿科学》将小儿感冒分为主症（风寒感冒、风热感冒、暑邪感冒、时邪感冒）和兼症（夹痰、夹滞、夹惊）。

【临床表现】发热恶寒，无汗，头痛，鼻流清涕，喷嚏咳嗽，咽部不红肿。舌淡红，苔薄白，脉浮紧，或指纹浮红。

【证机概要】小儿外感风寒，邪在肺卫。

【治法】辛温解表。

【方药】荆防败毒散加减。方中荆芥、防风、羌活、苏叶解表散寒；前胡宣肺化痰；桔梗宣肺利咽；甘草调和诸药。

头痛明显，加葛根、白芷散寒止痛；恶寒，无汗重，加桂枝、麻黄解表散寒；咳声重浊，加白前、紫菀宣肺止咳；痰多，加半夏、陈皮燥湿化痰；呕吐，加半夏、生姜、竹茹降逆止呕；纳呆，舌苔白腻，去甘草，加厚朴和胃消胀；外寒里热证，加黄芩、石膏、板蓝根等清热泻火之品。

3. 咳嗽（风寒袭肺证）

咳嗽是指肺失肃降，肺气上逆作声，咳出痰液而言，为肺系疾病的主要证候之一。分别言之，有声无痰为咳，有痰无声为嗽，一般多痰声并见，难以截然分开，故以咳嗽并称。

咳嗽既是独立性的病证，又是肺系多种疾病的一个症状。本节所论重点是以咳嗽为主要表现的一类疾病，西医学中的急慢性支气管炎、部分支气管扩张、慢性咽炎等见咳嗽者可参照本病治疗。

《中医内科学》将咳嗽分为外感咳嗽（风寒袭肺证、风热犯肺证、风燥伤肺证）和内伤咳嗽（痰湿蕴肺证、痰热郁肺证、肝火犯肺证、肺阴亏耗证）。

【临床表现】咳嗽声重，气急，咽痒，咳痰稀薄色白，常伴鼻塞，流清涕，头痛，肢体酸楚，或见恶寒发热，无汗等表证。苔薄白，脉浮或浮紧。

【证机概要】风寒袭肺，肺气失宣。

【治法】疏风散寒，宣肺止咳。

【方药】三拗汤合止嗽散加减。两方均宣肺止咳化痰，前方以宣肺散寒为主，用于风寒闭肺；后方以疏风润肺为主，用于咳嗽迁延不愈或愈而复发者。方中麻黄宣肺散寒；杏仁、桔梗、前胡、甘草、橘皮、金沸草等宣肺利气，化痰止咳。

胸闷、气急等肺气闭实之象不著，而外有表证者，可去麻黄，加荆芥、苏叶、生姜疏风解表；夹痰湿，咳而痰黏，胸闷，苔腻，加半夏、川厚朴、茯苓燥湿化痰；咳嗽迁延不已，加紫菀、百部温润降逆，以免温燥辛散伤肺；表寒未解，里有郁热，热为寒遏，咳嗽音哑，气急似喘，痰黏稠，口渴心烦，

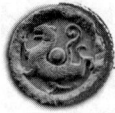

或身热，加生石膏、桑皮、黄芩解表清里。

4. 小儿肺炎喘嗽（风寒闭肺）

肺炎喘嗽是小儿期常见的肺系疾病之一，临床以发热、咳嗽、痰壅、气急、鼻翕为主要症状，重者可见张口抬肩，呼吸困难，面色苍白，口唇青紫等。本病相当于西医学的小儿肺炎。

《中医儿科学》将小儿肺炎喘嗽分为常证（风寒闭肺、风热闭肺、痰热闭肺、毒热闭肺、阴虚肺热、肺脾气虚）和变证（心阳虚衰、邪陷厥阴）。

【临床表现】发热恶寒，无汗，头痛，鼻流清涕，喷嚏咳嗽，咽部不红肿。舌淡红，苔薄白，脉浮紧，指纹浮红。

【证机概要】寒冷季节，风寒之邪外袭于肺。

【治法】辛温宣肺，化痰止咳。

【方药】华盖散加减。方中麻黄、杏仁散寒宣肺；荆芥、防风解表散寒；桔梗、白前宣肺止咳；苏子、陈皮化痰平喘。

恶寒身痛重，加桂枝、白芷温散表寒；痰多，苔白腻，加半夏、莱菔子化痰止咳。如寒邪外束，内有郁热，症见呛咳痰白、发热口渴、面赤心烦、苔白、脉数者，宜大青龙汤表里双解。

5. 小儿咳嗽（风寒咳嗽）

咳嗽是小儿常见的一种肺系病证。本病相当于西医学的气管炎、支气管炎。

《中医儿科学》将咳嗽分为外感咳嗽（风寒咳嗽、风热咳嗽）、内伤咳嗽（痰热咳嗽、痰湿咳嗽、气虚咳嗽、阴虚咳嗽、肺脾气虚）和变证（心阳虚衰、邪陷厥阴）。

【临床表现】咳嗽频作、声重，咽痒，痰白清稀，鼻塞流涕，恶寒无汗，发热头痛，全身酸痛。苔薄白，脉浮紧，指纹浮红。

【证机概要】风寒伤及肺卫。

【治法】疏风散寒，宣肺止咳。

【方药】金沸草散加减。方中金沸草祛风化痰止咳；前胡、荆芥解散风寒；细辛温经发散；生姜、半夏散寒燥湿化痰。

寒邪较重，加炙麻黄辛温宣肺；咳重，加杏仁、桔梗、枇杷叶宣肺止咳；痰多，加陈皮、茯苓化痰理气；风寒夹热，方用杏苏散加大青叶、黄芩清肺热。

6. 伤风鼻塞（风寒犯鼻）

伤风鼻塞是指因感受风邪所致，以鼻塞、流涕、喷嚏为主要症状的鼻病，俗称伤风或感冒。四季均可发病，以冬季为多见。西医学的急性鼻炎可参照本病治疗。

《中医耳鼻咽喉科》将伤风鼻塞分为风寒犯鼻和风热犯鼻。

【临床表现】鼻塞声重，喷嚏频作，流涕清稀，头痛，恶寒发热。舌淡红，苔薄白，脉浮紧。检查见鼻黏膜淡红、肿胀，鼻内积有清稀涕液。

【证机概要】风寒束表，肺卫失宣，邪壅鼻窍。

【治法】辛温解表，散寒通窍。

【方药】通窍汤加减。方中麻黄、防风、羌活、藁本疏风散寒解表；川芎、白芷、细辛疏散风寒通窍；升麻、葛根辛甘发散，解表升阳；苍术发汗行湿；甘草调和药性。川椒大热，不利表散，可去而不用；亦可用荆防败毒散、葱豉汤加减。

7. 瘾疹（风寒束表）

瘾疹是以皮肤出现瘙痒性风团、发无定处、骤起骤退、消

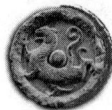

退后不留痕迹为主要特征的疾病。西医学的荨麻疹可参照本病治疗。

《中医急诊学》将瘾疹分为风热袭表、风寒束表和血虚风燥。

【临床表现】皮疹色白，遇寒则甚，得暖则减，口不渴。舌淡，苔白，脉浮紧。

【证机概要】风寒束表，寒与气结。

【治法】疏风散寒。

【方药】麻黄桂枝各半汤加减。

恶寒怕冷者，加炙黄芪、炒白术、防风。

8. 喘证（风寒壅肺证）

喘即气喘、喘息。临床表现以呼吸困难、甚至张口抬肩、鼻翼翕动、不能平卧为特征者谓之喘证。喘证虽是一个独立病证，但可见于多种急慢性疾病。如肺炎、喘息性支气管炎、肺气肿、肺源性心脏病、心源性哮喘、肺结核、矽肺及癔病等发生呼吸困难时均可参照本病治疗。

《中医内科学》将喘证分为实喘（风寒壅肺证、表寒肺热证、痰热郁肺证、痰浊阻肺证、肺气郁痹证）和虚喘（肺气虚耗证、肾虚不纳证、正虚喘脱证）。

【临床表现】喘息咳逆，呼吸急促，胸部胀闷，痰多稀薄而带泡沫，色白质黏，常头痛，恶寒，或发热，口不渴，无汗，苔薄白而滑，脉浮紧。

【证机概要】风寒上受，内舍于肺，邪实气壅，肺气不宣。

【治法】宣肺散寒。

【方药】麻黄汤合华盖散加减。麻黄汤宣肺平喘，散寒解表力强；华盖散宣肺化痰降气功著。方中麻黄、紫苏温肺散寒；半夏、橘红、杏仁、苏子、紫菀、白前化痰利气。

表证明显，寒热无汗，头身疼痛，加桂枝、麻黄解表散寒；寒痰较重，痰白清稀，量多起沫，加细辛、生姜温肺化痰；咳喘重，胸满气逆，加射干、前胡、厚朴、紫菀宣肺降气化痰；若寒饮伏肺，复感客寒而引发，可用小青龙汤发表温里。

9. 小儿感冒（风寒夹痰）

感冒是感受外邪引起的一种常见的外感疾病，以发热、鼻塞流涕、喷嚏、咳嗽为主要临床特征。感冒又称伤风，西医学含义相同。

《中医儿科学》将小儿感冒分为主症（风寒感冒、风热感冒、暑邪感冒、时邪感冒）和兼症（夹痰、夹滞、夹惊）。

【临床表现】感冒属风寒夹痰者痰白清稀，恶寒无汗，或发热头痛，舌淡红，苔薄白，脉浮紧或指纹浮红；属风热夹痰者痰稠色白或黄，发热恶风，微汗出，口渴，舌红，苔薄黄，脉浮数或指纹浮紫。兼见咳嗽较剧，痰多，喉间痰鸣。

【证机概要】风邪侵袭肺卫，肺伤痰盛。

【治法】辛温解表，宣肺化痰；辛凉解表，清肺化痰。

【方药】在疏风解表的基础上，风寒夹痰证加用三拗汤、二陈汤，方中麻黄、杏仁、半夏、陈皮等宣肺化痰；风热夹痰证加用桑菊饮加减，方中桑叶、菊花、瓜蒌皮、浙贝母等清肺化痰。

10. 肾病综合征（外感风邪）

肾病综合征是一组由多种病因引起的临床证候群，以大量蛋白尿、低蛋白血症、高脂血症和不同程度的水肿为主要特

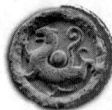

征。小儿肾病属中医学"水肿"范畴，且多属阴水，以肺、脾、肾三脏虚弱为本，尤以脾肾亏虚为主。

《中医儿科学》将肾病综合征分为本证（肺脾气虚、脾肾阳虚、肝肾阴虚、气阴两虚）和标证（外感风邪、水湿、湿热、血瘀、湿浊）。

【临床表现】发热恶风，无汗或有汗，头身疼痛，流涕咳嗽，或喘咳气急，或咽痛乳蛾肿痛。舌苔薄，脉浮。

【证机概要】本证可见于肾病的各个阶段，多见于急性发作之始。气虚卫表不固，长期使用激素或细胞毒药物，使免疫功能低下，卫外功能更差，易于感受风邪而致。

【治法】外感风寒，辛温宣肺祛风；外感风热，辛凉宣肺祛风。

【方药】外感风寒麻黄汤加减。方中麻黄、桂枝、杏仁发汗祛风，宣肺利水；连翘、牛蒡子、蝉蜕、僵蚕、桔梗、荆芥清热解毒，疏风宣肺。外感风热银翘散加减。方中金银花、连翘、牛蒡子辛凉透表，清热解毒；薄荷、荆芥、蝉蜕、僵蚕、柴胡、桔梗疏风透表，宣肺泄热。

无论风寒、风热，如同时伴水肿，均可加五苓散宣肺利水。乳蛾肿痛，可加板蓝根、山豆根、冬凌草清热利咽；风寒闭肺，小青龙汤或射干麻黄汤加减，以散寒宣肺；风热闭肺，麻杏石甘汤加减，以清热宣肺。

小　　结

一、风寒犯肺涉及的病证

风寒犯肺涉及的病证有感冒（风寒束表证）、小儿感冒

（风寒感冒）、咳嗽（风寒袭肺）、小儿肺炎喘嗽（风寒闭肺）、小儿咳嗽（风寒咳嗽）、伤风鼻塞（风寒犯鼻）、瘾疹（风寒束表）、喘证（风寒壅肺证）、小儿感冒（风寒夹痰）、肾病综合征（外感风邪）。

二、临床表现

1. 主症

病证名称即主症。其中瘾疹以皮肤出现瘙痒性风团、发无定处、骤起骤退、消退后不留痕迹为主要临床特征。喘证以呼吸困难、甚至张口抬肩、鼻翼翕动、不能平卧主要为特征。肾病综合征以大量蛋白尿、低蛋白血症、高脂血症和不同程度的水肿为主要特征。

2. 兼症

兼症有鼻塞、流涕、喷嚏、咳嗽、头痛、恶寒、发热、全身不适、咳痰、喘息、胸部胀闷等。

三、舌象与脉象

1. 舌象

舌淡红，苔薄白。

2. 脉象

脉浮或浮紧或指纹浮红。

四、代表方

小儿肺炎喘嗽风寒闭肺，华盖散加减。喘证风寒壅肺，华盖散合麻黄汤加减。肾病综合征外感风热，银翘散加减；外感风寒，麻黄汤加减。小儿感冒风寒束表，荆防败毒散加减。感

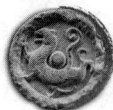

冒风寒束表，荆防达表汤加减。瘾疹风寒束表，麻黄桂枝各半汤加减。咳嗽风寒袭肺，拗汤合止嗽散加减。伤风鼻塞，风寒犯鼻，通窍汤加减。

第二节　风热犯肺

1. 感冒（风热犯表证）

感冒是感受触冒风邪，邪犯卫表而导致的常见外感疾病，临床以鼻塞、流涕、喷嚏、咳嗽、头痛、恶寒、发热、全身不适、脉浮为特征。

本病四季均可发生，尤以春冬两季为多。病情轻者多为感受当令之气，称伤风、冒风、冒寒；病情重者多为感受非时之邪，称重伤风。在一个时期内广泛流行、病情类似者，称为时行感冒。凡普通感冒（伤风）、流行性感冒（时行感冒）及其他上呼吸道感染而表现感冒特征者皆可参照本病治疗。

《中医内科学》将感冒分为风寒束表证、风热犯表证、暑湿伤表证。另将虚体感冒分为气虚感冒和阴虚感冒。

【临床表现】身热较著，微恶风，汗泄不畅，头胀痛，面赤咳嗽，痰黏或黄，咽燥，或咽喉乳蛾红肿疼痛，鼻塞，流黄浊涕，口干欲饮。苔薄白微黄，舌边尖红，脉浮数。

【证机概要】风热犯表，热郁肌腠，卫表失和，肺失清肃。

【治法】辛凉解表，轻宣肺气。

【方药】银翘散或葱豉桔梗汤加减。前者长于清热解毒，适用于风热表证热毒重者；后者重在清宣解表，适用于风热袭表、肺气不宣者。方中金银花、连翘、黑山栀、豆豉、薄荷、荆芥辛凉解表，疏风清热；竹叶、芦根清热生津；牛蒡子、桔梗、甘草宣利肺气，化痰利咽。

头胀痛较甚，加桑叶、菊花清利头目；咳嗽痰多，加贝母、前胡、杏仁化痰止咳；咳痰黄稠，加黄芩、知母、瓜蒌皮；身热较著，恶风不显，口渴多饮，尿黄，加石膏、鸭跖草清肺泄热；热毒壅阻咽喉，乳蛾红肿疼痛，加一枝黄花、土牛膝、玄参清热解毒利咽；壮热恶寒，头痛身痛，咽喉肿痛，咳嗽气粗，配大青叶、蒲公英、草河车等清热解毒；烦热恶寒，少汗，咳嗽气急，痰稠声哑，加石膏、麻黄内清肺热，外散表寒；呛咳痰少，口、咽、唇、鼻干燥，苔薄，舌红少津，酌加南沙参、天花粉、梨皮清肺润燥，不宜再伍辛温之品。

2. 小儿感冒（风热感冒）

感冒是感受外邪引起的一种常见的外感疾病，以发热、鼻塞流涕、喷嚏、咳嗽为主要临床特征。感冒又称伤风，西医学含义相同。

《中医儿科学》将小儿感冒分为主症（风寒感冒、风热感冒、暑邪感冒、时邪感冒）和兼症（夹痰、夹滞、夹惊）。

儿科常见的多种急性传染病早期也可表现类似感冒的症状，临床需注意鉴别，避免误诊。

【临床表现】发热重，恶风，有汗或少汗，头痛鼻塞，鼻流浊涕，喷嚏咳嗽，痰稠色白或黄，咽红肿痛，口干渴。舌红，苔薄黄，脉浮数，或指纹浮紫。

【证机概要】外感风热，或风寒化热，伤及肺卫。

【治法】辛凉解表。

【方药】银翘散加减。方中金银花、连翘、大青叶解表清热；薄荷、桔梗、牛蒡子疏风散热，宣肺利咽；荆芥、豆豉辛

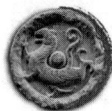

温透表，助辛凉药疏表达邪外出；芦根、竹叶清热生津除烦。

高热，加栀子、黄芩清热；咳嗽重，痰稠色黄，加桑叶、瓜蒌皮、黛蛤散宣肺止咳祛痰；咽红肿痛，加蝉蜕、蒲公英、玄参清热利咽；大便秘结，加枳实、生大黄通腑泄热。

3. 咳嗽（风热犯肺证）

咳嗽是指肺失肃降，肺气上逆作声，咳出痰液而言，为肺系疾病的主要证候之一。分别言之，有声无痰为咳，有痰无声为嗽，一般多为痰声并见，难以截然分开，故咳嗽并称。

咳嗽既是独立性的病证，又是肺系多种疾病的一个症状。本节所论重点是以咳嗽为主要表现的一类疾病，西医学中的急慢性支气管炎、部分支气管扩张症、慢性咽炎等见咳嗽症状者可参照本病治疗。

《中医内科学》将咳嗽分为外感咳嗽（风寒袭肺证、风热犯肺证、风燥伤肺证）和内伤咳嗽（痰湿蕴肺证、痰热郁肺证、肝火犯肺证、肺阴亏耗证）。

【临床表现】咳嗽频剧，气粗或咳声嘶哑，喉燥咽痛，咳痰不爽，痰黏稠或黄，咳时汗出，常伴鼻流黄涕，口渴，头痛，身楚，或见恶风，身热等表证。舌苔薄黄，脉浮数或浮滑。

【证机概要】风热犯肺，肺失清肃。

【治法】疏风清热，宣肺止咳。

【方药】桑菊饮加减。方中桑叶、菊花、薄荷、连翘疏风清热；前胡、牛蒡子、杏仁、桔梗、大贝母、枇杷叶清肃肺气，化痰止咳。

肺热内盛，身热较著，恶风不显，口渴喜饮，加黄芩、知母清肺泄热；热邪上壅，咽痛，加射干、山豆根、挂金灯、赤芍清热利咽；热伤肺津，咽燥口干，舌红，加南沙参、天花粉、芦根清热生津；夏令夹暑，加六一散、鲜荷叶清解暑热。

4. 小儿咳嗽（风热咳嗽）

咳嗽是小儿常见的一种肺系病证。本病相当于西医学的气管炎、支气管炎。

《中医儿科学》将咳嗽分为外感咳嗽（风寒咳嗽、风热咳嗽）、内伤咳嗽（痰热咳嗽、痰湿咳嗽、气虚咳嗽、阴虚咳嗽、肺脾气虚）和变证（心阳虚衰、邪陷厥阴）。

【临床表现】咳嗽不爽，痰黄黏稠，不易咳出，口渴咽痛，鼻流浊涕，伴发热恶风，头痛，微汗出。舌红，苔薄黄，脉浮数，或指纹浮紫。

【证机概要】感受风热，或风寒化热，肺气不宣。

【治法】疏风解热，宣肺止咳。

【方药】桑菊饮加减。方中桑叶、菊花疏散风热；薄荷、连翘、大青叶辛凉透邪，清热解表；杏仁、桔梗宣肺止咳；芦根清热生津；甘草调和诸药。

肺热重，加金银花、黄芩清宣肺热；咽红肿痛，加土牛膝根、玄参利咽消肿；咳重，加枇杷叶、前胡清肺止咳；痰多，加浙贝母、瓜蒌皮化痰止咳。风热夹湿证，加薏苡仁、半夏、橘皮宣肺燥湿。

5. 小儿肺炎喘嗽（风热闭肺）

肺炎喘嗽是小儿期常见的肺系疾病之一，临床以发热、咳嗽、痰壅、气急、鼻翕为主要症状，重者可见张口抬肩，呼吸困难，面色苍白，口唇青紫等。本病相当于西医学的小儿肺炎。

《中医儿科学》将小儿肺炎喘嗽分为常证（风寒闭肺、风

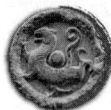

热闭肺、痰热闭肺、毒热闭肺、阴虚肺热、肺脾气虚）和变证（心阳虚衰、邪陷厥阴）。

【临床表现】初起症状稍轻，见发热恶风，咳嗽气急，痰多，痰稠黏或黄，口渴咽红。舌红，苔薄白或黄，脉浮数。重症见高热烦躁，咳嗽微喘，气急鼻翕，喉中痰鸣，面色红赤，便干尿黄。舌红，苔黄，脉滑数，指纹紫滞。

【证机概要】风热犯肺，或外感风寒转化而来。

【治法】辛凉宣肺，清热化痰。

【方药】银翘散合麻杏石甘汤加减。方中麻黄、杏仁、生石膏、甘草宣肺清热；金银花、连翘、薄荷解表清热；桑叶、桔梗、前胡宣肺止咳。

发热头痛、咽痛，加牛蒡子、蝉蜕、板蓝根清热利咽；咳嗽剧烈、痰多，加瓜蒌皮、浙贝母、天竺黄清化热痰；热重，加黄芩、栀子、鱼腥草清肺泄热。

6. 伤风鼻塞（风热犯鼻）

伤风鼻塞是指因感受风邪所致，以鼻塞、流涕、喷嚏为主要症状的鼻病，俗称伤风或感冒。四季均可发病，以冬季为多见。西医学的急性鼻炎可参照本病治疗。

《中医耳鼻咽喉科》将伤风鼻塞分为风寒犯鼻和风热犯鼻。

【临床表现】鼻塞较重，鼻流黏稠黄涕，鼻痒气热，喷嚏时作，发热，头痛，微恶风，口渴咽痛，咳嗽痰黄。舌红，苔薄黄，脉浮数。检查见鼻黏膜色红肿胀，鼻内有黄涕。

【证机概要】风热外袭，肺失宣降，风热上扰鼻窍。

【治法】疏风清热，宣肺通窍。

【方药】银翘散加减。方中金银花、连翘疏风清热，消肿通窍；薄荷、荆芥、牛蒡子、淡竹叶、桔梗、淡豆豉助主药疏风清热，宣肺通窍；芦根生津护阴，而解口渴；甘草调和诸药而解毒。

头痛较甚，加蔓荆子、菊花清利头目；咽部红肿疼痛，加板蓝根、射干清热解毒利咽；咳嗽痰黄，加前胡、瓜蒌宣肺止咳化痰；亦可选桑菊饮加减。

7. 鼻渊（肺经风热）

鼻渊是指以鼻流浊涕、量多不止为主要特征的鼻病。西医学的鼻窦炎症性疾病可参照本病治疗。

《中医耳鼻咽喉科》将鼻渊分为肺经风热、胆腑郁热、脾胃湿热、肺气虚寒和脾气虚弱。

【临床表现】鼻塞，鼻涕量多而白黏或黄稠，嗅觉减退，头痛，兼发热恶风汗出，或咳嗽痰多。舌红，苔薄白，脉浮数。检查见鼻黏膜充血肿胀，以中鼻甲为甚，中鼻道或嗅沟可见黏性或脓性分泌物，头额、眉棱骨或颌面部叩痛，或压痛。

【证机概要】风热犯肺，肺失宣降，邪热循经上壅鼻窍。

【治法】疏风清热，宣肺通窍。

【方药】银翘散加减。方中金银花、连翘辛凉透邪，解毒清热；荆芥、薄荷、牛蒡子、淡豆豉辛凉宣散，解表祛邪；桔梗、甘草开宣肺气，祛痰排脓。

鼻涕量多，酌加蒲公英、鱼腥草、瓜蒌等；鼻塞甚，酌加苍耳子、辛夷等；鼻涕带血，酌加白茅根、仙鹤草、茜草等；头痛，酌加柴胡、藁本、菊花等。

8. 瘾疹（风热袭表）

瘾疹是以皮肤出现瘙痒性风团、发无定处、骤起骤退、消退后不留痕迹为主要临床特征的疾病。西医学的荨麻疹可参照本病治疗。

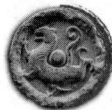

《中医急诊学》将瘾疹分为风热袭表、风寒束表和血虚风燥。

【临床表现】风团鲜红，灼热剧痒，伴发热，恶寒，咽喉肿痛，遇热则甚。舌红，苔薄白或薄黄，脉浮数。

【证机概要】风热袭肺，风与气结。

【治法】疏风清热。

【方药】银翘散加减。方中金银花、连翘、芦根、竹叶疏风清热解毒；桔梗、贝母、牛蒡子、前胡、甘草利肺化痰。

痒甚，加白鲜皮、地肤子；咽喉肿痛，加马勃、元参。

9. 乳蛾（风热外袭，肺经有热）

乳蛾是指以咽痛或异物感不适，喉核红肿，表面或有黄白脓点为主要特征的咽部疾病。西医学的扁桃体炎可参照本病治疗。

《中医耳鼻咽喉科学》将乳蛾分为风热外袭，肺经有热；邪热传里，肺胃热盛；肺肾阴虚，虚火上炎；脾胃虚弱，喉核失养；痰瘀互结，凝聚喉核。

【临床表现】病初起咽喉干燥灼热，疼痛逐渐加剧，吞咽时更重。全身见头痛发热，微恶风，咳嗽。舌红，苔薄黄，脉浮数等。检查见喉核红肿，连及周围咽部，喉核表面有少量黄白色腐物。

【证机概要】风热邪毒搏结咽喉，蒸灼喉核，气血壅滞，脉络不畅。

【治法】疏风清热，利咽消肿。

【方药】疏风清热汤加减。

10. 肺痈（邪热壅肺）

肺痈是肺叶生疮，形成脓疡的一种病证，属内痈之一。临床以咳嗽、胸痛、发热、咳吐腥臭浊痰，甚则脓血相兼为主要特征。其与西医学的肺脓肿基本相同。化脓性肺炎、肺坏疽、支气管扩张、支气管囊肿、肺结核空洞等伴化脓感染而表现肺痈证候者可参照本病治疗。

《中医内科学》将肺痈分为初期（邪热壅肺）、成痈期（热毒蕴肺）、溃脓期（痈肿内溃）和恢复期（肺体损伤）。

【临床表现】恶寒发热，咳嗽，咳白色黏痰，痰量日渐增多，胸痛，咳则痛甚，呼吸不利，口干鼻燥。苔薄黄，脉浮数而滑。

【证机概要】风热外袭，卫表不和，邪热壅肺，肺失清肃。

【治法】疏风散热，清肺化痰。

【方药】银翘散加减。方中金银花、连翘、芦根、竹叶疏风清热解毒；桔梗、贝母、牛蒡子、前胡、甘草利肺化痰。表证重，加薄荷、豆豉疏表清热；热势较甚，加鱼腥草、黄芩清肺泄热；咳甚痰多，加杏仁、桑皮、冬瓜子、枇杷叶肃肺化痰；胸痛，加郁金、桃仁活血通络。

11. 喉痹（外邪侵肺，上犯咽喉）

喉痹是指以咽痛或异物感不适，咽部红肿，或喉底有颗粒状凸起为主要特征的咽部疾病。西医学的咽炎及某些全身性疾病在咽部表现者可参照本病治疗。

《中医耳鼻咽喉科学》将喉痹分为外邪侵袭，上犯咽喉；肺胃热盛，上攻咽喉；肺肾阴虚，虚火上炎；脾胃虚弱，咽喉失养；脾肾阳虚，咽失温煦；痰凝血瘀，结聚咽喉。

【临床表现】咽部疼痛，吞咽不利。偏风热者，咽痛较重，吞咽时痛增，发热恶风，头痛，咳痰黄稠，苔薄黄，脉浮

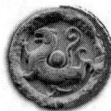

数。检查可见咽部黏膜鲜红、肿胀，或颌下有臖核。偏风寒者，咽痛较轻，伴恶寒发热，身痛，咳嗽痰稀，舌淡红，脉浮紧。检查见咽部黏膜淡红。

【证机概要】风热外邪侵袭，客于肺系，结聚咽喉。

【治法】疏风散邪，宣肺利咽。

【方药】风热外袭，宜疏风清热，消肿利咽，用疏风清热汤。方中荆芥、防风疏风解表；金银花、连翘、黄芩、赤芍清热解毒；玄参、浙贝母、天花粉、桑白皮清肺化痰；牛蒡子、桔梗、甘草散结解毒，清利咽喉。风寒外袭，宜疏风散寒，宣肺利咽，用六味汤加味。方中荆芥、防风、薄荷疏散风邪；桔梗、甘草宣肺利咽；僵蚕祛风痰，利咽喉。咳嗽痰多，可加苏叶、杏仁、前胡；鼻塞流涕，可加苍耳子、辛夷花、白芷。

12. 风温肺热病（热在肺卫）

风温肺热病是肺热病与风温病的合称，是以发热、咳嗽、胸痛等为主要临床表现的外感疾病。因风温病与肺热病的临床症状相似，故合称风温肺热病。风温肺热病属中医学外感热病范畴。西医学的急性肺炎、支气管周围炎和急性支气管炎等急性肺部感染疾病均可参照本病进行辨治。

《中医急诊学》将风温肺热病分为初期（热在肺卫）、中期（痰热壅肺、热陷心包）和晚期（气阴两伤，余邪未净）

【临床表现】发热头痛，恶风寒，无汗，口渴，咳嗽痰多。苔白或微黄，脉浮数，亦可见弦滑。

【证机概要】风热犯表，肺卫郁阻。

【治法】辛凉疏散，辛以疏风，凉以散热。

【方药】银翘散加减。

无汗，加荆芥；心烦，加山栀；喘促，加炙麻黄、生石膏；痰多，加贝母；头痛，加菊花、蔓荆子；咽痛明显，加山豆根、板蓝根。中成药瓜霜退热灵。

小　　结

一、风热犯肺涉及的病证

风热犯肺涉及的病证有感冒（风热犯表证）、小儿感冒（风热感冒）、咳嗽（风热犯肺证）、小儿咳嗽（风热咳嗽）、小儿肺炎喘嗽（风热闭肺）、伤风鼻塞（风热犯鼻）、鼻渊（肺经风热）、瘾疹（风热袭表）、乳蛾（风热外袭，肺经有热）、肺痈（邪热壅肺）、喉痹（外邪侵肺，上犯咽喉）、风温肺热病（热在肺卫）。

二、临床表现

1. 主症

病名即是临床表现。其中鼻渊以鼻流浊涕、量多不止为主要特征。瘾疹以皮肤出现瘙痒性风团、发无定处、骤起骤退、消退后不留痕迹为主要临床特征。乳蛾以咽痛或异物感不适、喉核红肿、表面或有黄白脓点为主要特征。肺痈以咳嗽、胸痛、发热、咳吐腥臭浊痰，甚则脓血相兼为主要特征。喉痹以咽痛或异物感不适，咽部红肿，或喉底有颗粒状凸起为主要特征。风温肺热病以发热、咳嗽、咳痰为主要临床表现。

2. 兼症

兼症可见鼻塞、喷嚏、头痛、恶寒、全身不适。根据病情，某一症状可轻可重。

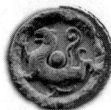

三、舌象与脉象

1. 舌象
舌红或舌边尖红，苔薄黄。

2. 脉象
脉浮数，有痰可浮滑。指纹浮紫。

四、代表方

选用最多的是银翘散，其次是桑菊饮，用于咳嗽、小儿咳嗽的风热犯肺。此外，疏风清热汤用于肺痈初期邪热壅肺、喉痹风热袭肺风热外袭；六味汤用于风寒证。

银翘散与桑菊饮都是治疗温病初起的辛凉解表方剂，组成中均有连翘、桔梗、甘草、薄荷、芦根。银翘散配荆芥、豆豉、牛蒡子、竹叶，解表清热之力强，为辛凉平剂；桑菊饮用桑叶、菊花配杏仁，肃肺止咳之功大，而解表清热作用较银翘散弱，为辛凉轻剂。

第三节　时邪犯肺

1. 小儿感冒（时邪感冒）

感冒是感受外邪引起的一种常见的外感疾病，以发热、鼻塞流涕、喷嚏、咳嗽为主要临床特征。感冒又称伤风，西医学含义相同。

《中医儿科学》将小儿感冒分为主症（风寒感冒、风热感冒、暑邪感冒、时邪感冒）和兼症（夹痰、夹滞、夹惊）。

【临床表现】起病急骤，全身症状重，高热，恶寒无汗或汗出热不解，头痛心烦，目赤咽红，肌肉酸痛，腹痛，或恶心呕吐。舌红，苔黄，脉数。

【证机概要】时邪毒盛，肺卫受伤，损及肺系。

【治法】清热解毒。

【方药】银翘散合普济消毒饮加减。方中金银花、连翘清热解毒；荆芥、羌活解表祛邪；栀子、黄芩清肺泄热；大青叶、桔梗、牛蒡子宣肺利咽；薄荷辛凉发散。

高热，加柴胡、葛根解表清热；恶心呕吐，加竹茹、黄连降逆止呕。

2. 水痘（邪伤肺卫）

水痘是由水痘时邪（水痘－带状疱疹病毒）引起的一种传染性强的出疹性疾病，以发热，皮肤黏膜分批出现瘙痒性水疱疹，丘疹、疱疹、结痂同时存在为主要特征，因疱疹内含水液，形态椭圆，状如豆粒，故中西医学均称为水痘。

《中医儿科学》将水痘分为邪伤肺卫和邪炽气营。

【临床表现】发热轻微，或无热，鼻塞流涕，喷嚏，咳嗽，起病后 1~2 天出皮疹，疹色红润，疱浆清亮，根盘红晕，皮疹瘙痒，分布稀疏，此起彼伏，以躯干为多。苔薄白，脉浮数。

【证机概要】水痘初期，邪伤肺卫。

【治法】疏风清热，利湿解毒。

【方药】银翘散加减。方中金银花、连翘、竹叶清热解毒；薄荷辛凉解表；牛蒡子、桔梗宣肺利咽；车前子、六一散清热利湿。

咳嗽有痰，加杏仁、浙贝母宣肺化痰；咽喉疼痛，加板蓝根、僵蚕清热解毒利咽；皮肤瘙痒，加蝉蜕、地肤子祛风

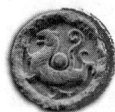

止痒。

3. 风疹（邪犯肺卫）

风疹是感受风疹时邪（风疹病毒），以轻度发热、咳嗽、全身皮肤出现细沙样玫瑰色斑丘疹、耳后及枕部臀核（淋巴结）肿大为特征的一种急性出疹性传染病。本病属中医学"风疹""瘾疹""风痧"范畴。

《中医儿科学》将风疹分为邪犯肺卫和邪入气营。

【临床表现】 发热恶风，喷嚏流涕，轻微咳嗽，精神倦怠，饮食欠佳，皮疹先起于头面、躯干，随即遍及四肢，分布均匀，疹点稀疏细小，疹色淡红，一般 2~3 日渐见消退，皮肤轻度瘙痒，耳后及枕部臀核肿大触痛。舌偏红，苔薄白或薄黄，脉浮数。

【证机概要】 外邪犯及肺卫，伤及体表。

【治法】 疏风解表清热。

【方药】 银翘散加减。方中金银花、连翘、竹叶清热解表，牛蒡子疏风清热；桔梗、甘草宣肺止咳；荆芥、薄荷、豆豉疏风解表，使邪热由肌表透泄。

耳后、枕部臀核肿胀疼痛，加蒲公英、夏枯草、玄参清热解毒散结；咽喉红肿疼痛，加僵蚕、木蝴蝶、板蓝根清热解毒利咽；皮肤瘙痒不舒，加蝉蜕、僵蚕祛风止痒；左胁下痞块（脾脏）肿大，加丹皮、郁金疏利少阳。

4. 百日咳（邪犯肺卫）

百日咳是小儿时期感受百日咳时邪（百日咳杆菌）引起的肺系传染病，临床以阵发性、痉挛性咳嗽和痉咳末伴有较长的鸡鸣样吸气性吼声为特征。中医学以咳嗽特征称之为顿嗽、顿呛，因其具有传染性，又称疫咳、天哮呛。

《中医儿科学》将百日咳分为邪犯肺卫（初咳期）、痰火阻肺（痉咳期）和气阴耗伤（恢复期）。

【临床表现】本病初起咳嗽喷嚏，鼻塞流涕，或发热，两三天后咳嗽日渐加剧，日轻夜重，痰稀白、量不多，或痰稠不易咳出，咳声不畅，但尚未出现典型痉咳。苔薄白或薄黄，脉浮。

【证机概要】起病后1周内，风热犯肺或风寒化热。

【治法】疏风祛邪，宣肺止咳。

【方药】三拗汤加味。方中麻黄辛温宣肺；甘草佐麻黄，辛甘发散肺卫之邪；杏仁、瓜蒌皮、浙贝母化痰止咳；桑叶、炙紫菀、枇杷叶宣肺止咳。

偏风寒，加苏叶、百部、陈皮辛温宣肺化痰；痰多色白，加半夏、茯苓、枳壳燥湿化痰止咳；偏风热，加菊花、连翘、黄芩祛风清热宣肺；痰黄而黏稠，加胆南星、鲜竹沥、黛蛤散清化痰热。

5. 麻疹（邪犯肺卫）

麻疹是感受麻疹时邪（麻疹病毒）引起的一种急性出疹性传染病，以发热恶寒、咳嗽咽痛、鼻塞流涕、泪水汪汪、畏光羞明、口腔两颊近臼齿处可见麻疹黏膜斑、周身皮肤按序布发麻粒样大小的红色斑丘疹、皮疹消退时皮肤有糠麸样脱屑和色素沉着斑等为特征。

《中医儿科学》将麻疹分为顺证和逆证。顺证又分为邪犯肺卫（初热期）、邪入肺胃（出疹期）、阴津耗伤（收没期），逆证分为邪毒闭肺、邪毒攻喉和邪陷心肝。

【临床表现】发热咳嗽，微恶风寒，喷嚏流涕，咽喉肿痛，两目红赤，泪水汪汪，畏光羞明，神烦哭闹，纳减口干，

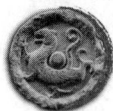

小便短少，大便不调。发热第 2～3 天口腔两颊黏膜红赤，贴近白齿处可见麻疹黏膜斑，周围红晕。舌偏红，苔薄白或薄黄，脉浮数。

【证机概要】本证属麻疹初期，时邪内侵，肺卫受伤。

【治法】辛凉透表，清宣肺卫。

【方药】宣毒发表汤加减。方中升麻解肌透疹而解毒；葛根解肌透疹且生津；荆芥、防风、薄荷疏风解表透疹；连翘清热解毒；前胡、牛蒡子、桔梗、甘草宣肺利咽止咳。

发热恶寒，鼻流清涕，加苏叶、荆芥解表散寒；发热烦躁，咽红口干，加金银花、蝉蜕疏风清热；咽喉疼痛，乳蛾红肿，加射干、马勃清利咽喉；潮热有汗，精神疲倦，恶心呕吐，大便稀溏，加藿香、佩兰解表化湿；夜睡不安，尿黄短少，加竹叶、通草利尿清热；低热不退，舌红少津，加生地黄、玄参、石斛养阴清热；面色苍白，四肢欠温，加太子参、葛根扶正透疹；麻疹欲透未出，可另加浮萍、芫荽煎水外洗。

6. 白喉（疫毒犯表）

白喉是指以咽喉间起白腐为特征的急性传染病，属时行疫证之一。

《中医耳鼻咽喉科学》将白喉分为疫毒犯表、火毒炽盛、疫毒伤阴和疫毒凌心。

【临床表现】咽痛，声音嘶哑，恶寒发热，头痛，全身不适。舌红，苔薄白或薄黄，脉浮数。检查见咽喉微红肿，喉核有白点白膜。

【证机概要】疫毒犯表，风热犯肺，蒸灼咽喉。

【治法】疏风清热，解毒利咽。

【方药】除瘟化毒汤加减。方中桑叶、葛根、薄荷疏风清热解表；金银花、生地黄、川贝母、枇杷叶养阴清肺解毒；竹叶、木通清热利水，引热下行；甘草清热解毒。

可加土牛膝以解白喉疫毒。如服药后已无表证，仍见喉痛溃烂，宜改服养阴清肺汤。

7. 猩红热（邪侵肺卫）

猩红热是感受猩红热时邪（A 族乙型溶血性链球菌）引起的急性传染病，临床以发热、咽喉肿痛或伴腐烂、全身布发猩红色皮疹、疹后脱屑脱皮为特征。本病属中医学温病范畴，因具有强烈的传染性，故称疫痧、疫疹；又因咽喉肿痛腐烂，皮肤色赤猩红、皮疹细小如沙，故又称烂喉痧、烂喉丹痧。

《中医儿科学》将猩红热分为邪侵肺卫、毒炽气营和疹后阴伤。

【临床表现】发热骤起，头痛畏寒，皮肤无汗，咽喉红肿疼痛，常影响吞咽，皮肤潮红，皮疹隐隐。舌红，苔薄白或薄黄，脉浮数有力。

【证机概要】起病之初时邪入内，转为毒炽气营证。

【治法】辛凉宣透，清热利咽。

【方药】解肌透痧汤加减。方中桔梗、甘草、射干、牛蒡子清热利咽；荆芥、蝉蜕、浮萍、豆豉、葛根疏风解肌透表；金银花、连翘、大青叶、僵蚕清热解毒。

乳蛾红肿，加土牛膝根、板蓝根清咽解毒；颈部臖核肿痛，加夏枯草、紫花地丁清热软坚化痰；汗出不畅，加防风、薄荷祛风发表。

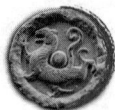

小　　结

一、时邪犯肺涉及的病证

时邪犯肺涉及的病证有小儿感冒（时邪感冒）、水痘（邪伤肺卫）、风疹（邪犯肺卫）、百日咳（邪犯肺卫）、麻疹（邪犯肺卫）、白喉（疫毒犯表）和猩红热（邪侵肺卫）。

二、临床表现

1. 主症

根据病证名称，可知其临床表现。感冒以发热、鼻塞、流涕、喷嚏、咳嗽为主要临床特征。水痘以发热、皮肤黏膜出现瘙痒性水疱疹为主要特征。风疹以轻度发热、咳嗽、全身皮肤出现细沙样玫瑰色斑丘疹、耳后及枕部臀核肿大为特征。百日咳以阵发性、痉挛性咳嗽和痉咳末伴较长鸡鸣样吸气性吼声为特征。麻疹以发热恶寒、咳嗽咽痛、鼻塞流涕、畏光羞明、口腔两颊见麻疹黏膜斑、周身皮肤见红色斑丘疹等为特征。白喉以咽喉间起白腐为特征。猩红热以发热、咽喉肿痛或伴腐烂、全身布发猩红色皮疹、疹后脱屑脱皮为特征。

2. 兼症

时邪犯肺均是风热之表证，兼见头痛、全身不适、食少、失眠、烦躁等症。根据病情，某一症状可轻可重。

三、舌象与脉象

1. 舌象

舌红，舌偏红；苔薄白、薄黄或黄。

2. 脉象

脉浮数或数。

四、代表方

时邪犯肺皆以疏风清热、宣肺解表为主，小儿时邪感冒、水痘邪伤肺卫、风疹邪犯肺卫皆选银翘散。小儿时邪感冒合普济消毒饮，目的是加强清热之效。百日咳邪犯肺卫初期，治以疏风祛邪，宣肺止咳，三拗汤加减。麻疹邪犯肺卫初期，治以辛凉透表，清宣肺卫，宣毒发表汤加减。白喉疫毒犯表，治以疏风清热，解毒利咽，除瘟化毒汤加减。猩红热邪侵肺卫，治以辛凉宣透，清热利咽，解肌透疹汤加减。银翘散已在前节介绍。

第四节　燥邪与暑邪伤肺

1. 咳嗽（风燥伤肺证）

咳嗽是指肺失肃降，肺气上逆作声，咳出痰液而言，为肺系疾病的主要证候之一。分别言之，有声无痰为咳，有痰无声为嗽，一般多为痰声并见，难以截然分开，故咳嗽并称。

咳嗽既是独立性的病证，又是肺系多种疾病的一个症状。本节所论是以咳嗽为主要表现的一类疾病，西医学中的急慢性支气管炎、部分支气管扩张症、慢性咽炎等见咳嗽症状者可参照本病治疗。

《中医内科学》将咳嗽分为外感咳嗽（风寒袭肺证、风热犯肺证、风燥伤肺证）和内伤咳嗽（痰湿蕴肺证、痰热郁肺证、肝火犯肺证、肺阴亏耗证）。

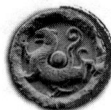

【临床表现】干咳，连声作呛，喉痒，咽喉干痛，唇鼻干燥，无痰或痰少而黏，不易咳出，或痰中带有血丝，口干，初起或伴鼻塞、头痛、微寒、身热等表证。舌红干而少津，苔薄白或薄黄，脉浮数或小数。

【证机概要】风燥伤肺，肺失清润。

【治法】疏风清肺，润燥止咳。

【方药】桑杏汤加减。方中桑叶、薄荷、豆豉疏风解表；杏仁、前胡、牛蒡子肃肺止咳；南沙参、大贝母、天花粉、梨皮、芦根生津润燥。

津伤较甚，干咳，咳痰不多，舌干红少苔，加麦冬、北沙参滋养肺阴；热重不恶寒，心烦口渴，酌加石膏、知母、黑山栀清肺泄热；肺络受损，痰中夹血，加白茅根清热止血。

另有凉燥证，乃燥证与风寒并见，表现为干咳少痰或无痰，咽干鼻燥，兼恶寒发热，头痛无汗，苔薄白而干等。用药以温而不燥、润而不凉为原则，方取杏苏散加减。方中苏叶、杏仁、前胡辛以宣散；紫菀、款冬花、百部、甘草温润止咳。若恶寒甚，无汗，可配荆芥、防风解表发汗。

2. 咯血（燥热伤肺证）

血由肺及气管外溢，经口而咳出，表现为痰中带血，或痰血相兼，或纯血鲜红，间夹泡沫，均称咯血，亦称嗽血。咯血见于多种疾病，许多杂病和温热病都会引起咯血。内科的咯血主要见于呼吸系统疾病，如支气管扩张症、急性气管－支气管炎、慢性支气管炎、肺炎、肺结核、肺癌等。

《中医内科学》将咯血分为燥热伤肺证、肝火犯肺证和阴虚肺热证。

【临床表现】喉痒咳嗽，痰中带血，口干鼻燥，或身热。

舌红少津，苔薄黄，脉数。

【证机概要】燥热伤肺，肺失清肃，肺络受损。

【治法】清热润肺，宁络止血。

【方药】桑杏汤加减。方中桑叶、栀子、淡豆豉清宣肺热；沙参、梨皮养阴清热；贝母、杏仁肃肺止咳；白茅根、茜草、藕节、侧柏叶凉血止血。

兼发热头痛，咳嗽咽痛，加金银花、连翘、牛蒡子辛凉解表，清热利咽；津伤较甚，见干咳无痰，或痰黏不易咳出，苔少，舌红乏津，加麦冬、玄参、天冬、天花粉等养阴润燥；痰热蕴肺，肺络受损，见发热面红，咳嗽咯血，咳痰黄稠，舌红苔黄，脉数，加桑白皮、黄芩、知母、山栀、大蓟、小蓟、茜草等，以清肺化痰，凉血止血；热势较甚，咯血较多，加连翘、黄芩、白茅根、芦根，冲服三七粉。

3. 鼻疳（燥邪犯肺）

鼻疳是指以鼻前庭及其附近皮肤红肿、糜烂、渗液、结痂、灼痒，或皲裂为主要特征的鼻病。西医学的鼻前庭炎和鼻前庭湿疹等疾病可参照本病治疗。

《中医耳鼻咽喉科》将鼻疳分为肺经蕴热、脾胃失调、阴虚血燥和鼻窍失养。

【临床表现】鼻内干燥，灼热疼痛，涕痂带血，咽痒干咳。舌尖红，苔薄黄少津，脉细数。检查见鼻黏膜充血干燥，或有痂块。

【证机概要】燥热袭肺，耗伤津液，鼻窍黏膜失养。

【治法】清燥润肺，宣肺散邪。

【方药】清燥救肺汤加减。方中桑叶、石膏清宣肺经燥热；麦冬、人参、阿胶、火麻仁养阴生津润燥；杏仁、枇杷叶宣肺散邪；甘草调和诸药。

4. 小儿感冒（暑邪感冒）

感冒是感受外邪引起的一种常见外感疾病，以发热、鼻塞流涕、喷嚏、咳嗽为主要临床特征。感冒又称伤风，与西医学含义相同。

《中医儿科学》将小儿感冒分为主症（风寒感冒、风热感冒、暑邪感冒、时邪感冒）和兼症（夹痰、夹滞、夹惊）。

【临床表现】发热，无汗或汗出热不解，头晕头痛，鼻塞，身重困倦，胸闷，泛恶，口渴心烦，食欲不振，或呕吐泄泻，小便短黄。舌红，苔黄腻，脉数或指纹紫滞。

【证机概要】夏季暑盛，暑邪伤表。

【治法】清暑解表。

【方药】新加香薷饮加减。方中香薷发汗解表化湿；金银花、连翘清热解暑；厚朴行气和中，理气除痞；白扁豆健脾和中，利湿消暑。

偏热重，加黄连、栀子清热；偏湿重，加鸡苏散、佩兰、藿香祛暑利湿；呕吐，加半夏、竹茹降逆止呕；泄泻，加葛根、黄芩、黄连、苍术清肠化湿。

小　　结

一、燥邪与暑邪伤肺涉及的病证

因燥邪与暑邪引发的肺病较少，故合并介绍。其涉及的病证有咳嗽（风燥伤肺证）、咯血（燥热伤肺证）、鼻疳（燥邪犯肺）和小儿感冒（暑邪感冒）。

二、临床表现

1. 主症

病证名称即为主症。其中鼻疳以鼻前庭及其附近皮肤红肿、糜烂、渗液、结痂、灼痒为主要特征。风燥伤肺咳嗽表现为干咳，喉痒，无痰或痰少而黏，不易咳出。咯血燥热伤肺证咳嗽外，尚痰中带血。小儿暑邪感冒的特点是高热，无汗。

2. 兼症

口干，头痛，鼻内干燥，灼热疼痛，涕痂带血。咽痒干咳，汗出热不解，鼻塞，身重困倦，胸闷，泛恶，口渴心烦，食欲不振，泄泻，小便短黄。

三、舌象与脉象

1. 舌象

燥邪表现为舌红少津，苔薄黄；暑邪表现为舌质红，苔黄腻。

2. 脉象

燥邪表现为脉数或细数；暑邪表现为脉数，指纹紫滞。

四、代表方

风燥伤肺咳嗽，治以疏风清肺，润燥止咳，桑杏汤加减。燥热伤肺咯血，治以清宣肺热，肃肺止咳，宁络止血桑杏汤加减。鼻疳燥邪犯肺，治以清燥润肺，宣肺散邪，清燥救肺汤加减。小儿暑邪感冒，治以清暑解表，新加香薷饮加减。

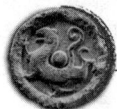

第五节 肺热证

一、热邪伤肺

1. 小儿肺炎喘嗽（毒热闭肺）

肺炎喘嗽是小儿期常见的肺系疾病之一，临床以发热、咳嗽、痰壅、气急、鼻翕为主要症状，重者可见张口抬肩，呼吸困难，面色苍白，口唇青紫等。本病相当于西医学的小儿肺炎。

《中医儿科学》将小儿肺炎喘嗽分为常证（风寒闭肺、风热闭肺、痰热闭肺、毒热闭肺、阴虚肺热、肺脾气虚）和变证（心阳虚衰、邪陷厥阴）

【临床表现】高热持续，咳嗽剧烈，气急鼻翕，甚至喘憋，涕泪俱无，鼻孔干燥如烟煤，面赤唇红，烦躁口渴，溲赤便秘。舌红而干，苔黄腻，脉滑数。

【证机概要】邪势炽盛，毒热内闭肺气，常为痰热闭肺证发展而成。

【治法】清热解毒，泻肺开闭。

【方药】黄连解毒汤合三拗汤加减。方中炙麻黄、杏仁、枳壳宣肺开闭；黄连、黄芩、栀子清热解毒；生石膏、知母、生甘草清解肺热。

热毒重，加虎杖、蒲公英、败酱草清解热毒；便秘腹胀，加生大黄、玄明粉通腑泄热；口干鼻燥，涕泪俱无，加生地黄、玄参、麦冬润肺生津；咳重，加前胡、款冬花宣肺止咳；烦躁不宁，加白芍、钩藤清心宁神。

2. 小儿哮喘（热性哮喘）

哮喘是小儿时期的常见肺系疾病，是一种反复发作的痰鸣气喘疾病。哮指声响言，喘指气息言，哮必兼喘，故通称哮喘。本病包括西医学所称的喘息性支气管炎、支气管哮喘。

《中医儿科学》将小儿哮喘分为发作期（寒性哮喘、热性哮喘、外寒内热、肺实肾虚）和缓解期（肺脾气虚、脾肾阳虚、肺肾阴虚）。

【临床表现】咳嗽喘息，声高息涌，喉间哮吼痰鸣，咳痰稠黄，胸胁满闷，身热面赤，口干咽红，尿黄便秘。舌红，苔黄，脉滑数。

【证机概要】外感风热，引动伏痰，痰热相结，阻于气道。

【治法】清肺涤痰，止咳平喘。

【方药】麻杏石甘汤合苏葶丸加减。方中麻黄、生石膏、黄芩宣肺清热；杏仁、前胡宣肺止咳；葶苈子、苏子、桑白皮泻肺平喘；射干、瓜蒌皮、枳壳降气化痰。

喘急，加地龙清热解痉，涤痰平喘；痰多，加胆南星、竹沥豁痰降气；咳甚，加炙百部、炙款冬花宣肺止咳；热重，选加栀子、虎杖、鱼腥草清热解毒；咽喉红肿，选加蚤休、山豆根、板蓝根解毒利咽；便秘，加瓜蒌仁、枳实、大黄降逆通腑。

若表证不著，喘息咳嗽，痰鸣，痰色微黄，可定喘汤加减，方中银杏与麻黄相伍，有很好的敛肺平喘作用。

3. 肺痈（成痈期，热毒蕴肺）

肺痈是肺叶生疮，形成脓疡的一种病证，属内痈之一。临床以咳嗽、胸痛、发热、咳吐腥臭浊痰，甚则脓血相兼为主要

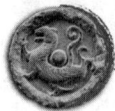

特征。与西医学所称的肺脓肿基本相同。化脓性肺炎、肺坏疽、支气管扩张、支气管囊肿、肺结核空洞等伴化脓感染而表现肺痈证候者可参照本病治疗。

《中医内科学》将肺痈分为初期（邪热壅肺）、成痈期（热毒蕴肺）、溃脓期（痈肿内溃）和恢复期（肺体损伤）。

【临床表现】身热转甚，时时振寒，继则壮热，汗出烦躁，咳嗽气急，胸满作痛，转侧不利，咳吐浊痰、呈黄绿色，自觉喉间有腥味，口干咽燥。舌苔黄腻，脉滑数。

【证机概要】热毒蕴肺，蒸液成痰，热壅血瘀，蕴酿成痈。

【治法】清肺解毒，化瘀消痈。

【方药】千金苇茎汤合如金解毒散加减。前方重在化痰泄热，通瘀散结消痈；后方以降火解毒、清肺消痈为长。方中薏苡仁、冬瓜仁、桃仁、桔梗化浊行瘀散结；黄芩、金银花、鱼腥草、红藤、蒲公英、紫花地丁、甘草、芦根清肺解毒消痈。

肺热壅盛，壮热心烦，口渴汗多，尿赤，脉洪数有力，苔黄腻，配石膏、知母、黄连、山栀子清火泄热；胸痛，加乳香、没药、郁金、赤芍通瘀和络；痰热郁肺，咳痰黄稠，加桑白皮、瓜蒌、射干、海蛤壳清化痰热；痰浊阻肺，咳而喘满，咳痰脓浊量多，不得平卧，加葶苈子、大黄泻肺通腑泄浊；热毒痰结，咳脓浊痰，有腥臭味，可合用犀黄丸解毒化痰。

4. 鼻疮（肺经蕴热）

鼻疮是指以鼻前庭及其附近皮肤红肿、糜烂、渗液、结痂、灼痒，或皲裂为主要特征的鼻病。西医学的鼻前庭炎和鼻前庭湿疹等疾病可参照本病治疗。

《中医耳鼻咽喉科》将鼻疮分为肺经蕴热、脾胃失调；阴虚血燥、鼻窍失养。

【临床表现】鼻前庭及周围皮肤焮热，微痒微痛，皮肤出现粟粒样小丘，继而浅表糜烂，流溢脂水，周围皮肤潮红或皲裂，鼻毛脱落。一般无明显全身症状，重者可见头痛发热，咳嗽气促，便秘。舌红，苔黄，脉数。小儿可见啼哭躁扰，搔抓鼻部，甚至血水淋漓。

【证机概要】肺经蕴热，风热外袭，内外邪热结聚于鼻，熏灼鼻孔处皮肤。

【治法】疏风散邪，清热泻肺。

【方药】黄芩汤加减。方中黄芩、栀子、桑白皮、甘草清泻肺热解毒；连翘、薄荷、荆芥穗疏散风热外邪；赤芍清热凉血；麦冬清热养阴；桔梗清肺热，载诸药直达病所。

大便秘结，加瓜蒌仁、生大黄；热毒壅盛、焮热痛甚，加黄连、丹皮清热解毒；凉血止痛；红肿甚，加大青叶、板蓝根。

5. 鼻鼽（肺经伏热）

鼻鼽是指以突然和反复发作的鼻痒、打喷嚏、流清涕、鼻塞等为主要特征的鼻病。西医学的变应性鼻炎、血管运动性鼻炎、酸性粒细胞增多性非变应性鼻炎等疾病可参照本病治疗。

《中医耳鼻咽喉科学》将鼻鼽分为肺气虚寒、脾气虚弱、肾阳不足和肺经伏热。

【临床表现】鼻痒，喷嚏频作，流清涕，鼻塞，常在闷热天气发作。全身或见咳嗽咽痒，口干烦热。舌红，苔白或黄，脉数。检查见鼻黏膜色红或暗红、鼻甲肿胀。

【证机概要】肺经郁热，肃降失职，邪热上犯鼻窍。

【治法】清宣肺气，通利鼻窍。

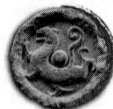

【方药】辛夷清肺饮加减。方中黄芩、栀子、石膏、知母、桑白皮清肺热；辛夷花、枇杷叶、升麻清宣肺气，通利鼻窍；百合、麦冬养阴润肺。

6. 风疹（邪入气营）

风疹是感受风疹时邪（风疹病毒），以轻度发热、咳嗽、全身皮肤出现细沙样玫瑰色斑丘疹、耳后及枕部臖核（淋巴结）肿大为特征的一种急性出疹性传染病。本病属中医学"风疹""瘾疹""风痧"范畴。

《中医儿科学》将风疹分为邪犯肺卫和邪入气营。

【临床表现】壮热口渴，烦躁哭闹，疹色鲜红或紫暗，疹点稠密，甚至可见皮疹融合成片或成片皮肤猩红，小便短黄，大便秘结。舌红赤，苔黄糙，脉象洪数。

【证机概要】感受邪毒较重，邪热由表入里，传入气营，燔灼肺胃。

【治法】清气凉营解毒。

【方药】透疹凉解汤加减。方中桑叶、薄荷、牛蒡子、蝉蜕疏风清热，透疹达邪；连翘、黄芩、紫花地丁清热解毒，清气泄热；赤芍、紫草凉营活血，透热转气。

口渴多饮，加天花粉、鲜芦根清热生津；大便干结，加大黄、玄明粉泻火通腑；皮疹稠密，疹色紫暗，加生地黄、丹皮、丹参清热凉血。

7. 水痘（邪伤肺卫）

水痘是由水痘时邪（水痘－带状疱疹病毒）引起的一种传染性强的出疹性疾病，以发热，皮肤黏膜分批出现瘙痒性水疱疹，丘疹、疱疹、结痂同时存在为主要特征，因其疱疹内含水液，形态椭圆，状如豆粒，故中西医学均称水痘。

《中医儿科学》将水痘分为邪伤肺卫和邪炽气营。

【临床表现】壮热不退，烦躁不安，口渴欲饮，面红目赤，皮疹分布较密，疹色紫暗，疱浆混浊，甚至可见出血性皮疹、紫癜，大便干结，小便短黄。舌红或绛，苔黄糙而干，脉数有力。

【证机概要】病邪入内，深入气营。

【治法】清气凉营，解毒化湿。

【方药】清胃解毒汤加减。方中升麻清热透疹；黄连、黄芩清热解毒；石膏清气分之热；丹皮、生地黄凉营清热；紫草、栀子、碧玉散清热凉营化湿。

口舌生疮，大便干结，加生大黄、全瓜蒌通腑泻火；津液耗伤，口唇干燥，加麦门冬、芦根养阴生津。

8. 麻疹（邪入肺胃）

麻疹是感受麻疹时邪（麻疹病毒）引起的一种急性出疹性传染病，以发热恶寒、咳嗽咽痛、鼻塞流涕、泪水汪汪、畏光羞明、口腔两颊近臼齿处可见麻疹黏膜斑、周身皮肤按序布发麻粒样大小的红色斑丘疹、皮疹消退时皮肤有糠麸样脱屑和色素沉着斑等为特征。

《中医儿科学》将麻疹分为顺证和逆证。顺证又分为邪犯肺卫（初热期）、邪入肺胃（出疹期）和阴津耗伤（收没期）。逆证分为邪毒闭肺、邪毒攻喉和邪陷心肝。

【临床表现】壮热持续，起伏如潮，肤有微汗，烦躁不安，目赤眵多，皮疹布发，疹点由细小稀少而逐渐稠密，疹色先红后暗，皮疹凸起，触之碍手，压之退色，大便干结，小便短少。舌红，苔黄腻，脉数有力。

【证机概要】时邪内窜，邪正相争，疾病转入出疹期。

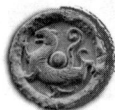

【治法】 清凉解毒，透疹达邪。

【方药】 清解透表汤加减。方中金银花、连翘、桑叶、菊花辛凉清热解毒；西河柳、葛根、蝉蜕、牛蒡子发表透疹；升麻解毒透疹。

壮热不退，烦躁不安，加栀子、黄连、石膏清热泻火；皮疹稠密，疹点红赤，紫暗成片，加丹皮、红花、紫草清热凉血；神识昏沉，嗜睡，加石菖蒲、郁金化痰开窍；壮热不退，四肢抽搐，加羚羊角粉、钩藤清热息风；低热不退，舌绛口干，加生地黄、竹叶、玄参生津清热；咳嗽气粗，喉间痰鸣，加桔梗、桑白皮、杏仁清肺化痰；齿衄、鼻衄，加藕节炭、仙鹤草、白茅根凉血止血；身不发热，皮疹未透，或疹稀色淡，加黄芪、太子参益气透疹。

9. 麻疹（邪陷心肝）

麻疹是感受麻疹时邪（麻疹病毒）引起的一种急性出疹性传染病，以发热恶寒、咳嗽咽痛、鼻塞流涕、泪水汪汪、畏光羞明、口腔两颊近臼齿处可见麻疹黏膜斑、周身皮肤按序布发麻粒样大小的红色斑丘疹、皮疹消退时皮肤有糠麸样脱屑和色素沉着斑等为特征。

《中医儿科学》将麻疹分为顺证和逆证。顺证又分为邪犯肺卫（初热期）、邪入肺胃（出疹期）和阴津耗伤（收没期），逆证分为邪毒闭肺、邪毒攻喉和邪陷心肝。

【临床表现】 高热不退，面色青灰，烦躁不安，咳嗽气促，鼻翼翕动，喉间痰鸣，唇周发绀，口干欲饮，大便秘结，小便短赤，皮疹稠密，疹点紫暗。舌红赤，苔黄腻，脉数有力。

【证机概要】 因时邪毒甚，或六淫之邪乘机侵袭，犯卫袭肺；或因治疗失误；或调护不当，使邪毒内陷。

【治法】宣肺开闭，清热解毒。

【方药】麻杏石甘汤加减。方中麻黄宣肺平喘；石膏清泄肺胃之热以生津；杏仁、前胡止咳平喘；黄芩、虎杖清肺解毒；甘草、芦根润肺止咳。

频咳痰多，加浙贝母、天竺黄、鲜竹沥清肺化痰；咳嗽喘促，加桑白皮、苏子、葶苈子降气平喘；皮疹稠密，疹色紫暗，口唇发绀，加丹参、紫草、桃仁活血化瘀；壮热不退，痰稠色黄，加栀子、鱼腥草清肺解毒；大便干结，舌红绛，苔黄起刺，加黄连、大黄苦寒清热，泻火通腑，急下存阴。

10. 急喉风（风热外袭，热毒内困）

急喉风是指以吸气性呼吸困难为主要特征的急性咽喉疾病。西医学的急性喉阻塞可参照本病治疗。

《中医耳鼻咽喉科学》将急喉风分为风热外袭、热毒内困；热毒熏蒸、痰热壅结；风寒痰浊、凝聚咽喉。

【临床表现】咽喉肿胀疼痛，吞咽不利，继之咽喉紧涩，汤水难下，强饮则呛，语言不清，痰涎壅盛，咽喉堵塞，呼吸困难。全身可见乏力恶风，发热头痛。舌红，苔黄或黄厚，脉数。检查见咽喉黏膜呈鲜红或紫红色，声门区红肿显著。

【证机概要】风热邪毒引动诸经积热，壅结咽喉。

【治法】疏风泄热，解毒消肿。

【方药】清咽利膈汤加减。方中荆芥、防风、薄荷疏表散邪；栀子、黄芩、连翘、金银花、黄连泻火解毒；桔梗、甘草、牛蒡子、玄参清利咽喉，消肿止痛；生大黄、玄明粉通便泄热。

痰涎壅盛，加瓜蒌、贝母、竹沥、前胡、百部等清热化痰

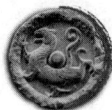

之药。

<h1 style="text-align:center">小　结</h1>

一、肺热证中热邪伤肺涉及的病证

肺热证热邪伤肺涉及的病证有小儿肺炎喘嗽（毒热闭肺）、小儿哮喘（热性哮喘）、肺痈（成痈期，热毒蕴肺）、鼻疳（肺经蕴热）、鼻鼽（肺经伏热）、风疹（邪入气营）、水痘（邪伤肺卫）、麻疹（邪入肺胃）、麻疹（邪陷心肝）和急喉风（风热外袭，热毒内困）。

二、临床表现

1. 主症

有的病证名称即主症，如喘嗽、哮喘。其他如皮疹以高热、烦躁、口干欲饮、大便秘结、小便短赤、皮疹稠密等为主要表现。鼻疳肺经蕴热以鼻前庭和周围皮肤娇热，微痒微痛，皮肤出现粟粒样小丘，继而浅表糜烂，流溢脂水，周围皮肤潮红或皲裂为主要临床表现。鼻鼽肺经伏热以鼻痒、喷嚏频作、流清涕、鼻塞为主要临床表现。肺痈成痈期热毒蕴肺以身热、时时振寒、汗出烦躁、胸满作痛、咳吐浊痰，自觉喉间为主要临床表现。

2. 兼症

邪入肺胃气分可见高热、烦躁、口干欲饮，大便秘结，小便短赤等全身症状加重，同时局部症状也会加重。

三、舌象与脉象

1. 舌象
舌红或红赤或绛；苔黄，黄腻，黄糙，黄糙而干。

2. 脉象
脉数，滑数，数而有力或洪数。

四、代表方

小儿肺炎喘嗽毒热闭肺，清热解毒，泻肺开闭，黄连解毒汤合三拗汤加减。小儿哮喘发作期，热性哮喘清肺涤痰，止咳平喘，麻杏石甘汤合苏葶丸加减；肺痈成痈期，热毒蕴肺，清肺解毒，化瘀消痈，千金苇茎汤加减。鼻疳肺经蕴热，疏风散邪，清热泻肺，黄芩汤加减。鼻衄肺经伏热，清宣肺气，通利鼻窍，辛夷清肺饮加减。风疹邪入气营，燔灼肺胃，清气凉营解毒，透疹凉解汤加减。水痘邪毒伤肺，清气凉营，解毒化湿，清胃解毒汤加减。麻疹邪入肺胃出疹期，清凉解毒，透疹达邪，清解透表汤加减。麻疹邪毒内陷，宣肺开闭，清热解毒，麻杏石甘汤加减。急喉风风热外袭，热毒内困，疏风泄热，解毒消肿，清咽利膈汤加减。以上选用方剂虽不同，但都以清热解毒为基础，根据病情，加用相应方剂。

二、热结咽喉

咽喉为肺系，属肺病的一部分，热结咽喉为肺热的一部分。

1. 白喉（火毒炽盛）
白喉是指以咽喉间起白腐为特征的急性传染病，属时行疫

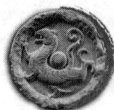

证之一。

《中医耳鼻咽喉科学》将白喉分为疫毒犯表、火毒炽盛、疫毒伤阴和疫毒凌心。

【临床表现】咽痛较剧，声嘶口臭，伴高热口渴，面红，大便秘结，小便短赤。舌苔黄，脉洪数。检查见咽部及喉核红肿、白膜满布，甚或蔓延至口腔及鼻、喉。

【证机概要】素体阴盛，肺胃积热，感受疫毒，上攻咽喉。

【治法】清热解毒，凉血救阴。

【方药】龙虎二仙汤加减。方由白虎汤、犀角地黄汤、普济消毒饮加减而成。

可加土牛膝以解白喉疫毒；便秘，加大黄；小便短赤，加泽泻、车前子；口渴甚，加天冬；发热甚，加连翘、金银花。

2. 乳蛾（邪热传里，肺胃热盛）

乳蛾是指以咽痛或异物感不适、喉核红肿、表面或有黄白脓点为主要特征的咽部疾病。西医学的扁桃体炎可参照本病治疗。

《中医耳鼻咽喉科学》将乳蛾分为风热外袭，肺经有热；邪热传里，肺胃热盛；肺肾阴虚，虚火上炎；脾胃虚弱，喉核失养；痰瘀互结，凝聚喉核。

【临床表现】咽部疼痛剧烈，连及耳根，吞咽困难，痰涎较多。全身见高热，口渴引饮，咳嗽痰黄稠，口臭，腹胀，便秘溲黄。舌红，苔黄厚，脉洪大而数。检查见喉核红肿、有黄白色脓点，甚者喉核表面腐脓成片，并咽峡红肿，颌下有臖核。

【证机概要】肺胃热盛，火毒上攻咽喉。

【治法】泄热解毒，利咽消肿。

【方药】清咽利膈汤加减。

咳嗽痰黄稠，颌下有瘰核，可加射干、瓜蒌、贝母清化热痰散结；持续高热，加石膏、天竺黄清热泻火，除痰利咽；喉核腐脓成片，加马勃、蒲公英等祛腐解毒；肿痛甚，可含服六神丸，以清热解毒，消肿止痛。

3. 猩红热（毒炽气营）

猩红热是感受猩红热时邪（Ａ族乙型溶血性链球菌）引起的急性传染病，临床以发热、咽喉肿痛或伴腐烂、全身布发猩红色皮疹、疹后脱屑脱皮为特征。本病属中医学温病范畴，因具有强烈的传染性，故称疫痧、疫疹；又因咽喉肿痛腐烂，皮肤色赤猩红、皮疹细小如沙，又称烂喉痧、烂喉丹痧。

《中医儿科学》将猩红热分为邪侵肺卫、毒炽气营和疹后阴伤。

【临床表现】壮热不解，烦躁口渴，咽喉肿痛，伴糜烂白腐，皮疹密布，色红如丹，甚则色紫如瘀点。疹由颈、胸开始，继而弥漫全身，压之退色，见疹后的 1～2 天舌苔黄糙，舌起红刺，3～4 天后舌苔剥脱，舌面光红起刺，状如草莓。脉数有力。

【证机概要】由邪侵肺卫证转化，热毒炽盛，燔于气营。

【治法】清气凉营，泻火解毒。

【方药】凉营清气汤加减。方中水牛角、赤芍、丹皮、生石膏清气凉营；黄连、黄芩、连翘、板蓝根泻火解毒；生地黄、石斛、芦根、玄参清热护阴生津。

丹痧布而不透，壮热无汗，加淡豆豉、浮萍发表透邪；苔糙便秘，咽喉腐烂，加生大黄、玄明粉通腑泻火；若邪毒内陷

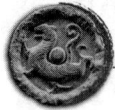

心肝，出现神昏、抽搐等症，可选紫雪丹、安宫牛黄丸清心开窍。

4. 麻疹（邪毒攻喉）

麻疹是感受麻疹时邪（麻疹病毒）引起的一种急性出疹性传染病，以发热恶寒、咳嗽咽痛、鼻塞流涕、泪水汪汪、畏光羞明、口腔两颊近臼齿处可见麻疹黏膜斑、周身皮肤按序布发麻粒样大小的红色斑丘疹、皮疹消退时皮肤有糠麸样脱屑和色素沉着斑等为特征。

《中医儿科学》将麻疹分为顺证和逆证。顺证又分为邪犯肺卫（初热期）、邪入肺胃（出疹期）、阴津耗伤（收没期），逆证分为邪毒闭肺、邪毒攻喉和邪陷心肝。

【临床表现】咽喉肿痛，或溃烂疼痛，吞咽不利，饮水呛咳，声音嘶哑，喉间痰鸣，咳声重浊，声如犬吠，甚则吸气困难，胸高胁陷，面唇发绀，烦躁不安。舌红赤，苔黄腻，脉滑数。

【证机概要】邪毒上攻，痰热互结，壅阻咽喉。

【治法】清热解毒，利咽消肿。

【方药】清咽下痰汤加减。方中玄参、射干、甘草、桔梗、牛蒡子清宣肺气而利咽喉；金银花、板蓝根清热解毒；葶苈子泻痰行水，清利咽喉；全瓜蒌、浙贝母化痰散结；马兜铃清肺降气；荆芥疏邪透疹。

咽喉肿痛，加六神丸清利咽喉；大便干结，可加大黄、玄明粉泻火通腑；若出现吸气困难、面色发绀等喉梗阻征象，采取中西医结合治疗措施，必要时气管切开。

5. 急喉风（风热外袭，热毒内困）

急喉风是指以吸气性呼吸困难为主要特征的急性咽喉疾

病。西医学的急性喉阻塞可参照本病治疗。

《中医耳鼻咽喉科学》将急喉风分为风热外袭，热毒内困；热毒熏蒸，痰热壅结；风寒痰浊，凝聚咽喉。

【临床表现】咽喉肿胀疼痛，吞咽不利，继之咽喉紧涩，汤水难下，强饮则呛，语言不清，痰涎壅盛，咽喉堵塞，呼吸困难。全身可见乏力恶风，发热头痛。舌红，苔黄或黄厚，脉数。检查见咽喉黏膜呈鲜红或紫红色、声门区红肿显著。

【证机概要】风热邪毒引动诸经积热，壅结咽喉。

【治法】疏风泄热，解毒消肿。

【方药】清咽利膈汤加减。方中荆芥、防风、薄荷疏表散邪；栀子、黄芩、连翘、金银花、黄连泻火解毒；桔梗、甘草、牛蒡子、玄参清利咽喉，消肿止痛；生大黄、玄明粉通便泄热。

痰涎壅盛，加瓜蒌、贝母、竹沥、前胡、百部等清热化痰之药。

小　　结

一、肺热证中热结咽喉涉及的病证

肺热证中热结咽喉涉及的病证有白喉（火毒炽盛）、乳蛾（邪热传里，肺胃热盛）、猩红热（毒炽气营）、麻疹（邪毒攻喉）、急喉风（风热外袭，热毒内困）。

二、临床表现

1. 主症

此处收集的都是咽喉部病证，其主要表现也在咽喉。白喉

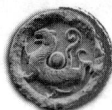

以咽喉间起白腐为特征。乳蛾以咽痛或异物感不适、喉核红肿、表面或有黄白脓点为主要特征。猩红热以发热、咽喉肿痛、全身布发猩红色皮疹、疹后脱屑脱皮为特征。麻疹以发热恶寒、咳嗽咽痛、鼻塞流涕、泪水汪汪、口腔两颊见麻疹黏膜斑、周身皮肤见红色斑丘疹等为特征。急喉风以吸气性呼吸困难为主要特征。

2. 兼症

伴口渴，面红，烦躁不安，大便秘结，小便短赤，咳嗽，痰黄稠，口臭，腹胀。

三、舌象与脉象

1. 舌象

舌红，苔黄，黄厚，黄腻，猩红热舌面光红起刺，状如草莓。

2. 脉象

脉数有力，脉洪大而数或滑数。

四、代表方

急喉风风热外袭热毒内困，治以疏风泄热，解毒消肿，咽利膈汤加减。乳蛾肺胃热盛，治以泄热解毒，利咽消肿，咽利膈汤加减。白喉初期火毒炽盛，治以泻火解毒祛邪，龙虎二仙汤加减。猩红热毒炽气营，治以清气凉营，泻火解毒，凉营清气汤加减。麻疹痰热攻喉，治以清热解毒，利咽消肿，清咽下痰汤加减。这些方剂，多有清热泻火解毒作用，再根据病情加入相应方药。

第六节　肺寒与寒热相杂

1. 小儿哮喘（寒性哮喘）

哮喘是小儿时期的常见肺系疾病，是一种反复发作的痰鸣气喘疾病。哮指声响言，喘指气息言，哮必兼喘，故通称哮喘。本病包括西医学的喘息性支气管炎、支气管哮喘。

《中医儿科学》将小儿哮喘分为发作期（寒性哮喘、热性哮喘、外寒内热、肺实肾虚）和缓解期（肺脾气虚、脾肾阳虚、肺肾阴虚）。

【临床表现】咳嗽气喘，喉间哮鸣，痰多白沫，形寒肢冷，鼻流清涕，面色淡白，恶寒无汗。舌淡红，苔白滑，脉浮滑。

【证机概要】外感风寒诱发，外寒内饮，寒饮伤肺。

【治法】温肺散寒，化痰定喘。

【方药】小青龙汤合三子养亲汤加减。方中麻黄、桂枝宣肺散寒；细辛、干姜、半夏温肺化饮；白芥子、苏子、莱菔子行气化痰。白芍药配桂枝，解表和营，缓急平喘；五味子与细辛相伍，一酸一辛，一收一散，敛肺平喘。一般本证不单用白芍、五味子，以免酸敛收涩留邪之弊。

咳甚，加紫菀、款冬花、旋覆花化痰止咳；哮吼甚，加射干、地龙解痉祛痰平喘；若外寒不甚、表证不著，可射干麻黄汤加减。

2. 喘证（表寒肺热证）

喘即气喘、喘息。临床表现以呼吸困难、甚至张口抬肩、鼻翼翕动、不能平卧为特征者谓之喘证。喘证虽是一个独立的

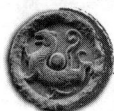

病证，但可见于多种急慢性疾病过程。临床上如肺炎、喘息性支气管炎、肺气肿、肺源性心脏病、心源性哮喘、肺结核、矽肺及癔病等发生呼吸困难时，均可参照本病治疗。

《中医内科学》将喘证分为实喘（风寒壅肺证、表寒肺热证、痰热郁肺证、痰浊阻肺证、肺气郁痹证）和虚喘（肺气虚耗证、肾虚不纳证、正虚喘脱证）。

【临床表现】喘逆上气，胸胀或痛，息粗，鼻翕，咳而不爽，吐痰稠黏，伴形寒，身热烦闷，身痛，有汗或无汗，口渴，苔薄白或罩黄。舌边红，脉浮数或滑。

【证机概要】寒邪束表，热郁于肺，肺气上逆。

【治法】宣肺泄热，解表清里，化痰平喘。

【方药】麻杏石甘汤加减。方中麻黄宣肺解表；黄芩、桑白皮、石膏清泄里热；苏子、杏仁、半夏、款冬花降气化痰。

表寒重，加桂枝解表散寒；痰热重，痰黄黏稠量多，加瓜蒌、贝母清化痰热；痰鸣息涌，加葶苈子、射干泻肺消痰。

3. 哮病（寒包热哮证）

哮病是一种发作性的痰鸣气喘疾患。发时喉中有哮鸣声，呼吸气促困难，甚则喘息不能平卧。本节所论哮病属痰饮病的伏饮，包括西医学的支气管哮喘、喘息性支气管炎、嗜酸性粒细胞增多症（或其他急性肺部过敏性疾患）引起的哮喘。因肺系或其他疾病引起的痰鸣气喘属于喘证、肺胀等病证范畴，但亦可与本病辨治内容互参。

《中医内科学》将哮病分为发作期（冷哮证、热哮证、寒包热哮证、风哮证、虚哮证、附喘脱危证）和缓解期（肺脾气虚证、肺肾两虚证）。

【临床表现】喉中哮鸣有声，胸膈烦闷，呼吸急促，喘咳气逆，咳痰不爽，痰黏色黄，或黄白相间，烦躁发热，恶寒无汗，身痛，口干欲饮，大便偏干。舌尖边红，苔白腻罩黄，脉弦紧。

【证机概要】痰热壅肺，复感风寒，客寒包火，肺失宣降。

【治法】解表散寒，清化痰热。

【方药】小青龙加石膏汤或厚朴麻黄汤加减。前方用于外感风寒，饮邪内郁化热而以表寒为主，喘咳烦躁者；后方用于饮邪迫肺，夹有郁热，咳逆喘满，烦躁而表寒不显者。方中麻黄散寒解表，宣肺平喘；石膏清泄肺热，二药相合，辛凉配伍，外散风寒，内清里热；厚朴、杏仁平喘止咳；生姜、半夏化痰降逆；甘草、大枣调和诸药。

表寒重，加桂枝、细辛；喘哮，痰鸣气逆，加射干、葶苈子、苏子祛痰降气平喘；痰吐稠黄胶黏，加黄芩、前胡、瓜蒌皮等清化痰热。

4. 哮病（冷哮证）

【临床表现】喉中哮鸣如水鸡声，呼吸急促，喘憋气逆，胸膈满闷如塞，咳不甚，痰少咳吐不爽，色白而多泡沫，口不渴或渴喜热饮，形寒怕冷，天冷或受寒易发，面色青晦。苔白滑，脉弦紧或浮紧。

【证机概要】寒痰伏肺，遇感触发，痰升气阻，肺失宣畅。

【治法】宣肺散寒，化痰平喘。

【方药】射干麻黄汤或小青龙汤加减。两方皆温肺化饮，止哮平喘。前方长于降逆平哮，用于哮鸣喘咳，表证不著者；后方解表散寒力强，用于表寒里饮，寒象较重者。方中麻黄、

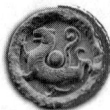

射干宣肺平喘，化痰利咽；干姜、细辛、半夏温肺化饮降逆；紫菀、款冬化痰止咳；五味子收敛肺气；大枣、甘草和中。

表寒明显，寒热身痛，配桂枝、生姜辛散风寒；痰涌气逆，不得平卧，加葶苈子、苏子泻肺降逆，并酌加杏仁、白前、橘皮等化痰利气；咳逆上气，汗多，加白芍敛肺。

《中医急诊学》实证寒哮治以温通散寒，化痰开肺，方选小青龙汤加减。

小　　结

一、肺寒与寒热相杂涉及的病证

肺寒与寒热相杂涉及的病证有小儿哮喘（寒性哮喘）、喘证（表寒肺热证）和哮病（寒包热哮证、冷哮）。

二、临床表现

1. 主症

喘证以呼吸困难、甚至张口抬肩、鼻翼翕动、不能平卧为特征。哮病以喉中有哮鸣声，呼吸气促困难，甚则喘息不能平卧为特征。

2. 兼症

属寒者，痰多白沫，形寒肢冷，鼻流清涕，面色淡白，恶寒无汗。寒包热者，吐痰稠黏，伴形寒，身热烦闷，身痛，有汗或无汗，口渴，一般以痰的颜色、形状及全身的寒象与热象来区别（寒热先后、寒热兼有）。

三、舌象与脉象

1. 舌象

属寒者,舌淡红,苔白滑;寒包热者,苔薄白或罩黄,舌边红。

2. 脉象

属寒者,脉浮或浮紧;寒包热者,脉浮数或滑,弦紧或浮紧。

四、代表方

寒性哮喘,治以温肺散寒,化痰定喘,小青龙汤合三子养亲汤加减。喘证表寒肺热,治以解表清里,化痰平喘,麻杏石甘汤加减。寒包热哮,治以解表散寒,清化痰热,小青龙加石膏汤或厚朴麻黄汤加减。冷哮,治以宣肺散寒,化痰平喘,射干麻黄汤或小青龙汤加减。

小青龙汤为解表剂的辛温解表方,由麻黄、芍药、细辛、干姜、甘草、桂枝、五味子、半夏组成。功能解表散寒,温肺化痰。主治外寒里饮证。寒性哮喘和寒包热性哮喘均选小青龙汤加减。现代多用于支气管炎、支气管哮喘、肺炎、百日咳、肺心病、过敏性鼻炎、卡他性眼炎、中耳炎等属外寒里饮者,兼热象者加清热化痰药。

第七节 痰浊犯肺

1. 喘证(痰热郁肺证)

喘即气喘、喘息。临床表现以呼吸困难、甚至张口抬肩、

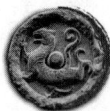

鼻翼翕动、不能平卧为特征者谓之喘证。喘证虽是一个独立的病证，但可见于多种急慢性疾病过程中。临床上如肺炎、喘息性支气管炎、肺气肿、肺源性心脏病、心源性哮喘、肺结核、矽肺及癔病等发生呼吸困难时均可参照本病治疗。

《中医内科学》将喘证分为实喘（风寒壅肺证、表寒肺热证、痰热郁肺证、痰浊阻肺证、肺气郁痹证）和虚喘（肺气虚耗证、肾虚不纳证、正虚喘脱证）。

【临床表现】喘咳气涌，胸部胀痛，痰多质黏色黄，或夹有血色，伴胸中烦闷，身热，有汗，口渴而喜冷饮，面赤，咽干，小便赤涩，大便或秘。舌红，苔薄黄或腻，脉滑数。

【证机概要】邪热蕴肺，蒸液成痰，痰热塞滞，肺失清肃。

【治法】清热化痰，宣肺平喘。

【方药】桑白皮汤加减。方中桑白皮、黄芩清泄肺热；知母、贝母、射干、瓜蒌皮、前胡、地龙清化痰热定喘。

身热重，加石膏辛寒清气；喘甚痰多，黏稠色黄，加葶苈子、海蛤壳、鱼腥草、冬瓜仁、薏苡仁清热泻肺，化痰泄浊；腑气不通，痰涌便秘，加瓜蒌仁、大黄或风化硝，通腑清肺泻壅。

2. 肺胀（痰热郁肺证）

肺胀是多种慢性肺系疾患反复发作，迁延不愈，导致肺气胀满，不能敛降的一种病证。西医学中的慢性支气管炎合并肺气肿、肺源性心脏病与此类似，肺性脑病则常见于肺胀的危重变证，可参照本病治疗。

《中医内科学》将肺胀分为痰浊壅肺证、痰热郁肺证、痰蒙神窍证、阳虚水泛证和肺肾气虚证。

【临床表现】咳逆，喘息气粗，胸满烦躁，目胀睛突，痰黄或白，黏稠难咳，或伴身热，微恶寒，有汗不多，口渴欲饮，溲赤，便干。舌边尖红，苔黄或黄腻，脉数或滑数。

【证机概要】痰浊内蕴，郁而化热，痰热壅肺，清肃失司。

【治法】清肺化痰，降逆平喘。

【方药】越婢加半夏汤或桑白皮汤加减。前方宣肺泄热；后方清肺化痰。方中麻黄宣肺平喘；黄芩、石膏、桑白皮清泄肺中郁热；杏仁、半夏、苏子化痰降气平喘。

痰热内盛，胸满气逆，痰黏不易咳出，加鱼腥草、金荞麦、瓜蒌皮、海蛤粉、大贝母、风化硝清热滑痰利肺；痰鸣喘息，不得平卧，加射干、葶苈子泻肺平喘；痰热伤津，口干舌燥，加天花粉、知母、芦根生津润燥；痰热壅肺，腑气不通，胸满喘逆，大便秘结，加大黄、芒硝通腑泄热，降肺平喘；阴伤痰少，酌减苦寒之品，加沙参、麦冬等养阴。

3. 风温肺热（痰热壅肺）

风温肺热病是感受风热病邪所引起的四时皆有而以冬春两季多发的以发热、咳嗽、咳痰为主要临床表现的急性外感热病。风温肺热病属中医外感热病范畴。西医学的急性肺炎、支气管周围炎和急性支气管炎等急性肺部感染疾病均可参照本病进行治疗。

《中医急诊学》将风温肺热病分为初期（热在肺卫）、中期（痰热壅肺、热陷心包）和晚期（气阴两伤、余邪未净）。

【临床表现】发热，痰多痰鸣，痰黏或黄或白，咳嗽，胸闷气粗。舌红，苔黄或白或腻，脉弦滑而数。

【证机概要】邪热内侵，痰热壅肺。

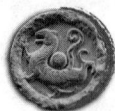

【治法】清热化痰。

【方药】麻杏石甘汤合千金苇茎汤加减。

腹实便秘，加大黄、全瓜蒌；痰黄稠，加胆南星、天竺黄；痰红，加桑白皮、焦山栀；痰鸣，加射干；胸闷甚，加广郁金、金沸草；热甚，加山栀、金银花。

中成药：穿琥宁注射液、双黄连粉针剂。

4. 咳嗽（痰热郁肺证）

咳嗽是指肺失肃降，肺气上逆作声，咳出痰液而言，为肺系疾病的主要证候之一。分别言之，有声无痰为咳，有痰无声为嗽，一般多为痰声并见，难以截然分开，故以咳嗽并称。咳嗽既是独立性的病证，又是肺系多种疾病的一个症状。本节所论重点是以咳嗽为主要表现的一类疾病，西医学中的急慢性支气管炎、部分支气管扩张症、慢性咽炎等见咳嗽症状者可参照本病治疗。

《中医内科学》将咳嗽分为外感咳嗽（风寒袭肺证、风热犯肺证、风燥伤肺证）和内伤咳嗽（痰湿蕴肺证、痰热郁肺证、肝火犯肺证、肺阴亏耗证）

【临床表现】咳嗽，气息粗促，或喉中有痰声，痰多质黏厚或稠黄，咳吐不爽，或有腥味，或咳血痰，胸胁胀满，咳时引痛，面赤，或身热，口干而黏，欲饮水。舌红，苔薄黄腻，脉滑数。

【证机概要】痰热壅肺，肺失肃降。

【治法】清热肃肺，豁痰止咳。

【方药】清金化痰汤加减。方中黄芩、山栀、知母、桑白皮清泄肺热；杏仁、贝母、瓜蒌、海蛤壳、竹沥、半夏、射干清热化痰。

痰热郁蒸，痰黄如脓或有腥味，加鱼腥草、金荞麦根、象贝母、冬瓜子、薏苡仁等清热化痰；痰热壅盛，胸满咳逆，便秘，加葶苈子、大黄、风化硝泻肺通腑逐痰；痰热伤津，口干，舌红少津，加北沙参、天冬、花粉养阴生津。

5. 哮病（热哮证）

哮病是一种发作性的痰鸣气喘疾患。发时喉中有哮鸣声，呼吸气促困难，甚则喘息不能平卧。本节所论哮病属痰饮病的伏饮，包括西医学的支气管哮喘、喘息性支气管炎、嗜酸性粒细胞增多症（或其他急性肺部过敏性疾患）引起的哮喘。

《中医内科学》将哮病分为发作期（冷哮证、热哮证、寒包热哮证、风哮证、虚哮证、附喘脱危证）和缓解期（肺脾气虚证、肺肾两虚证）。

【临床表现】喉中痰鸣如吼，喘而气粗息涌，胸高胁胀，咳呛阵作，咳痰色黄或白，黏浊稠厚，排吐不利，口苦，口渴喜饮，汗出，面赤，或有身热，甚至有好发于夏季者。舌红，苔黄腻，脉滑数或弦滑。

【证机概要】痰热蕴肺，壅阻气道，肺失清肃。

【治法】清热宣肺，化痰平喘。

【方药】定喘汤或越婢加半夏汤加减。前者长于清化痰热，用于痰热郁肺、表证不著者；后者偏于宣肺泄热，用于肺热内郁、外有表证者。方中麻黄宣肺平喘；黄芩、桑白皮清热肃肺；杏仁、半夏、款冬花、苏子化痰降逆；白果敛肺，并防麻黄过于耗散；甘草调和诸药。

若表寒外束，肺热内郁，加石膏配麻黄解表清里；肺气壅实，痰鸣息涌，不得平卧，加葶苈子、广地龙泻肺平喘；肺热壅盛，痰吐稠黄，加海蛤壳、射干、知母、鱼腥草清热化痰；

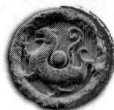

兼大便秘结，加大黄、芒硝、全瓜蒌、枳实通腑利肺；病久热盛伤阴，气急难续，痰少质黏，口咽干燥，舌红少苔，脉细数，加沙参、知母、天花粉，养阴清热化痰。

《中医急诊学》的热哮认为是痰热壅肺、肺失宣肃所致，也用清热宣肺、化痰定喘法，方用定喘汤合三子养亲汤加减。

6. 百日咳（痰火阻肺，痉咳期）

百日咳是小儿时期感受百日咳时邪（百日咳杆菌）引起的肺系传染病，临床以阵发性、痉挛性咳嗽和痉咳末伴较长的鸡鸣样吸气性吼声为特征。中医学以其咳嗽特征称之为顿嗽、顿呛，因其具有传染性又称疫咳、天哮呛。

《中医儿科学》将百日咳分为邪犯肺卫（初咳期）、痰火阻肺（痉咳期）和气阴耗伤（恢复期）。

【临床表现】咳嗽连作，持续难止，日轻夜重，咳剧时咳后伴深吸气样鸡鸣声，吐出痰涎及食物后，痉咳方能暂时缓解，但不久又复发作。轻则昼夜痉咳五六次，重则四五十次。每次痉咳多自发，有些外因如进食、用力活动、闻到刺激性气味、情绪激动常易引发。一般痉咳3周可伴目睛红赤，两胁作痛，舌系带溃疡。舌红，苔薄黄，脉数。

年幼及体弱的婴幼儿此期可发生变证，如咳嗽气急、痰鸣鼻翕、憋气窒息、面唇青紫的痰热闭肺证；或神识昏糊、四肢抽搐、口吐涎沫的邪陷心肝证。

【证机概要】发病第二周开始，时邪郁而化热化火，熏肺炼液为痰，痰火交结，肺气宣肃失司，滞碍气机，病可涉及其他脏腑。

【治法】泻肺清热，涤痰镇咳。

【方药】桑白皮汤合葶苈大枣泻肺汤加减。方中桑白皮、黄芩、鱼腥草、浙贝母清泄肺热，化痰止咳；葶苈子、苏子、胆南星降逆化痰；前胡、杏仁、百部肃肺止咳；黄连、栀子泻火泄热。

痉咳频作，加僵蚕、蜈蚣解痉镇咳；呕吐频频、影响进食，加代赭石、枇杷叶、紫石英镇逆降气；两目红赤，加龙胆草清泄肝火；胁痛，加柴胡、郁金、桃仁疏肝活血；咯血、衄血，加白茅根、侧柏叶、三七凉血止血；咳痰清稀，加半夏、莱菔子燥湿涤痰；呛咳少痰，舌红，少苔，加沙参润肺止咳。

邪盛正虚，发生变证时应随证论治。痰热闭肺证，治宜开肺清热，涤痰定喘，方选麻杏石甘汤加味；窒息发绀，紧急予以吸痰、吸氧。邪陷心肝，治宜泻火涤痰，息风开窍，方选羚角钩藤汤、牛黄清心丸等，待神清抽止再继续治疗百日咳。

7. 小儿咳嗽（痰热咳嗽）

咳嗽是小儿常见的一种肺系病证。本病相当于西医学的气管炎、支气管炎。

《中医儿科学》将咳嗽分为外感咳嗽（风寒咳嗽、风热咳嗽）、内伤咳嗽（痰热咳嗽、痰湿咳嗽、气虚咳嗽、阴虚咳嗽、肺脾气虚）和变证（心阳虚衰、邪陷厥阴）。

【临床表现】咳嗽痰多、色黄黏稠、难以咳出，甚则喉间痰鸣，发热口渴，烦躁不宁，尿少色黄，大便干结。舌红，苔黄腻，脉滑数，或指纹紫。

【证机概要】痰热伤肺，肺气不宣。

【治法】清肺化痰止咳。

【方药】清金化痰汤加减。方中桑白皮、前胡、款冬花肃肺止咳：黄芩、栀子、鱼腥草清泄肺热：桔梗、浙贝母、橘红止咳化痰：麦冬、甘草润肺止咳。

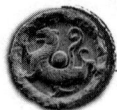

痰多色黄，黏稠难咳，加瓜蒌皮、胆南星、葶苈子清肺化痰；咳重，胸胁疼痛，加郁金、青皮理气通络；心烦口渴，加石膏、竹叶清心除烦；大便秘结，加瓜蒌仁、制大黄润肠通便。

8. 小儿肺炎喘嗽（痰热闭肺）

肺炎喘嗽是小儿期常见的肺系疾病之一，临床以发热、咳嗽、痰壅、气急、鼻翕为主要症状，重者可见张口抬肩，呼吸困难，面色苍白，口唇青紫等。本病相当于西医学的小儿肺炎。

《中医儿科学》将小儿肺炎喘嗽分为常证（风寒闭肺、风热闭肺、痰热闭肺、毒热闭肺、阴虚肺热、肺脾气虚）和变证（心阳虚衰、邪陷厥阴）。

【临床表现】发热烦躁，咳嗽喘促，呼吸困难，气急鼻翕，喉间痰鸣，口唇发绀，面赤口渴，胸闷胀满，泛吐痰涎。舌红，苔黄，脉弦滑。

【证机概要】肺炎喘嗽中期痰热俱甚，郁闭于肺。

【治法】清热涤痰，宣肺定喘。

【方药】五虎汤合葶苈大枣泻肺汤。方中麻黄、杏仁、前胡宣肺止咳；生石膏、黄芩、鱼腥草、甘草清肺泄热；桑白皮、葶苈子、苏子泻肺涤痰；细辛肃肺化痰。

热甚，加栀子、虎杖清泄肺热；热盛便秘，痰壅喘急，加生大黄，或用牛黄夺命散涤痰泻火；痰盛，加浙贝母、天竺黄、鲜竹沥清化痰热；喘促而面唇青紫，加紫丹参、赤芍活血化瘀。

9. 肺胀（痰浊壅肺证）

肺胀是多种慢性肺系疾患反复发作、迁延不愈，导致肺气胀满、不能敛降的一种病证。其与西医学的慢性支气管炎合并肺气肿、肺源性心脏病类似。肺性脑病则常见于肺胀的危重变证，可参照本病治疗。

《中医内科学》将肺胀分为痰浊壅肺证、痰热郁肺证、痰蒙神窍证、阳虚水泛证和肺肾气虚证。

【临床表现】胸膺满闷，短气喘息，稍劳即著，咳嗽痰多，痰色白黏腻或呈泡沫，畏风易汗，脘痞纳少，倦怠乏力。舌暗，苔薄腻或浊腻，脉滑。

【证机概要】肺虚脾弱，痰浊内生，上逆于肺，肺失宣降。

【治法】化痰降气，健脾益肺。

【方药】苏子降气汤合三子养亲汤加减。两方均能降气化痰平喘，但苏子降气汤偏温，以上盛兼有下虚、寒痰喘咳者为宜；三子养亲汤偏降，以痰浊壅盛、肺实喘满、痰多黏腻者为宜。方中苏子、前胡、白芥子化痰降逆平喘；半夏、厚朴、陈皮燥湿化痰，行气降逆；白术、茯苓、甘草运脾和中。

痰多，胸满不能平卧，加葶苈子、莱菔子泻肺祛痰平喘；肺脾气虚，易出汗，短气乏力，痰量不多，酌加党参、黄芪、防风健脾益气，补肺固表；痰多黏白泡沫，麻黄、桂枝、细辛、干姜散寒化饮；烦躁而喘，脉浮，小青龙汤加石膏汤兼清郁热；痰浊夹瘀，唇甲紫暗，苔浊腻，涤痰汤加丹参、地龙、桃仁、红花、赤芍、水蛭等。

10. 哮病（发作期）

哮病是一种发作性的痰鸣气喘疾患。发时喉中有哮鸣声，呼吸气促困难，甚则喘息不能平卧。本节所论哮病属痰饮病的伏饮证，包括西医学的支气管哮喘、喘息性支气管炎、嗜酸性

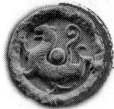

粒细胞增多症（或其他急性肺部过敏性疾患）引起的哮喘。

《中医内科学》将哮病分为发作期（冷哮证、热哮证、寒包热哮证、风哮证、虚哮证、附喘脱危证）和缓解期（肺脾气虚证、肺肾两虚证）。

【临床表现】喉中痰涎壅盛，声如拽锯，或鸣声如吹哨笛，喘急胸满，但坐不得卧，咳痰黏腻难出，或为白色泡沫痰液，无明显寒热倾向，面色青暗，起病多急，常倏忽来去，发前自觉鼻、咽、眼、耳发痒，喷嚏鼻塞，流涕，胸部憋闷，随之迅即发作。苔厚浊，脉滑实。

【证机概要】痰浊伏肺，风邪引触，肺气郁闭，升降失司。

【治法】祛风涤痰，降气平喘。

【方药】三子养亲汤加味。方中白芥子温肺利气涤痰；苏子降气化痰，止咳平喘；莱菔子行气祛痰；麻黄宣肺平喘；杏仁、僵蚕祛风化痰；厚朴、半夏、陈皮降气化痰；茯苓健脾化痰。

痰壅喘急，不能平卧，加葶苈子、猪牙皂泻肺涤痰，必要时可暂予控涎丹泻肺祛痰；感受风邪发作者，加苏叶、防风、苍耳子、蝉衣、地龙等祛风化痰。

11. 小儿咳嗽（痰湿咳嗽）

咳嗽是小儿常见的一种肺系病证。本病相当于西医学的气管炎、支气管炎。

《中医儿科学》将咳嗽分为外感咳嗽（风寒咳嗽、风热咳嗽）、内伤咳嗽（痰热咳嗽、痰湿咳嗽、气虚咳嗽、阴虚咳嗽、肺脾气虚）和变证（心阳虚衰、邪陷厥阴）。

【临床表现】咳嗽重浊，痰多壅盛，色白而稀，喉间痰声辘辘，胸闷纳呆，神乏困倦。舌淡红，苔白腻，脉滑。

【证机概要】湿痰内蕴，肺气不宣。

【治法】燥湿化痰止咳。

【方药】三拗汤合二陈汤加减。方中炙麻黄、杏仁、白前宣肺止咳；陈皮、半夏、茯苓燥湿化痰；甘草和中。

痰涎壅盛，加苏子、莱菔子、白芥子利气化痰；湿盛，加苍术、厚朴燥湿健脾，宽胸行气；咳嗽重，加款冬花、百部、枇杷叶宣肺化痰；纳呆，加焦神曲、麦芽、焦山楂醒脾消食。

12. 急喉风（风寒痰浊，凝聚咽喉）

急喉风是指以吸气性呼吸困难为主要特征的急性咽喉疾病。西医学的急性喉阻塞可参照本病治疗。

《中医耳鼻咽喉科学》将急喉风分为风热外袭，热毒内困；热毒熏蒸，痰热壅结；风寒痰浊，凝聚咽喉。

【临床表现】猝然咽喉憋闷，声音不扬，吞咽不利，呼吸困难，或兼咽喉微痛。全身可见恶寒发热、头痛无汗、口不渴等。舌苔白，脉浮。检查见喉关无红肿，会厌可明显肿胀甚至如球状，声门处黏膜苍白水肿，声门开合不利。

【证机概要】风寒痰浊凝聚咽喉，咽喉肿胀。

【治法】祛风散寒，化痰消肿。

【方药】六味汤加减。方中荆芥、防风、薄荷祛风解表，辛散风寒；桔梗、甘草、僵蚕宣肺化痰利咽。

可加苏叶、桂枝以助疏散风寒；加半夏、天南星、白附子等燥湿祛风化痰；加蝉衣祛风开音；加茯苓、泽泻健脾祛湿消肿。

13. 肺痈（溃脓期，痈肿内溃）

肺痈是肺叶生疮，形成脓疡的一种病证，属内痈之一。临

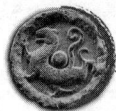

床以咳嗽、胸痛、发热、咳吐腥臭浊痰，甚则脓血相兼为主要特征。与西医学所称肺脓肿基本相同。化脓性肺炎、肺坏疽及支气管扩张、支气管囊肿、肺结核空洞等伴化脓感染而表现肺痈证候者可参照本病治疗。

《中医内科学》将肺痈分为初期（邪热壅肺）、成痈期（热毒蕴肺）、溃脓期（痈肿内溃）和恢复期（肺体损伤）。

【临床表现】咳吐大量脓痰，或如米粥，或痰血相兼，腥臭异常，有时咯血，胸中烦满而痛，甚则气喘不能卧，身热面赤，烦渴喜饮。苔黄腻，质红，脉滑数或数实。

【证机概要】热壅血瘀，血败肉腐，痈肿内溃，脓液外泄。

【治法】清肺化痰，排脓解毒。

【方药】加味桔梗汤加减。方中桔梗、薏苡仁、冬瓜子排脓散结化浊；鱼腥草、金荞麦根、败酱草清热解毒排脓；金银花、黄芩、芦根以清肺热。

络伤血溢，咯血，加丹皮、山栀子、藕节、白茅根，另服三七、白及粉凉血止血；痰热内盛，烦渴，痰黄稠，加石膏、知母、天花粉清热化痰；津伤明显，口干，舌红，加沙参、麦冬养阴生津；气虚不能托脓，气短自汗，脓出不爽，加生黄芪益气托毒排脓。

若形证俱实，咳吐腥臭脓痰，胸部满胀，喘不能卧，大便秘结，脉滑数有力，可予桔梗白散峻驱其脓。因本方药性猛烈，峻下逐脓作用甚强，一般不宜用，体弱者禁用。如下不止，饮冷开水一杯。

14. 肺癌（瘀阻肺络证）

癌症是多种恶性肿瘤的总称，肺癌为肺部的癌症。中医药治疗癌症以扶正祛邪为指导思想，中西医学结合可取长补短，减毒增效，延长生存期。

《中医内科学》将肺癌分为瘀阻肺络证、痰湿蕴肺证、阴虚毒热证和气阴两虚证。

【临床表现】咳嗽不畅，胸闷气憋，胸痛有定处，如锥如刺，或痰血暗红，口唇紫暗。舌暗或有瘀点瘀斑，苔薄，脉细弦或细涩。

【证机概要】气滞血瘀，痹阻于肺。

【治法】行气活血，散瘀消结，化瘀止痛。

【方药】血府逐瘀汤加减。方中桃仁、红花、川芎、赤芍、牛膝活血化瘀；当归、熟地黄养血活血；柴胡、枳壳疏肝理气；甘草调和诸药。

胸痛明显，配伍香附、延胡索、郁金等理气通络，活血定痛；反复咯血，血色暗红，去桃仁、红花，加蒲黄、三七、藕节、仙鹤草、茜草根祛瘀止血；瘀滞化热，耗伤气津，见口干舌燥，加沙参、天花粉、生地黄、玄参、知母等清热养阴生津；食少乏力、气短，加黄芪、党参、白术益气健脾。

15. 气胸

气胸是胸膜腔进入气体，造成浊气闭肺的常见急症。

《中医急诊学》将气胸分为实证（浊气闭肺）、内闭外脱和虚证（肺虚气逆）。

（1）浊气闭肺

【临床表现】突发胸部闷窒剧痛，呛咳阵作，气短，口唇爪甲青紫。舌隐青，脉数。

【证机概要】肺膜受损，浊气犯肺，清浊交混，气机痹阻。

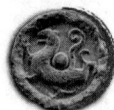

【治法】通腑泻浊，健脾降逆。

【方药】桃核承气汤加减。

湿热蕴郁明显，合龙胆泻肝汤；瘀血阻肺，合血府逐瘀汤。

中成药：血府逐瘀口服液、龙胆泻肝丸、川芎嗪、穿琥宁注射液。

（2）内闭外脱

【临床表现】胸闷剧痛，呼吸急促困难，唇甲青紫，四肢不温，神志不清，血压下降，脉疾数。

【证机概要】浊气闭肺，清浊交阻，阴阳之气不相顺接。

【治法】开闭固脱。

【方药】阳闭为主用安宫牛黄丸；阴闭为主用苏合香丸；脱证突出合参附汤；瘀血突出合桃核承气汤。

中成药：六神丸、生脉口服液。脱证多配合参附注射液，内闭神昏选醒脑静注射液。

小　　结

一、痰浊犯肺涉及的病证

痰浊犯肺涉及的病证有喘证（痰热郁肺证）、肺胀（痰热郁肺证）、风温肺热（痰热壅肺）、咳嗽（痰热郁肺证）、哮病（热哮证）、百日咳（痰火阻肺，痉咳期）、小儿咳嗽（痰热咳嗽）、小儿肺炎喘嗽（痰热闭肺）、肺胀（痰浊壅肺证）、哮病（发作期）、小儿咳嗽（痰湿咳嗽）、急喉风（风寒痰浊，凝聚咽喉）、肺痈（溃脓期，痈肿内溃）、肺癌（瘀阻肺络证）、气胸（浊气闭肺、内闭外脱）。

二、临床表现

1. 主症

有的病证名称即是临床表现。其中，喘证表现为呼吸困难，甚至张口抬肩，鼻翼翕动，不能平卧。肺胀表现为肺系疾患反复发作，迁延不愈，肺气胀满，不能敛降。风温肺热病以发热、咳嗽、咳痰为主要临床表现。哮病是一种发作性痰鸣气喘疾患。百日咳以阵发性、痉挛性咳嗽和痉咳末伴较长的鸡鸣样吸气性吼声为特征。急喉风以吸气性呼吸困难为主要特征。肺痈以咳嗽、胸痛、发热、咳吐腥臭浊痰为主要特征。肺癌为肺部的癌症。气胸是胸膜腔进入气体，造成浊气闭肺的常见急症。

2. 兼症

此节为痰浊犯肺，病证均有痰浊与肺伤的表现。肺伤表现为呼吸障碍、咳嗽、咳痰、胸胁不适。痰热见痰色黄，伴胸中烦闷，身热，有汗，面赤，咽干，口渴欲冷饮，溲赤；痰浊痰色白黏腻；痰湿色白而稀；痰瘀胸痛有定处，如锥如刺，或痰血暗红，口唇紫暗。气胸呛咳阵作，气短，口唇爪甲青紫；内闭外脱唇甲青紫，四肢不温，神志不清，血压下降。

三、舌象与脉象

1. 舌象

痰热：舌红或舌边尖红，苔薄黄，黄或黄腻；痰浊：苔薄腻或浊腻；痰湿：舌淡红，苔白腻；风寒痰浊：苔白；瘀阻肺络：舌暗或有瘀点瘀斑，苔薄。

2. 脉象

痰热：脉数、滑数或弦滑指纹紫；痰浊：苔厚浊，脉滑

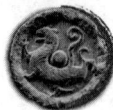

实；痰湿：脉滑；风寒痰浊：脉浮；瘀阻肺络：脉细弦或细涩；气胸：实证脉数，内闭外脱脉疾数。

四、代表方

1. 痰浊犯肺用药

喘证痰热郁肺，治以清热化痰，宣肺平喘桑白皮汤加减。肺胀痰热郁肺，治以清肺化痰，降逆平喘，越婢加半夏汤或桑白皮汤加减。风温肺热痰热壅肺，治以清热化痰，麻杏石甘汤合千金苇茎汤加减。咳嗽痰热郁肺，治以清热肃肺，豁痰止咳，清金化痰汤加减。哮病痰热蕴肺治以清热宣肺，化痰定喘，定喘汤或越婢加半夏汤加减。百日咳痰火阻肺，治以泻肺清热，涤痰镇咳，桑白皮汤合葶苈大枣泻肺汤加减。小儿痰热咳嗽，治以清肺化痰止咳，清金化痰汤加减。小儿肺炎喘嗽痰热闭肺，治以清热涤痰，宣肺定喘五虎汤合葶苈大枣泻肺汤。肺胀痰浊壅肺，治以化痰降气，健脾益肺苏子降气汤合三子养亲汤加减。哮病痰浊伏肺、风邪引触，治以祛风涤痰，降气平喘，三子养亲汤加味。小儿痰湿咳嗽，治以燥湿化痰止咳，三拗汤合二陈汤加减。急喉风风寒痰浊、凝聚咽喉，治以祛风散寒，化痰消肿，六味汤加减。肺痈溃脓期热壅血瘀，治以排脓解毒，加味桔梗汤加减。

以上各证属热痰伤肺较多，治法皆以清热化痰为主。其他如痰浊壅肺证，化痰降气；痰浊伏肺，风邪引触，祛风涤痰；喘嗽，燥湿化痰止咳；风寒痰，祛风散寒。

2. 代表方剂

桑白皮汤：功能清热肃肺，化痰定喘。用于喘证痰热郁肺；肺胀痰热郁肺方用桑白皮汤或越婢加半夏汤；百日咳痰火阻肺，桑白皮汤合葶苈大枣泻肺汤。

三子养心汤：功能温肺化痰，降气消食，宣肺平喘。用于哮病痰浊伏肺，肺胀痰浊壅肺合苏子降气汤。

葶苈大枣泻肺汤：功能泻肺行水，下气平喘。用于小儿肺炎喘嗽痰热闭肺，合定喘五虎汤；用于百日咳痰火阻肺，合桑白皮汤，泻肺清热，涤痰镇咳。

越婢加半夏汤：功能宣肺泄热，止咳平喘。用于肺胀痰热郁肺，或桑白皮汤；用于哮病热哮或定喘汤。

清金化痰汤：功能清肺化痰。用于咳嗽痰热郁肺、小儿痰热咳嗽。

其他各证根据病情加减用药或选用相应方剂。肺癌瘀阻肺络，治以行气活血，散瘀消结，血府逐瘀汤加减。气胸浊气闭肺，通腑泻浊，治以健脾降逆，桃核承气汤加减。气胸内闭外脱，治以开闭固脱，阳闭为主用安宫牛黄丸；阴闭为主用苏合香丸。脱证突出合参附汤；瘀血突出合桃核承气汤。气胸为急症，当选急救方法。

第八节　肺虚证

1. 咳嗽（肺阴亏耗证）

咳嗽是指肺失肃降，肺气上逆作声，咳出痰液而言，为肺系疾病的主要证候之一。分别言之，有声无痰为咳，有痰无声为嗽，一般多为痰声并见，难以截然分开，故以咳嗽并称。

咳嗽既是独立性的病证，又是肺系多种疾病的一个症状。本节所论重点是以咳嗽为主要表现的一类疾病，西医学中的急慢性支气管炎、部分支气管扩张症、慢性咽炎等见咳嗽症状者

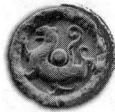

可参照本病治疗。

《中医内科学》将咳嗽分为外感咳嗽（风寒袭肺证、风热犯肺证、风燥伤肺证）和内伤咳嗽（痰湿蕴肺证、痰热郁肺证、肝火犯肺证、肺阴亏耗证）。

【临床表现】干咳，咳声短促，痰少黏白，或痰中带血丝，或声音逐渐嘶哑，口干咽燥，或午后潮热，颧红盗汗，日渐消瘦，神疲。舌红，少苔，脉细数。

【证机概要】肺阴亏虚，虚热内炽，肺失润降。

【治法】滋阴润肺，化痰止咳。

【方药】沙参麦冬汤加减。方中沙参、麦冬、花粉、玉竹、百合滋养肺阴；甘草甘缓和中；贝母、甜杏仁润肺化痰；桑白皮、地骨皮清肺泄热。

肺气不敛，咳而气促，加五味子、诃子以敛肺气；阴虚潮热，酌加功劳叶、银柴胡、青蒿、鳖甲、胡黄连以清虚热；阴虚盗汗，加乌梅、瘪桃干、浮小麦收敛止涩；肺热灼津，咳吐黄痰，加海蛤粉、知母、黄芩清热化痰；热伤血络，痰中带血，加丹皮、山栀、藕节清热止血。

2. 小儿肺炎喘嗽（阴虚肺热）

肺炎喘嗽是小儿期常见的肺系疾病之一，临床以发热、咳嗽、痰壅、气急、鼻翕为主要症状，重者可见张口抬肩，呼吸困难，面色苍白，口唇青紫等。本病相当于西医学的小儿肺炎。

《中医儿科学》将小儿肺炎喘嗽分为常证（风寒闭肺、风热闭肺、痰热闭肺、毒热闭肺、阴虚肺热、肺脾气虚）和变证（心阳虚衰、邪陷厥阴）。

【临床表现】病程较长，低热盗汗，干咳无痰，面色潮红。舌红少津，苔花剥、少苔或无苔，脉细数。

【证机概要】病程迁延，阴津耗伤，肺热减而未清。

【治法】养阴清肺，润肺止咳。

【方药】沙参麦冬汤加减。方中沙参、麦冬、玉竹、天花粉养阴清肺；桑白皮、炙冬花肃肺润燥止咳；扁豆、甘草益气和胃。

余邪留恋，低热反复，选加地骨皮、知母、黄芩、鳖甲滋阴退热；久咳，加百部、百合、枇杷叶、诃子敛肺止咳；汗多，加龙骨、牡蛎、酸枣仁、五味子敛阴止汗。

3. 小儿咳嗽（阴虚咳嗽）

咳嗽是小儿常见的一种肺系病证。本病相当于西医学的气管炎、支气管炎。

《中医儿科学》将咳嗽分为外感咳嗽（风寒咳嗽、风热咳嗽）、内伤咳嗽（痰热咳嗽、痰湿咳嗽、气虚咳嗽、阴虚咳嗽、肺脾气虚）和变证（心阳虚衰、邪陷厥阴）。

【临床表现】干咳无痰，或痰少而黏，或痰中带血，不易咳出，口渴咽干，喉痒，声音嘶哑，午后潮热或手足心热。舌红，少苔，脉细数。

【证机概要】病久阴伤，阴虚肺燥，余热未清，伤及肺络。

【治法】养阴润肺，兼清余热。

【方药】沙参麦冬汤加减。方中南沙参清肺火，养肺阴；麦门冬、生地黄、玉竹清热润燥；天花粉、甘草生津护肺；桑白皮、炙冬花、炙枇杷叶宣肃肺气。

阴虚重，加地骨皮、石斛、阿胶养阴清热；咳嗽重，加炙紫菀、川贝母、炙枇杷叶润肺止咳；咳重痰中带血，加仙鹤

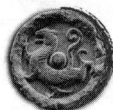

草、茅根、藕节炭清肺止血。

4. 百日咳（气阴耗伤）

百日咳是小儿时期感受百日咳时邪（百日咳杆菌）引起的肺系传染病，临床以阵发性、痉挛性咳嗽和痉咳末伴较长的鸡鸣样吸气性吼声为特征。中医学称顿嗽、顿呛，因其具有传染性，又称疫咳、天哮呛。

《中医儿科学》将百日咳分为邪犯肺卫（初咳期）、痰火阻肺（痉咳期）和气阴耗伤（恢复期）。

【临床表现】痉咳缓解，咳嗽逐渐减轻，仍干咳无痰，或痰少而稠，声音嘶哑，伴低热，午后颧红，烦躁，夜寐不宁，盗汗，口干。舌红，苔少或无苔，脉细数。或表现为咳声无力，痰白清稀，神倦乏力，气短懒言，纳差食少，自汗或盗汗，大便不实。舌淡，苔薄白，脉细弱。

【证机概要】痉咳期邪热痰火熏肺，致肺阴津耗伤，肺燥咽喉失濡。

【治法】养阴润肺，益气健脾。

【方药】肺阴亏虚沙参麦冬汤加减。方中沙参、麦冬、玉竹、石斛濡养肺阴；桑叶、天花粉、炙款冬花、川贝母润肺止咳；芦根、甘草生津利咽。咳嗽时作，加桔梗、杏仁宣肺止咳；干咳无痰，加百合、阿胶、生地黄润肺止咳；盗汗甚，加地骨皮、浮小麦、牡蛎清热敛汗；声音嘶哑，加木蝴蝶、胖大海、凤凰衣清咽开音；大便干结，加麻仁、全瓜蒌润燥通便。

肺脾气虚人参五味子汤加减。方中党参、茯苓、白术、甘草、生姜、红枣健脾养胃；五味子敛肺纳气；百部、白前宣肺止咳。痰稀量多，加半夏、陈皮燥湿化痰；咳嗽不止，加川贝母、炙款冬花化痰止咳；不思饮食，加砂仁、神曲、鸡内金助运开胃。

5. 麻疹（阴津耗伤，收没期）

麻疹是感受麻疹时邪（麻疹病毒）引起的一种急性出疹性传染病，以发热恶寒、咳嗽咽痛、鼻塞流涕、泪水汪汪、畏光羞明、口腔两颊近臼齿处可见麻疹黏膜斑、周身皮肤按序布发麻粒样大小的红色斑丘疹、皮疹消退时皮肤有糠麸样脱屑和色素沉着斑等为特征。

《中医儿科学》将麻疹分为顺证和逆证。顺证又分为邪犯肺卫（初热期）、邪入肺胃（出疹期）和阴津耗伤（收没期），逆证分为邪毒闭肺、邪毒攻喉和邪陷心肝。

【临床表现】麻疹出齐，发热渐退，精神疲倦，夜睡安静，咳嗽减轻，胃纳增加，皮疹依次渐回，皮肤可见糠麸样脱屑，并有色素沉着。舌红少津，苔薄净，脉细无力或细数。

【证机概要】邪毒已透，皮疹先出先没，依次渐回，邪退正复，余邪待清。

【治法】养阴益气，清解余邪。

【方药】沙参麦冬汤加减。方中沙参、麦冬、天花粉、玉竹滋养肺胃津液；白扁豆、桑叶清透余热；甘草养胃益气。

潮热盗汗，手足心热，加地骨皮、银柴胡清退虚热；神倦自汗，纳谷不香，加谷芽、麦芽、鸡内金开胃健脾；大便干结，加瓜蒌仁、火麻仁润肠通便。

6. 猩红热（疹后阴伤）

猩红热是感受猩红热时邪（A族乙型溶血性链球菌）引起的急性传染病，临床以发热、咽喉肿痛或伴腐烂、全身布发猩红色皮疹、疹后脱屑脱皮为特征。本病属中医学温病范畴，因具有强烈的传染性，故称为疫痧、疫疹；又因咽喉肿痛腐

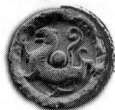

烂，皮肤色赤猩红、皮疹细小如沙，故又称烂喉痧、烂喉丹痧。

《中医儿科学》将猩红热分为邪侵肺卫、毒炽气营和疹后阴伤。

【临床表现】丹痧布齐后 1～2 天，身热渐退，咽部糜烂疼痛减轻，或见低热，唇干口燥，或伴干咳，食欲不振。舌红少津，苔剥脱，脉细数。约两周后可见皮肤脱屑、脱皮。

【证机概要】痧毒外透之后，肺胃阴津耗伤。

【治法】养阴生津，清热润喉。

【方药】沙参麦冬汤加减。方中沙参、麦冬、玉竹清润燥热而滋养肺胃之阴液；天花粉生津止渴；甘草清火和中；白扁豆健脾和胃；桑叶清疏肺中燥热。口干咽痛、舌红少津明显，加玄参、桔梗、芦根养阴清热润喉；大便秘结，加知母、火麻仁清肠润燥；低热不清，加地骨皮、银柴胡、鲜生地黄清热。

7. 风温肺热病（气阴两伤，余邪未净）

风温肺热病是感受风热病邪所引起的四时皆有而以冬春两季多发的以发热、咳嗽、咳痰为主要临床表现的急性外感热病。风温肺热病属中医外感热病范畴。西医学的急性肺炎、支气管周围炎和急性支气管炎等急性肺部感染疾病均可参照本病治疗。

《中医急诊学》将风温肺热病分为初期（热在肺卫）、中期（痰热壅肺、热陷心包）和晚期（气阴两伤，余邪未净）。

【临床表现】发热或不发热，或自觉发热，咳嗽，痰不多而黏，口燥渴。舌红裂，苔黑或焦，脉数细。

【证机概要】气阴两伤，余邪未除。

【治法】养阴清热。

【方药】沙参麦冬汤加减。

纳呆，加谷芽、麦芽；腹胀，加佛手、香橼皮。

中成药：养阴清肺糖浆、生脉注射液。

8. 肺癌（阴虚毒热证）

癌症是多种恶性肿瘤的总称，肺癌为肺部的癌症。中医药治疗癌症以扶正祛邪为指导思想，中西医学结合可以取长补短，减毒增效，延长生存期。

《中医内科学》将肺癌分为瘀阻肺络证、痰湿蕴肺证、阴虚毒热证和气阴两虚证。

【临床表现】咳嗽无痰或少痰，或痰中带血，甚则咯血不止，胸痛，心烦寐差，低热盗汗，或热势壮盛，久稽不退，口渴，大便干结。舌红，苔黄，脉细数或数大。

【证机概要】肺阴亏虚，热毒炽盛。

【治法】养阴清热，解毒散结。

【方药】沙参麦冬汤合五味消毒饮加减。前方养阴清热，适用于肺阴亏虚者；后方以清热解毒为主，适用于热毒炽盛者。方中沙参、玉竹、麦冬、甘草、桑叶、天花粉养阴清热；金银花、野菊花、蒲公英、紫花地丁、紫背天葵清热解毒散结。咯血不止，选加白及、仙鹤草、茜草根、三七凉血止血，收敛止血；低热盗汗，加地骨皮、白薇、五味子育阴清热敛汗；大便干结，加全瓜蒌、火麻仁润燥通便。

9. 肺癌（气阴两虚证）

【临床表现】咳嗽痰少，或痰稀，咳声低弱，气短喘促，神疲乏力，面色㿠白，形瘦恶风，自汗或盗汗，口干少饮。舌红或淡，脉细弱。

【证机概要】气虚阴伤，肺痿失用。

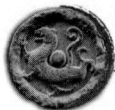

【治法】益气养阴。

【方药】生脉散合百合固金汤加减。前方益气生津，用于气阴两伤；后方养阴清热，润肺化痰，用于肺虚阴伤而有热。方中人参大补元气；麦冬养阴生津；五味子敛补肺津；生地黄、熟地黄、玄参滋阴补肾；当归、芍药养血平肝；百合、麦冬、甘草润肺止咳；桔梗止咳祛痰。

气虚症状明显者，加生黄芪、太子参、白术等益气补肺健脾；咳痰不利，痰少而黏者，加贝母、百部、杏仁利肺化痰。若肺肾同病，阴损及阳，出现以阳气虚衰为突出临床表现时，可选用右归丸温补肾阳。

上述证候中，如合并有上腔静脉压迫综合征，出现颜面、胸膺上部青紫水肿，声音嘶哑，头痛晕眩，呼吸困难，甚至昏迷的严重症状，危重者可在短期内死亡。中医治疗从瘀血、水肿论治，活血化瘀，利水消肿，可使部分病人缓解。常用方剂如通窍活血汤、五苓散、五皮饮、真武汤等。压迫症状较轻者，可在辨证论治方药中，酌加葶苈子、猪苓、生麻黄、益母草等泻肺除壅，活血利水。

10. 金疳（肺阴不足证）

金疳是指白睛表层生玉粒样小疱，周围绕以赤脉的眼病，又名金疮。本病相当于西医学的泡性结膜炎。

《中医眼科学》将金疳分为肺经燥热证、肺阴不足证和肺脾亏虚证。

【临床表现】隐涩微痛，眼眵干结，白睛生小疱，周围赤脉淡红，反复再发；伴干咳咽干。舌红，少苔或无苔，脉细数。

【证机概要】肺阴不足，虚火上炎，伤及白睛。

【治法】滋阴润肺。

【方药】养阴清肺汤加减。常于方中加夏枯草、连翘以增清热散邪之功。

11. 悬饮（阴虚内热证）

痰饮是指体内水液输布、运化失常，停积于某些部位的一类病证。"四饮"（痰饮、悬饮、溢饮、支饮）表现多端，与西医学中的慢性支气管炎、支气管哮喘、渗出性胸膜炎、慢性胃炎、心力衰竭、肾炎水肿等均有较密切联系。

《中医内科学》将痰饮分为痰饮（脾阳虚弱证、饮留胃肠证）、悬饮（邪犯胸肺证、饮停胸胁证、络气不和证、阴虚内热证）、溢饮（表寒里饮证）和支饮（寒饮伏肺证、脾肾阳虚证）。

【临床表现】咳呛时作，咳吐少量黏痰，口干咽燥，或午后潮热，颧红心烦，手足心热，盗汗，或伴胸胁闷痛，病久不复，形体消瘦。舌偏红，少苔，脉数。

【证机概要】饮阻气郁，化热伤阴，阴虚肺燥。

【治法】滋阴清热。

【方药】沙参麦冬汤合泻白散加减。前方清肺润燥，养阴生津；后方清肺降火。方中沙参、麦冬、玉竹、白芍、天花粉养阴生津；桑白皮、桑叶、地骨皮、甘草清肺降火止咳。

阴虚内热，潮热显著，加鳖甲、功劳叶以清虚热；虚热灼津为痰，肺失宣肃而见咳嗽，加百部、川贝母；痰阻气滞，络脉失畅，见胸胁闷痛，酌加瓜蒌皮、枳壳、广郁金、丝瓜络；日久积液未尽，加牡蛎、泽泻利水化饮；兼神疲气短，易汗，面色㿠白，酌加太子参、黄芪、五味子益气敛液。本证需防迁延日久，趋向劳损之途。

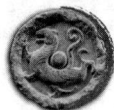

12. 肺衰（实证）

肺衰是指因肺之脏真受伤，气力衰竭，呼吸错乱，百脉不畅而引起的急危重症。西医学的呼吸衰竭可参照本病救治。

《中医急诊学》将肺衰分为实证和虚证。

【临床表现】咳嗽痰少，或痰稀，咳声低弱，气短喘促，神疲乏力，面色㿠白，形瘦恶风，自汗或盗汗，口干少饮。舌红或淡，脉细弱。

【证机概要】气虚阴伤，肺痿失用。

【治法】益气养阴。

【方药】生脉散合百合固金汤加减。前方益气生津，适用于气阴两伤者；后方养阴清热，润肺化痰，适用于肺虚阴伤有热者。方中人参大补元气；麦冬养阴生津；五味子敛补肺津；生地黄、熟地黄、玄参滋阴补肾；当归、芍药养血平肝；百合、麦冬、甘草润肺止咳；桔梗止咳祛痰。

气虚症状明显，加生黄芪、太子参、白术等益气补肺健脾；咳痰不利，痰少而黏，加贝母、百部、杏仁利肺化痰；若肺肾同病，阴损及阳，出现以阳气虚衰为突出表现时，选用右归丸温补肾阳。

如合并上腔静脉压迫综合征，出现颜面、胸膺上部青紫水肿，声音嘶哑，头痛晕眩，呼吸困难，甚至昏迷的严重症状，危重者会在短期内死亡。中医从瘀血、水肿论治，活血化瘀，利水消肿，可使部分患者缓解。常用方剂如通窍活血汤、五苓散、五皮饮、真武汤等。压迫症状较轻者，可在辨证论治方药中酌加葶苈子、猪苓、生麻黄、益母草等泻肺除壅，活血利水。

13. 气胸（内闭外脱）

气胸是胸膜腔进入气体，造成浊气闭肺的常见急症。

《中医急诊学》将气胸分为实证（浊气闭肺）、内闭外脱和虚证（肺虚气逆）。

【临床表现】胸闷胀痛，心慌气短，呼吸急促困难，唇甲青紫，四肢不温，神志不清，血压下降，脉疾数。

【证机概要】浊气闭肺，肺气衰耗。

【治法】开闭固脱。

【方药】阳闭为主用安宫牛黄丸；阴闭为主用苏合香丸；脱证合参附注射液，内闭神昏选醒脑静注射液。

14. 鼻鼽（肺气虚寒）

鼻鼽是指以突然和反复发作的鼻痒、打喷嚏、流清涕、鼻塞等为主要特征的鼻病。西医学的变应性鼻炎、血管运动性鼻炎、酸性粒细胞增多性非变应性鼻炎等疾病可参照本病治疗。

《中医耳鼻咽喉科学》将鼻鼽分为肺气虚寒、脾气虚弱、肾阳不足和肺经伏热。

【临床表现】鼻塞鼻痒，喷嚏频频，清涕如水，嗅觉减退，畏风怕冷，自汗，气短懒言，语声低怯，面色苍白，或咳嗽痰稀。舌淡，苔薄白，脉虚弱。检查见下鼻甲肿大光滑、鼻黏膜淡白或灰白，鼻道可见水样分泌物。

【证机概要】肺气虚寒，卫表不固，风寒乘虚而入。

【治法】温肺散寒，益气固表。

【方药】温肺止流丹加减。方中细辛、荆芥疏风散寒；人参、甘草、诃子补肺敛气；桔梗、鱼脑石散结除涕。

鼻痒甚，酌加僵蚕、蝉蜕；畏风怕冷、清涕如水，酌加桂枝、干姜、大枣等。临床上亦可用玉屏风散合苍耳子散加减。

15. 鼻渊（肺气虚寒）

鼻渊是指以鼻流浊涕、量多不止为主要特征的鼻病。西医

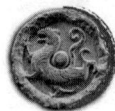

学的鼻窦炎症性疾病可参照本病治疗。

《中医耳鼻咽喉科》将鼻渊分为肺经风热、胆腑郁热、脾胃湿热、肺气虚寒和脾气虚弱。

【临床表现】鼻塞或重或轻，鼻涕黏白，稍遇风冷则鼻塞加重，鼻涕增多，喷嚏时作，嗅觉减退，头昏头胀，气短乏力，语声低微，面色苍白，自汗畏风寒，咳嗽痰多。舌淡，苔薄白，脉缓弱。检查见鼻黏膜淡红肿胀、中鼻甲肥大或息肉样变，中鼻道可见有黏性分泌物。

【证机概要】肺气虚弱，无力驱邪，邪滞鼻窍。

【治法】温补肺脏，散寒通窍。

【方药】温肺止流丹加减。

可酌加辛夷花、苍耳子、白芷芳香通窍；头额冷痛，加羌活、白芷、川芎等；畏寒肢冷、遇寒加重，加防风、桂枝等；鼻涕多，加半夏、陈皮、薏苡仁等；若喷嚏、流清涕，加黄芪、白术、防风等。

小　　结

一、肺虚证涉及的病证

肺虚证涉及的病证有咳嗽（肺阴亏耗证）、小儿肺炎喘嗽（阴虚肺热）、小儿咳嗽（阴虚咳嗽）、百日咳（气阴耗伤）、麻疹（阴津耗伤，收没期）、猩红热（疹后阴伤）、风温肺热病（气阴两伤，余邪未净）、肺癌（阴虚毒热证、气阴两虚证）、金疮（肺阴不足证）、悬饮（阴虚内热证）、肺衰（实证）、气胸（内闭外脱）、鼻衄（肺气虚寒）、鼻渊（肺气虚寒）。

二、临床表现

1. 主症

病证名称即是其临床表现。鼻鼽有鼻痒、打喷嚏、流清涕、鼻塞等；鼻渊：鼻流浊涕、量多不止等表现。其他名称已在前节介绍。

2. 兼症

大部分病证为肺阴虚证，表现为干咳，咳声短促，痰少黏白，或痰中带血丝，或声音逐渐嘶哑，口渴咽干夜寐不宁，或午后潮热，颧红盗汗，日渐消瘦，神疲；气阴两虚证还可见面色㿠白，形瘦恶风，自汗。鼻病有鼻痒、鼻干的表现。气胸内闭外脱见胸闷剧痛，呼吸急促困难，唇甲青紫，四肢不温，神志不清，血压下降。

三、舌象与脉象

1. 舌象

肺阴虚：一般舌红少津，少苔。小儿肺炎阴虚肺热见苔花剥，少苔或无苔；猩红热疹后阴伤见舌红裂，苔黑或焦。气阴两虚证表现为舌红或淡，脉细弱。肺气虚寒见舌淡，苔薄白。

2. 脉象

脉细数或脉细无力。肺癌阴虚毒热见脉细数或数大；气阴两虚见脉细弱；肺气虚寒则脉虚弱。

四、代表方

咳嗽肺阴亏耗，治以滋阴润肺，化痰止咳，沙参麦冬汤加减。小儿肺炎阴虚肺热喘嗽，治以养阴清肺，润肺止咳，沙参

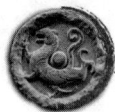

麦冬汤加减。百日咳恢复期气阴耗伤，治以养阴润肺，益气健脾，肺阴亏虚沙参麦冬汤加减；肺脾气虚人参五味子汤加减。麻疹收没期阴津耗伤，治以养阴益气，清解余邪，沙参麦冬汤加减。猩红热疹后阴伤，治以养阴生津，清热润喉，沙参麦冬汤加减。风温肺热晚期，气阴两伤，余邪未净，治以养阴清热，沙参麦冬汤加减。肺癌阴虚毒热，治以养阴清热，解毒散结，沙参麦冬汤合五味消毒饮加减。肺阴不足之金疮，治以滋阴润肺，养阴清肺汤加减。悬饮阴虚内热，治以滋阴清热，沙参麦冬汤合泻白散加减。

以上各证属肺阴虚或肺阴虚为主者，皆以沙参麦冬汤为主。沙参麦冬汤清养肺胃，生津润燥，适用于燥伤肺胃阴分，津液亏损所致的咽干口渴、干咳痰少而黏，或发热、脉细数、舌红、少苔者。

气阴两虚者，治以益气养阴，生脉散合百合固金汤加减。肺气虚寒，治以温肺散寒，益气固表，温肺止流丹加减。气胸虚证，补肺降逆，生脉散加减。肺癌气阴两虚，益气养阴生脉散合百合固金汤加减。肺衰气阴两虚，益气养阴，生脉散合百合固金汤加减。鼻鼽肺气虚寒，治以温肺散寒，益气固表，温肺止流丹加减。鼻渊肺气虚寒，治以温补肺脏，散寒通窍，温肺止流丹加减。

第六章　膀胱三焦病证

1. 淋证

淋证是以小便频数短涩、淋沥刺痛、小腹拘急引痛为主症的病证。相当于西医学的急、慢性尿路感染，尿道结核，尿路结石，急、慢性前列腺炎，化学性膀胱炎，乳糜尿及尿道综合征等病。凡具有淋证特征者，均可参照本病治疗。

《中医内科学》将淋证分为热淋（湿热蕴结膀胱）、石淋（膀胱气化失司）、血淋（湿热下注膀胱）、气淋（膀胱气化不利）、膏淋（湿热下注）、劳淋（脾肾两虚，膀胱气化无权）。

（1）热淋（湿热蕴结膀胱）

【临床表现】小便频数短涩，灼热刺痛，溺色黄赤，少腹拘急胀痛，或有寒热，口苦，呕恶，或腰痛拒按，或大便秘结。苔黄腻，脉滑数。

【证机概要】湿热蕴结下焦，膀胱气化失司。

【治法】清热解毒，利湿通淋。

【方药】八正散加减。方中瞿麦、萹蓄、车前子、滑石、萆薢利湿通淋；大黄、黄柏、蒲公英、紫花地丁清热解毒。

伴寒热、口苦、呕恶，加黄芩、柴胡和解少阳；大便秘结、腹胀，重用生大黄、枳实通腑泄热；阳明热证，加知母、石膏清气分之热；热毒弥漫三焦，黄连解毒汤合五味消毒饮清热泻火解毒；气滞，加青皮、乌药；湿热伤阴，去大黄，加生

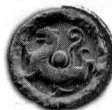

地黄、知母、白茅根养阴清热。

《中医急诊学》将急淋分为石淋、热淋、血淋（实证、虚证）。热淋的治法与此相同。《中医妇科学》的妊娠小便淋痛湿热下注证，治以清热利湿，润燥通淋，方用加味五苓散，也基本相同。

《中医儿科学》认为，小儿尿频湿热下注膀胱为热淋，由湿热内蕴、下注膀胱所致，采用清热利湿、通利膀胱法，用八正散加减。

（2）石淋（膀胱气化失司）

【临床表现】尿中夹砂石，排尿涩痛，或排尿时突然中断，尿道窘迫疼痛，少腹拘急，往往突发，一侧腰腹绞痛难忍，甚则牵及外阴，尿中带血。舌红，苔薄黄，脉弦或带数。若病久砂石不去，可伴面色少华，精神委顿，少气乏力，舌淡、边有齿印，脉细弱；或腰腹隐痛，手足心热，舌红，少苔，脉细带数。

【证机概要】湿热蕴结下焦，尿液煎熬成石，膀胱气化失司。

【治法】清热利湿，排石通淋。

【方药】石韦散加减。方中瞿麦、萹蓄、通草、滑石清热利湿通淋；金钱草、海金沙、鸡内金、石韦排石化石；穿山甲、虎杖、王不留行、牛膝活血软坚；青皮、乌药、沉香理气导滞。

腰腹绞痛，加芍药、甘草缓急止痛；尿中带血，去山甲、王不留行，加小蓟草、生地黄、藕节凉血止血；小腹胀痛，加木香、乌药行气通淋；伴瘀滞，舌紫，加桃仁、红花、炮山甲、皂角刺，加强破气活血、化瘀散结作用；石淋日久，见神疲乏力、少腹坠胀，补中益气汤加金钱草、海金沙、冬葵子益气通淋；腰膝酸软，腰部隐痛，加杜仲、川续断、补骨脂补肾益气；形寒肢冷，夜尿清长，加巴戟肉、肉苁蓉、肉桂温肾化气；舌红，口干，肾阴亏耗，配生地黄、熟地黄、麦冬、鳖甲滋养肾阴。

伴湿热证，参照热淋治疗。绞痛缓解，多无明显自觉症状，可用金钱草煎汤代茶。结石过大，阻塞尿路，肾盂严重积水，宜手术治疗。

《中医急诊学》中石淋用利湿通淋、化积排石法，方亦用石韦散加减。《中医外科学》称为尿石症，分为湿热蕴结证、气血瘀滞证、肾气不足证。湿热蕴结证治以清热利湿，通淋排石，三金排石汤加减。

（3）血淋（湿热下注膀胱）

【临床表现】小便热涩刺痛，尿色深红，或夹血块，疼痛满急加剧，或见心烦。舌尖红，苔黄，脉滑数。

【证机概要】湿热下注膀胱，热甚灼络，迫血妄行。

【治法】清热通淋，凉血止血。

【方药】小蓟饮子加减。方中小蓟、生地黄、白茅根、旱莲草凉血止血；木通、生草梢、山栀、滑石清热泻火通淋；当归、蒲黄、土大黄、三七、马鞭草通络止血。

有瘀血征象，加三七、牛膝、桃仁化瘀止血；出血不止，加仙鹤草、琥珀粉收敛止血；久病肾阴不足，虚火扰动阴血，症见尿色淡红、尿痛涩滞不显、腰膝酸软、疲乏力者，知柏地黄丸加减；肾阴亏耗严重，加熟地黄、麦冬、鳖甲、旱莲草滋养肾阴；久病脾虚气不摄血，症见神疲乏力、面色少华，归脾汤加仙鹤草、泽泻、滑石益气养血通淋。

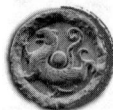

《中医急诊学》急淋中的血淋实证，湿热下注证的治法与《中医内科学》尿血的下焦湿热证的治法相同。

（4）气淋（膀胱气化不利）

【临床表现】郁怒之后小便涩滞，淋沥不止，少腹胀满疼痛。苔薄白，脉弦。

【证机概要】气机郁结，膀胱气化不利。

【治法】理气疏导，通淋利尿。

【方药】沉香散加减。方中沉香、青皮、乌药、香附疏肝理气；石韦、滑石、冬葵子、车前子利水通淋。

少腹胀满，上及于胸，加川楝子、小茴香、广郁金疏肝理气；兼瘀滞，加红花、赤芍、益母草活血化瘀行水。

（5）膏淋（湿热下注）

【临床表现】小便浑浊，乳白或如米泔水，上有浮油，置之沉淀，或伴絮状凝块物，或混血液、血块，尿道热涩疼痛，尿时阻塞不畅，口干。舌红，苔黄腻，脉濡数。

【证机概要】湿热下注，阻滞络脉，脂汁外溢。

【治法】清热利湿，分清泄浊。

【方药】程氏萆薢分清饮加减。方中萆薢、石菖蒲、黄柏、车前子清热利湿；飞廉、水蜈蚣、向日葵心分清泌浊；莲子心、连翘心、丹皮、灯心清心泄热。

小腹胀，尿涩不畅，加台乌药、青皮疏利肝气；伴血尿，加小蓟、藕节、白茅根凉血止血；小便黄赤，热痛明显，加甘草梢、竹叶、通草清心导火；兼肝火，配龙胆草、山栀泻肝清火，导热下行；病久湿热伤阴，加生地黄、麦冬、知母滋养肾阴。

膏淋病久不已，反复发作，淋出如脂，涩痛不甚，形体日见消瘦，头昏无力，腰膝酸软，舌淡，苔腻，脉细无力，此为脾肾两虚，气不固摄，用膏淋汤补脾益肾固摄；偏脾虚中气下陷，配补中益气汤；偏肾阴虚，配七味都气丸（六味加五味子）；偏肾阳虚，金匮肾气丸加减；伴血尿，加仙鹤草、阿胶补气摄血；夹瘀，加参三七、当归活血通络。

2. 癃闭

癃闭是以小便量少、排尿困难、甚则小便闭塞不通为主症的一种病证。其中小便不畅，点滴而短少，病势较缓者称为癃；小便闭塞，点滴不通，病势较急者称为闭。二者只是程度上的差别，故多合称癃闭。本病相当于西医学中各种原因引起的尿潴留和无尿症，如神经性尿闭、膀胱括约肌痉挛、尿道结石、尿路肿瘤、尿道损伤、尿道狭窄、前列腺增生症、脊髓炎等病所出现的尿潴留，以及肾功能不全引起的少尿、无尿症。其可参照本病治疗，同时注意辨病求因。

《中医内科学》将癃闭分为膀胱湿热证、肺热蕴盛证、肝郁气滞证、浊瘀阻塞证、脾气不升证和肾阳衰惫证。

（1）膀胱湿热证

【临床表现】小便点滴不通，或量极少而短赤灼热，小腹胀满，口苦口黏，或口渴不欲饮，或大便不畅。舌红，苔黄腻，脉数。

【证机概要】湿热壅结下焦，膀胱气化不利。

【治法】清利湿热，通利小便。

【方药】八正散加减。方中黄柏、山栀、大黄、滑石清热利湿；瞿麦、萹蓄、茯苓、泽泻、车前子通利小便。

舌苔厚腻，可加苍术、黄柏以加强清化湿热；兼心烦、口舌生疮糜烂，可合导赤散清心火，利湿热；湿热久恋下焦，导

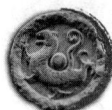

致肾阴灼伤而出现口干咽燥，潮热盗汗，手足心热，舌光红，可改用滋肾通关丸加生地黄、车前子、牛膝等以滋肾阴，清湿热，助气化；因湿热蕴结三焦，气化不利，小便量极少或无尿，面色晦滞，胸闷烦躁，恶心呕吐，口中有尿臭味，甚则神昏谵语，黄连温胆汤加车前子、通草、制大黄等，以降浊和胃，清热利湿。

（2）肝郁气滞证

【临床表现】小便不通或通而不爽，情志抑郁，或多烦善怒，胁腹胀满。舌红，苔薄黄，脉弦。

【证机概要】肝气失于疏泄，三焦气机失宣，膀胱气化不利。

【治法】疏达肝气，活血行水。

【方药】沉香散加减。方中沉香、橘皮、柴胡、青皮、乌药疏肝理气；当归、王不留行、郁金行下焦气血；石韦 车前子、冬葵子、茯苓通利小便。

肝郁气滞严重，合六磨汤增强疏肝理气作用；气郁化火，见舌红、苔薄黄，加丹皮、山栀清肝泻火。

（3）浊瘀阻塞证

【临床表现】小便点滴而下，或尿如细线，甚则阻塞不通，小腹胀满疼痛。舌紫暗，或有瘀点，脉涩。

【证机概要】瘀血败精，阻塞尿路，水道不通。

【治法】行瘀散结，通利水道。

【方药】抵当丸加减。方中当归尾、山甲片、桃仁、莪术活血化瘀；大黄、芒硝、郁金通瘀散结；肉桂、桂枝助膀胱气化。

瘀血现象较重，加红花、川牛膝增强活血化瘀作用；病久气血两虚，面色不华，加黄芪、丹参、当归之类；尿路结石，加金钱草、海金沙、冬葵子、瞿麦、石韦通淋排石利尿；若一时性小便不通，胀闭难忍可加麝香 0.09～0.15g 装胶囊内吞服，以急通小便。此药芳香走窜，能通行十二脉，传遍三焦，药力较猛，切不可多用，以免伤人正气。

3. 急性肾小球肾炎（急性期，湿热内侵）

急性肾小球肾炎简称急性肾炎，是儿科常见的免疫反应性肾小球疾病，临床以急性起病、浮肿、少尿、血尿、蛋白尿及高血压为主要特征。本病多见于感染之后，尤其是溶血性链球菌感染后，故称急性链球菌感染后肾炎。

《中医儿科学》将急性肾小球肾炎分为急性期和恢复期。急性期又分为常证（风水相搏、湿热内侵）和变证（邪陷心肝、水凌心肺、水毒内闭）；恢复期分为阴虚邪恋和气虚邪恋。

【临床表现】头面肢体浮肿或轻或重，小便黄赤而少，尿血，烦热口渴，头身困重，常有近期疮毒史。舌红，苔黄腻，脉滑数。

【证机概要】疮毒内陷，湿热内侵三焦。

【治法】清热利湿，凉血止血。

【方药】五味消毒饮合小蓟饮子加减。方中金银花、野菊花、蒲公英、紫花地丁清热解毒；栀子清泄三焦之火；猪苓、淡竹叶利湿清热；小蓟、蒲黄、当归凉血止血并能散瘀，使血止而不留瘀。

小便赤涩，加白花蛇舌草、石韦、金钱草清热利湿；口苦口黏，加茵陈蒿、龙胆草燥湿清热；皮肤湿疹，加苦参、白鲜皮、地肤子燥湿解毒，除风止痒；大便秘结，加生大黄泻火降

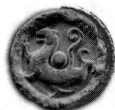

浊；口苦心烦，加龙胆草、黄芩泻火除烦。

4. 肾病综合征（标证，湿热侵犯三焦）

肾病综合征是一组由多种病因引起的临床证候群，以大量蛋白尿、低蛋白血症、高脂血症及不同程度的水肿为主要特征。小儿肾病属中医学"水肿"范畴，且多属阴水，以肺、脾、肾三脏虚弱为本，尤以脾肾亏虚为主。

《中医儿科学》将肾病综合征分为本证（肺脾气虚、脾肾阳虚、肝肾阴虚、气阴两虚）和标证（外感风邪、水湿、湿热、血瘀、湿浊）。

【临床表现】皮肤脓疱疮、疖肿、疮疡、丹毒（上焦）；或口黏口苦，口干不欲饮，脘闷纳差；或小便频数不爽、量少、有灼热或刺痛感、色黄赤混浊，小腹坠胀不适（中焦）；或腰痛，恶寒发热，口苦便秘（下焦）。舌红，苔黄腻，脉滑数。

【证机概要】肺、脾、肾三脏虚弱，水邪侵犯，复感湿热侵犯上、中、下三焦。

【治法】上焦湿热清热解毒；中焦湿热清热解毒，化浊利湿；下焦湿热清热利湿。

【方药】上焦湿热五味消毒饮加减。方中金银花、菊花、蒲公英、紫花地丁、天葵子清热解毒；黄芩、黄连、半枝莲燥湿清热。

中焦湿热甘露消毒丹加减。方中黄芩、茵陈蒿、滑石清热利湿，泻火解毒；藿香、厚朴、白蔻仁行气畅中利湿；薏苡仁、猪苓、车前子利湿。

下焦湿热八正散加减。方中通草、车前子、萹蓄、滑石清热利湿通淋；栀子、大黄清热泻火；连翘、黄柏、金钱草、半枝莲清热解毒利湿。

5. 水肿

水肿是体内水液潴留，泛溢肌肤，表现以头面、眼睑、四肢、腹背，甚至全身浮肿为特征的一类病证。水肿在西医学中是多种疾病的一个症状，包括肾性水肿、心性水肿、肝性水肿、营养不良性水肿、功能性水肿、内分泌失调引起的水肿等。本节论及的水肿主要以肾性水肿为主，包括急慢性肾小球肾炎、肾病综合征、继发性肾小球疾病等。

《中医内科学》将水肿分为阳水（风水相搏证、湿毒浸淫证、水湿浸渍证、湿热壅盛证）和阴水（脾阳虚衰证、肾阳衰微证、瘀水互结证）。

（1）阳水（湿热壅盛证）

【临床表现】遍体浮肿，皮肤绷急光亮，胸脘痞闷，烦热口渴，小便短赤，或大便干结。舌红，苔黄腻，脉沉数或濡数。

【证机概要】湿热内盛，三焦壅滞，气滞水停。

【治法】泻下逐水，疏风发表。

【方药】疏凿饮子加减。方中羌活、秦艽、防风、大腹皮、茯苓皮、生姜皮疏风解表，发汗消肿，使在表之水从汗而疏解；猪苓、茯苓、泽泻、木通、椒目、赤小豆、黄柏清热利尿消肿；商陆、槟榔、生大黄通便逐水消肿。

腹满不减，大便不通者可合己椒苈黄丸，以助攻泻之力，使水从大便而泄；若肿势严重，兼见喘促不得平卧者加葶苈子、桑白皮泻肺利水；若湿热久羁，亦可化燥伤阴，症见口燥咽干可加白茅根、芦根，不宜过用苦温燥湿、攻逐伤阴之品。

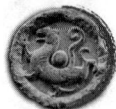

（2）阴水（瘀水互结证）

【临床表现】水肿延久不退，肿势轻重不一，四肢或全身浮肿，以下肢为主，皮肤瘀斑，腰部刺痛，或伴血尿。舌紫暗，苔白，脉沉细涩。

【证机概要】水停湿阻，气滞血瘀，三焦气化不利。

【治法】活血祛瘀，化气行水。

【方药】桃红四物汤合五苓散。前方活血化瘀，后方通阳行水，适用于水肿兼瘀血或水肿久病者。方中当归、赤芍、川芎、丹参养血活血；益母草、红花、凌霄花、路路通、桃仁活血通络；桂枝、附子通阳化气；茯苓、泽泻、车前子利水消肿。

全身肿甚，气喘烦闷，小便不利，此为血瘀水盛，肺气上逆可加葶苈子、川椒目、泽兰逐瘀泻肺；如见腰膝酸软，神疲乏力，乃脾肾亏虚之象，可合用济生肾气丸以温补脾肾，利水肿；对气阳虚者可黄芪、附子益气温阳以助化瘀行水之功。

对于久病水肿，虽无明显瘀阻之象，临床上亦常合用益母草、泽兰、桃仁、红花等药，以加强利尿消肿的效果。

小　　结

一、膀胱与三焦涉及的病证

膀胱与三焦涉及的病证有淋证（热淋，湿热蕴结膀胱；石淋，膀胱气化失司；血淋，湿热下注膀胱；膏淋，湿热下注；气淋，膀胱气化不利）、癃闭（膀胱湿热证、肝郁气滞证、浊瘀阻塞证）、急性肾小球肾炎（急性期，湿热内侵）、肾病综合征（标证，湿热侵犯三焦）、水肿（阳水，湿热壅盛；阴水瘀水互结）。

二、临床表现

1. 主症

淋证以小便频数短涩、淋沥刺痛、小腹拘急引痛为主症。各种淋证除小便频数短涩外，热淋有灼热刺痛，溺色黄赤、石淋尿中夹砂石、血淋尿色深红，或夹有血块、气淋于郁怒之后，小便涩滞，淋沥不宣、膏淋小便浑浊，乳白或如米泔水；癃闭以小便量少，排尿困难，甚则小便闭塞不通为主症。膀胱湿热证尚有极少量的尿液而短赤灼热、肝郁气滞膀胱气化不利当有情志抑郁，或多烦善怒；浊瘀阻塞、尿路受阻证多有瘀血的症状。舌紫暗，或有瘀点，脉涩等。急性肾小球肾炎以急性起病，浮肿、少尿、血尿、蛋白尿及高血压为主要特征。肾病综合征以大量蛋白尿、低蛋白血症、高脂血症及不同程度的水肿为主要特征。根据病情分成三焦：皮肤脓疱疮、疖肿、疮疡、丹毒等（上焦）；或口黏口苦，口干不欲饮，脘闷纳差等；或小便频数不爽、量少、有灼热或刺痛感、色黄赤混浊、小腹坠胀不适（中焦），或有腰痛、恶寒发热、口苦便秘（下焦）；水肿表现为头面、眼睑、四肢、腹背，甚至全身浮肿。

2. 兼症

病在下焦，多有少腹胀满疼痛与腰痛等症状，其病多由湿热所致，其表现多有口苦呕恶，腰痛拒按，便秘溲赤，尿道热涩疼痛，口苦口黏，烦热口渴不欲饮等。石淋若病久砂石不去可有气虚的表现；气郁，或见心烦，情志抑郁，或多烦善怒，胁腹胀满。

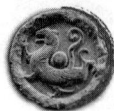

三、舌象与脉象

1. 舌象

多表现为热象,如舌红或尖红,苔薄黄、黄、黄腻。气虚则舌淡边有齿印。有瘀血其舌紫暗有瘀点。

2. 脉象

热证脉数,兼滑、弦、细、濡等。气虚则脉细而弱;血瘀时脉涩。

四、代表方

膀胱与三焦病证多由湿热所致,其选用的方剂,多为清热利湿剂。

八正散清热利湿,重在利水,用于膀胱湿热的热淋、癃闭,湿热蕴毒证的急性肾小球肾炎,下焦湿热的水肿等。石韦散兼排石,用于石淋湿热蕴结下焦;沉香散兼理气,用于气淋和气滞膀胱气化不利的癃闭。小蓟饮子兼凉血止血,用于血淋。程氏萆薢分清饮兼分清泄浊,用于膏淋。五味消毒饮,重在清热解毒,用于肾病综合征标证的湿热侵犯三焦;合小蓟饮子增加凉血止血作用,用于湿热内侵三焦的急性肾小球肾炎。甘露消毒丹兼行气畅中利湿,用于肾病综合征的中焦湿热。疏凿饮子具有泻下逐水、疏风发表作用,主治水湿壅盛、表里俱病的阳水实证,用于阳水湿热壅盛证。桃红四物汤合五苓散有活血祛瘀、化气行水作用,用于阴水瘀水互结证。

第七章 合 病

涉及两个或两个以上内脏同时患病，称为合病。

第一节 肺脾同病

一、肺脾实证

1. 白涩症（邪热留恋证）

白涩症是指白睛不赤不肿而自觉眼内干涩不舒的眼病。多双眼发病，与年龄、季节无关，药物治疗难取速效。本病相当于西医学的慢性结膜炎、浅层点状角膜炎。

《中医眼科学》将白涩症分为邪热留恋证、肺阴不足证、脾胃湿热证和肝肾阴虚证。

【临床表现】常见于暴风客热或天行赤眼治疗不彻底，微感畏光流泪，少许眼眵，干涩不爽，白睛遗留少许赤丝细脉，迟迟不退，睑内亦轻度红赤。舌红，苔薄黄，脉数。

【证机概要】热邪伤阴，余邪未尽，隐伏于肺脾两经。

【治法】清热利肺。

【方药】桑白皮汤加减。方中桑白皮、泽泻、玄参、甘草、麦冬、黄芩、旋覆花、菊花、地骨皮、桔梗、白茯苓。

若阴伤无湿，可去茯苓、泽泻。

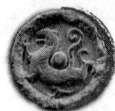

2. 手足口病（邪犯肺脾）

手足口病是因感受手足口病时邪（柯萨奇病毒 A 组）引起的发疹性传染病，临床以手足皮肤、口咽部发生疱疹为特征。

《中医儿科学》将手足口病分为邪犯肺脾和湿热蒸盛。

【临床表现】发热轻微，或无发热，或流涕咳嗽，纳差恶心，呕吐泄泻，约一两天后或同时出现口腔内疱疹，破溃后形成小的溃疡疼痛流水，不欲进食。随病情进展，手足掌心部出现米粒至豌豆大斑丘疹，并迅速转为疱疹疮，分布稀疏，疹色红润，根盘红晕不著，疱液清亮。舌红，苔薄黄腻，脉浮数。

【证机概要】肺气失宣，脾运失职，湿热内侵。

【治法】宣肺解表，清热化湿。

【方药】甘露消毒丹加减。方中金银花、连翘、黄芩、薄荷清热解毒，宣肺透表；白蔻仁、藿香、石菖蒲芳香化湿；滑石、茵陈蒿清热利湿；板蓝根、射干、浙贝母解毒利咽，化痰止咳。

恶心呕吐，加苏梗、竹茹和胃降逆；泄泻，加泽泻、薏苡仁祛湿止泻；高热，加葛根、柴胡解肌退热；皮肤痒甚，加蝉蜕、白鲜皮祛风止痒。

3. 咳嗽（痰湿蕴肺证）

咳嗽是指肺失肃降，肺气上逆作声，咳出痰液而言，为肺系疾病的主要证候之一。咳嗽既是独立性的病证，又是肺系多种疾病的一个症状。本节所论重点是以咳嗽为主要表现的一类疾病，西医学中的急慢性支气管炎、部分支气管扩张症、慢性咽炎等可参照本病治疗。

《中医内科学》分为外感咳嗽（风寒袭肺证、风热犯肺证、风燥伤肺证）和内伤咳嗽（痰湿蕴肺证、痰热郁肺证、肝火犯肺证、肺阴亏耗证）。

【临床表现】咳嗽反复发作，咳声重浊，痰多，因痰而嗽，痰出咳平，痰黏腻或稠厚成块，色白或带灰色，每于早晨或食后咳甚痰多，进甘甜油腻食物加重，胸闷，脘痞，呕恶，食少，体倦，大便时溏。苔白腻，脉濡滑。

【证机概要】脾湿生痰，上渍于肺，壅遏肺气。

【治法】燥湿化痰，理气止咳。

【方药】二陈平胃散合三子养亲汤加减。前方燥湿化痰，理气和中；重点在胃，适用于痰多脘痞者；后方降气化痰，重点在肺，适用于痰涌气急者。方中法半夏、陈皮、茯苓、苍术、川厚朴燥湿化痰；杏仁、佛耳草、紫菀、款冬花温肺降气。

咳逆气急，痰多胸闷，加白前、苏子、莱菔子化痰降气；寒痰较重，痰黏怯寒，加干姜、细辛、白芥子温肺化痰；久病脾虚，神疲，加党参、白术、炙甘草。症状平稳后可服六君子丸调理，或合杏苏二陈丸标本兼顾。

4. 小儿感冒（夹滞）

感冒是感受外邪引起的一种常见的外感疾病，以发热、鼻塞流涕、喷嚏、咳嗽为主要临床特征，又称伤风。

《中医儿科学》将感冒分为主症（风寒感冒、风热感冒、暑邪感冒、时邪感冒）和兼症（夹痰、夹滞、夹惊）。

【临床表现】感冒兼见脘腹胀满，不思饮食，呕吐酸腐，口气秽浊，大便酸臭，或腹痛泄泻，或大便秘结，小便短黄。苔厚腻，脉滑。

【证机概要】感冒并发食滞，食滞停于中焦。

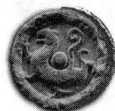

【治法】解表兼以消食导滞。

【方药】保和丸加减。方中山楂、神曲、鸡内金消食化积；莱菔子、枳壳导滞消积。

大便秘结，小便短黄，壮热口渴，加大黄、枳实通腑泄热，表里双解。

5. 痰饮（溢饮）

痰饮是指体内水液输布、运化失常，停积于某些部位的一类病证。"四饮"（痰饮、悬饮、溢饮、支饮）表现多端，与西医学中的慢性支气管炎、支气管哮喘、渗出性胸膜炎、慢性胃炎、心力衰竭、肾炎水肿等均有较密切联系。溢饮多因外感风寒，玄府闭塞，以致肺脾输布失职，水饮流溢四肢肌肉，寒水相杂为患。

【临床表现】身体沉重疼痛，甚则肢体浮肿，恶寒，无汗，或咳喘，痰多白沫，胸闷，干呕，口不渴。苔白，脉弦紧。

【证机概要】肺脾失调，寒水内留，泛溢肌肤。

【治法】发表化饮。

【方药】小青龙汤加减。方中麻黄、桂枝解表散寒；半夏、干姜、细辛温化寒饮；五味子温敛肺气；白芍、炙甘草甘缓和中，缓和麻、桂辛散太过。

表寒外束，内有郁热，伴发热，烦躁，苔白兼黄，加石膏清泄内热；表寒之象不著，改大青龙汤发表清里；水饮内聚见肢体浮肿明显，尿少，可配茯苓、猪苓、泽泻；饮邪犯肺，喘息痰鸣不得卧，加杏仁、射干、葶苈子。

6. 水肿（阳水，湿毒浸淫证）

水肿是体内水液潴留，泛溢肌肤，以头面、眼睑、四肢、腹背，甚至全身浮肿为特征表现的一类病证。水肿在西医学中是多种疾病的一个症状，包括肾性水肿、心性水肿、肝性水肿、营养不良性水肿、功能性水肿、内分泌失调引起的水肿等。本节论及的水肿以肾性水肿为主，包括急慢性肾小球肾炎、肾病综合征、继发性肾小球疾病等。

《中医内科学》分为阳水和阴水。阳水又分为风水相搏证、湿毒浸淫证、水湿浸渍证和热壅盛证，阴水又分为脾阳虚衰证、肾阳衰微证和瘀水互结证。

【临床表现】眼睑浮肿，延及全身，皮肤光亮，尿少色赤，身发疮痍，甚则溃烂，恶风发热。舌红，苔薄黄，脉浮数或滑数。

【证机概要】疮毒内归脾肺，三焦气化不利，水湿内停。

【治法】宣肺解毒，利湿消肿。

【方药】麻黄连轺赤小豆汤合五味消毒饮加减。前方宣肺利尿，用于风水在表之水肿；后方清解热毒，用于疮毒内犯之水肿。方中麻黄、杏仁、桑白皮、赤小豆宣肺利水；金银花、野菊花、蒲公英、紫花地丁、紫背天葵清热解毒。

脓毒甚，重用蒲公英、紫花地丁清热解毒；湿盛糜烂，加苦参、土茯苓；风盛，加白鲜皮、地肤子；血热而红肿，加丹皮、赤芍；大便不通，加大黄、芒硝；尿痛尿血，加石韦、大蓟、荠菜花等。

小　　结

一、肺脾实证涉及的病证

肺脾实证涉及的病证有白涩症（邪热留恋证）、手足口病

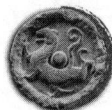

（邪犯肺脾）、咳嗽（痰湿蕴肺）、小儿感冒（夹滞）、痰饮（溢饮）、水肿（阳水，湿毒浸淫证）。

二、临床表现

手足口病以手足皮肤、口咽部发生疱疹为特征。感冒以发热、鼻塞流涕、喷嚏、咳嗽为主要临床特征。白涩症表现为自觉眼内干涩不舒。咳嗽以咳嗽为主症。水肿表现为头面、眼睑、四肢、腹背，甚至全身浮肿，且皆有实热表现。

三、舌象与脉象

1. 舌象

属热者，舌红，苔薄黄或薄黄腻；有湿或痰湿，苔白腻或厚腻。

2. 脉象

属热者，脉浮数、脉数；有湿或痰湿者，脉滑、濡滑或滑数。

四、代表方

白涩症邪热留恋，治以清热利肺，桑白皮汤加减。手足口病，治以宣肺解表，清热化湿，甘露消毒丹加减。痰湿蕴肺咳嗽，治以燥湿化痰，理气止咳，二陈平胃散合三子养亲汤。小儿感冒夹滞，在疏风解表的基础上加用保和丸。溢饮，治以发表化饮，小青龙汤加减。湿毒浸淫水肿，治以宣肺解毒，利湿消肿，麻黄连翘赤小豆汤合五味消毒饮加减。

二、肺脾虚证

1. 小儿咳嗽（内伤咳嗽，脾肺气虚）

咳嗽是小儿常见的一种肺系病证。本病相当于西医学的气管炎、支气管炎。

《中医儿科学》分为外感咳嗽（风寒咳嗽、风热咳嗽）、内伤咳嗽（痰热咳嗽、痰湿咳嗽、气虚咳嗽、阴虚咳嗽、肺脾气虚）和变证（心阳虚衰、邪陷厥阴）。

【临床表现】咳而无力，痰白清稀，面色苍白，气短懒言，语声低微，自汗畏寒。舌淡嫩，边有齿痕，脉细无力。

【证机概要】久咳伤正，脾肺气虚，痰湿贮肺，肺气不宣。

【治法】健脾补肺，益气化痰。

【方药】六君子汤加味。方中党参健脾益气；白术、茯苓健脾化湿；陈皮、半夏燥湿化痰；百部、炙紫菀宣肺止咳；甘草调和诸药。

气虚重，加黄芪、黄精益气补虚；咳重痰多，加杏仁、川贝母、炙枇杷叶化痰止咳；食少纳呆，加焦山楂、焦神曲和胃消食。

2. 小儿肺炎喘嗽（肺脾气虚）

肺炎喘嗽是小儿期常见的肺系疾病之一，临床以发热、咳嗽、痰壅、气急、鼻翕为主要症状，重者可见张口抬肩、呼吸困难、面色苍白、口唇青紫等。本病相当于西医学的小儿肺炎。

《中医儿科学》分为常证（风寒闭肺、风热闭肺、痰热闭肺、毒热闭肺、阴虚肺热、肺脾气虚）和变证（心阳虚衰、

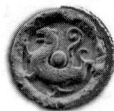

邪陷厥阴)。

【临床表现】低热起伏不定，面白少华，动则汗出，咳嗽无力，纳差便溏，神疲乏力。舌偏淡，苔薄白，脉细无力。

【证机概要】肺炎恢复期，体质素弱，病程迁延，致肺脾气虚。

【治法】补肺健脾，益气化痰。

【方药】人参五味子汤加减。方中人参、茯苓、炒白术、炙甘草益气健脾，培土生金；五味子敛肺止咳；百部、橘红止咳化痰。

咳嗽痰多，去五味子，加半夏、陈皮、杏仁化痰止咳；咳嗽重，加紫菀、款冬花宣肺止咳；虚汗多，动则汗出，加黄芪、龙骨、牡蛎固表止汗；汗出，加桂枝、白芍温卫和营；大便不实，加怀山药、炒扁豆健脾益气；纳差，加焦山楂、焦神曲和胃消食。

3. 哮病（缓解期，肺脾气虚证）

哮病是一种发作性的痰鸣气喘疾患。发时喉中有哮鸣声，呼吸气促困难，甚则喘息不能平卧。本节所论哮病为一种发作性疾病，属痰饮病的伏饮证，包括西医学的支气管哮喘、喘息性支气管炎、嗜酸性粒细胞增多症（或其他急性肺部过敏性疾患）引起的哮喘。

《中医内科学》将哮病分为发作期和缓解期。发作期又分冷哮证、热哮证、寒包热哮证、风哮证和虚哮证（附喘脱危证），缓解期分为肺脾气虚证和肺肾两虚证。

【临床表现】气短声低，喉中时有轻度哮鸣，痰多质稀，色白，自汗，怕风，常易感冒，倦怠无力，食少便溏。舌淡，苔白，脉濡软。

【证机概要】哮病日久，肺虚不能主气，脾虚健运无权，气不化津，痰饮蕴肺，肺气上逆。

【治法】健脾益气，补土生金。

【方药】六君子汤加减。方中党参、白术健脾益气；山药、薏苡仁、茯苓甘淡补脾；法半夏、橘皮燥湿化痰；五味子敛肺气；甘草补气调中。

表虚自汗，加炙黄芪、浮小麦、大枣；怕冷畏风，易感冒，加桂枝、白芍、附片；痰多，加前胡、杏仁。

《中医急诊学》将哮病分为实证（寒哮、热哮）和虚证（脾肺亏虚）。虚证用健脾益肺、化痰平喘法，四君子汤合三子养亲汤加减。《中医儿科学》的小儿哮喘（缓解期，肺脾气虚证），用健脾益气、补肺固表法，方用人参五味子汤合玉屏风散加减。

4. 反复呼吸道感染（肺脾两虚，气血不足）

感冒、扁桃体炎、支气管炎、肺炎等呼吸道疾病是小儿常见病，若在一段时间内反复感染发病即称反复呼吸道感染。

《中医儿科学》将反复呼吸道感染分为营卫失和，邪毒留恋；肺脾两虚，气血不足；肾虚骨弱，精血失充。

【临床表现】屡受外邪，咳喘迁延不已，或愈后又作，面黄少华，厌食，或恣食肥甘生冷，肌肉松弛，或大便溏薄，咳嗽多汗，唇口色淡。舌淡红，脉数无力，指纹淡。

【证机概要】小儿肺脾两虚，日久生化乏源，宗气不足，卫外不固。

【治法】健脾益气，补肺固表。

【方药】玉屏风散加味。方中黄芪补气固表；白术、党参、山药健脾益气；牡蛎敛阴止汗；陈皮健脾化痰；防风走表

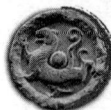

而祛风邪。

余邪未清，加大青叶、黄芩、连翘清其余热；汗多，加穞豆衣、五味子固表止汗；纳少厌食，加鸡内金、炒谷芽、生山楂开胃消食；便溏，加炒薏苡仁、茯苓健脾化湿；便秘，积滞，加生大黄、枳壳导滞消积。

5. 肺痨（气阴耗伤证）

肺痨是具有传染性的慢性虚弱疾患，以咳嗽、咯血、潮热、盗汗及身体逐渐消瘦为主要临床特征。其与西医学的肺结核基本相同。因肺结核引起的劳损可参照本病治疗。

《中医内科学》将肺痨分为肺阴亏损证、虚火灼肺证、气阴耗伤证和阴阳虚损证。

【临床表现】咳嗽无力，气短声低，咳痰清稀色白、量较多、偶或夹血，或咯血、血色淡红，午后潮热，伴畏风，怕冷，自汗与盗汗可并见，纳少神疲，便溏，面色㿠白，颧红。舌光淡、边有齿印，苔薄，脉细弱而数。

【证机概要】阴伤气耗，肺脾两虚，肺气不清，脾虚不健。

【治法】益气养阴。

【方药】保真汤或参苓白术散加减。前方补气养阴，兼清虚热；后方健脾补气，培土生金。方中党参、黄芪、白术、甘草、山药补肺益脾，培土生金；北沙参、麦冬滋养肺阴；地黄、阿胶、五味子、冬虫夏草滋肾水，润肺燥；白及、百合补肺止咳，抗痨杀虫；紫菀、款冬花、苏子温润肺金，止咳化痰。

夹湿痰，加姜半夏、橘红、茯苓燥湿化痰；咯血量多，加山茱萸、仙鹤草、煅龙牡、参三七等，配合补气药，补气摄血；发热、自汗、恶风，加桂枝、白芍、红枣，配合党参、黄芪、炙甘草等和营气，固卫表；兼骨蒸盗汗等阴伤症状，酌加鳖甲、牡蛎、乌梅、地骨皮、银柴胡等益阴补阳，清热除蒸；纳少腹胀、大便溏薄，加白扁豆、薏苡仁、莲肉、橘白等健脾之品，忌用地黄、麦冬、阿胶等过于滋腻之品。

6. 鼻窒（肺脾气虚，邪滞鼻窍）

鼻窒是指以经常性鼻塞为主要特征的慢性鼻病。本病任何年龄均可发生。西医学的慢性鼻炎等疾病可参照本病治疗。

《中医耳鼻咽喉科》分为肺经蕴热，壅塞鼻窍；肺脾气虚，邪滞鼻窍；邪毒久留，血瘀鼻窍。

【临床表现】鼻塞时轻时重，或呈交替性，涕白而黏，遇寒冷症状加重。可伴倦怠乏力，少气懒言，恶风自汗，咳嗽痰稀，易感冒，纳差便溏，头重头昏。舌淡，苔白，脉浮无力或缓弱。检查见鼻黏膜及鼻甲淡红肿胀。

【证机概要】肺脾气虚，卫外不固，邪滞鼻窍。

【治法】补益肺脾，散邪通窍。

【方药】肺气虚为主者，温肺止流丹加减。方中细辛、荆芥疏散风寒；人参、甘草、诃子补肺敛气；桔梗、鱼脑石散结除涕。

可加五味子、白术、黄芪补气益肺脾；脾气虚为主，补中益气汤加减，健脾益气，升阳通窍；易患感冒或遇风冷鼻塞加重，合用玉屏风散益气固表。

7. 喉喑（肺脾气虚）

喉喑是指以声音嘶哑为主要特征的喉部疾病。西医学中喉的急慢性炎症性疾病、喉肌无力、声带麻痹等可参照本病治疗。

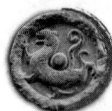

《中医耳鼻咽喉科学》将喉喑分为风寒袭肺、风热犯肺、痰热壅肺、肺肾阴虚、肺脾气虚和血瘀痰凝诸证。

【临床表现】声嘶日久，语音低沉，高音费力，不能持久，劳则加重，上午症状明显。兼少气懒言，倦怠乏力，纳呆便溏，面色萎黄等。舌体胖、有齿痕，苔白，脉细弱。检查见喉黏膜色淡不红，声带肿胀或不肿胀，松弛无力，声门闭合不全。

【证机概要】肺脾气虚，无力鼓动声门。

【治法】补益肺脾，益气开音。

【方药】补中益气汤加减。酌加生诃子收敛肺气，利喉开音；加石菖蒲通窍开音；声带肿胀、湿重痰多，加半夏、茯苓、白扁豆燥湿除痰，消肿开音。

8. 金疳（肺脾亏虚证）

金疳是指白睛表层生玉粒样小疱，周围绕以赤脉的眼病，又名金疮。本病相当于西医学的泡性结膜炎。

《中医眼科学》分为肺经燥热证、肺阴不足证和肺脾亏虚证。

【临床表现】白睛小疱周围赤脉轻微，日久难愈，或反复发作；疲乏无力，食欲不振，腹胀不舒。舌淡，苔薄白，脉细无力。

【证机概要】肺脾两虚，邪气不去，侵犯白睛。

【治法】益气健脾。

【方药】参苓白术散加减。酌加桑白皮、赤芍缓目赤，止目痛。

9. 维生素 D 缺乏性佝偻病（肺脾气虚）

维生素 D 缺乏性佝偻病，简称佝偻病，是因体内维生素 D

不足，使钙磷代谢失常的一种慢性营养性疾病，以正在生长的骨骺端软骨板不能正常钙化，造成骨骼病变为特征。

《中医儿科学》将维生素 D 缺乏性佝偻病分为肺脾气虚、脾虚肝旺和肾精亏损。

【临床表现】初期多以非特异性神经精神症状为主，多汗夜惊，烦躁不安，发稀枕秃，囟门开大，伴轻度骨骼改变，或形体虚胖，肌肉松软，大便不实，食欲不振，反复感冒。舌淡，苔薄白，脉软无力。

【证机概要】肺脾气虚，脾虚及肺，卫外不固，汗液自出，亦可脾虚及肝。

【治法】健脾益气，补肺固表。

【方药】人参五味子汤加减。方中黄芪健脾补肺益气；党参、白术、茯苓、甘草健脾益气；五味子、酸枣仁、煅牡蛎敛阴止汗安神；陈皮、神曲调脾助运。

湿重，白术易苍术，燥湿助运；汗多，加浮小麦、糯稻根敛肺止汗；夜惊烦躁，酌加煅龙骨、合欢皮、夜交藤养心安神；大便不实，加山药、白扁豆健脾助运。

10. 便秘（气虚秘，脾肺气虚）

便秘是指粪便在肠内滞留过久，秘结不通，排便周期延长，或周期不长，但粪质干结，排出艰难，或粪质不硬，虽又便意，但便不畅的病证。当于西医学的功能性便秘。肠道激惹综合征、肠炎恢复期肠蠕动减弱引起的便秘，直肠及肛门疾患引起的便秘，药物性便秘，内分泌及代谢性疾病的便秘，以及肌力减退所致的排便困难等均可参照本病治疗。

《中医内科学》将虚秘分为气虚秘、血虚秘、阴虚秘和阳虚秘。

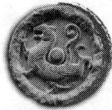

【临床表现】大便并不干硬，虽有便意但排便困难，用力努挣则汗出短气，便后乏力，面白神疲，肢倦懒言。舌淡，苔白，脉弱。

【证机概要】脾肺气虚，传送无力。

【治法】补益脾肺，润肠通便。

【方药】黄芪汤加减。方中黄芪补脾肺之气；麻仁、白蜜润肠通便；陈皮理气。

乏力汗出，加白术、党参助补中益气；排便困难、腹部坠胀，合用补中益气汤升提阳气；气息低微、懒言少动，加生脉散补肺益气；肢倦腰酸，用大补元煎滋补肾气；脘腹痞满，舌苔白腻，加白扁豆、生薏苡仁健脾祛湿；脘胀纳少，加炒麦芽、砂仁和胃消导。

11. 肛漏（阴液亏损证）

肛漏是指直肠或肛管与周围皮肤相通所形成的瘘管，也称肛瘘。

《中医外科学》将肛漏分为湿热下注证、正虚邪恋证和阴液亏损证。

【临床表现】肛周溃口，外口凹陷，漏管潜行，局部常无硬索状物可扪及，脓出稀薄；可伴潮热盗汗，心烦口干。舌红，少苔，脉细数。

【证机概要】脾肺阴虚，阴液亏损，阴虚内热，肛周失养。

【治法】养阴清热。

【方药】青蒿鳖甲汤加减。肺虚，加沙参、麦冬；脾虚，加白术、山药。

12. 遗尿（肺脾气虚）

遗尿又称尿床，是指3周岁以上的小儿睡中小便自遗、醒后方觉的一种病证。

《中医儿科学》将遗尿分为肺脾气虚、肾气不足和心肾失交。

【临床表现】夜间遗尿，日间尿频而量多，经常感冒，面色少华，神疲乏力，食欲不振，大便溏薄。舌淡红，苔薄白，脉沉无力。

【证机概要】肺气不足而膀胱不摄，肺脾气虚则生化乏源。

【治法】补肺益脾，固摄膀胱。

【方药】补中益气汤合缩泉丸加减。方中党参、黄芪、白术、甘草补气；陈皮理气；当归养血；升麻、柴胡升提中气；益智仁、山药、乌药温脾固摄。

寐深，加炙麻黄、石菖蒲宣肺醒神；兼里热，加焦山栀清心火；纳呆，加生山楂、焦神曲开胃消食。

13. 急性肾小球肾炎（恢复期，气虚邪恋证）

急性肾小球肾炎是儿科常见的免疫反应性肾小球疾病，临床以急性起病、浮肿、少尿、血尿、蛋白尿和高血压为主要特征。本病多见于感染之后，尤其是溶血性链球菌感染之后，故称急性链球菌感染后肾炎。

《中医儿科学》将急性肾小球肾炎分为急性期和恢复期。急性期又分为常证（风水相搏、湿热内侵）和变证（邪陷心肝、水凌心肺、水毒内闭），恢复期分为阴虚邪恋证和气虚邪恋证。

【临床表现】身倦乏力，面色萎黄，纳少便溏，自汗出，易于感冒。舌淡红，苔白，脉缓弱。

【证机概要】素体肺脾气虚，气虚邪恋。

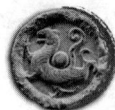

【治法】健脾化湿。

【方药】参苓白术散加减。方中党参、黄芪、茯苓、白术、山药益气健脾；砂仁、陈皮、白扁豆、薏苡仁行气健脾化湿；甘草调和诸药。

血尿持续不消，加参三七、当归养血化瘀止血；舌淡暗或有瘀点，加丹参、红花、泽兰活血化瘀。

14. 肾病综合征（肺脾气虚）

肾病综合征是一组由多种病因引起的临床证候群，以大量蛋白尿、低蛋白血症、高脂血症及不同程度的水肿为主要特征。小儿肾病属中医学"水肿"范畴，且多属阴水，以肺、脾、肾三脏虚弱为本，尤以脾肾亏虚为主。

《中医儿科学》将肾病综合征分为本证（肺脾气虚、脾肾阳虚、肝肾阴虚、气阴两虚）和标证（外感风邪、水湿、湿热、血瘀、湿浊）。

【临床表现】全身浮肿，面目为著，小便减少，面白身重，气短乏力，纳呆便溏，自汗出，易感冒，或有上气喘息，咳嗽。舌淡胖，脉虚弱。

【证机概要】肺脾气虚，水液运化失常。

【治法】益气健脾，宣肺利水。

【方药】防己黄芪汤合五苓散加减。方中黄芪、白术益气健脾；茯苓、泽泻猪苓、车前子健脾利水；桂枝、防己宣肺通阳利水。

浮肿明显，加五皮饮，如生姜皮、陈皮、大腹皮利水行气；伴上气喘息、咳嗽者，加麻黄、杏仁、桔梗宣肺止咳；常自汗出而易感冒，重用黄芪，加防风、牡蛎，取玉屏风散之意，益气固表；伴腰背酸痛，多为肾气虚之征，加五味子、菟丝子、肉苁蓉等滋补肾气。

<h1 style="text-align:center">小 结</h1>

一、肺脾虚证涉及的病证

肺脾虚证涉及的病证有小儿咳嗽（脾肺气虚）、小儿肺炎（肺脾气虚）、哮病（肺脾气虚）、反复呼吸道感染（肺脾两虚）、肺痿（气阴耗伤证）、鼻窒（肺脾气虚，邪滞鼻窍）、喉喑（肺脾气虚）、金疳（肺脾亏虚证）、维生素 D 缺乏性佝偻病（肺脾气虚）、便秘（气虚秘，脾肺气虚）、肛漏（阴液亏损证）、遗尿（肺脾气虚）、急性肾小球肾炎（气虚邪恋）和肾病综合征（肺脾气虚）。

二、临床表现

1. 主症

病在肺的小儿咳嗽、小儿肺炎喘嗽、哮病、反复呼吸道感染、肺痿等皆以咳嗽、咳痰、气喘等为主要症状。因肺脾虚，表现为咳而无力、痰白清稀、咳嗽多汗，唇口色淡，气喘气短声低，阴虚可午后潮热。

病在五官：鼻窒时鼻塞时轻时重，或呈交替性，涕白而黏，遇寒冷症状加重；喉喑见声嘶日久，语音低沉，劳则加重；金疳见白睛小疱周围赤脉轻微，日久难愈，或反复发作。维生素 D 缺乏性佝偻病见发稀枕秃，囟门开大，伴轻度骨骼改变，反复感冒。气虚秘虽有便意，但排便困难，便后乏力。肛漏见外口凹陷，漏管潜行。遗尿见日间尿频量多。急性肾小球肾炎与肾病综合征均病程日久，见全身浮肿或轻或重，小便

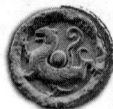

减少，面白身重。

2. 兼症

脾肺气虚表现为面色苍白，气短懒言，语声低微，自汗畏寒，动则汗出，纳差便溏，神疲乏力，肌肉松弛，倦怠乏力，面色萎黄，经常感冒；病不在肺也可有喘息、咳嗽；阴虚见颧红、潮热、盗汗等。

三、舌象与脉象

1. 舌象

气虚舌体胖质淡、淡嫩，边有齿痕，苔薄白。阴虚舌红、淡红，少苔。肺脾两虚舌光淡、边有齿印，苔薄。

2. 脉象

脉细弱、细无力、软无力、弱、缓弱、虚弱，指纹淡等。

四、代表方

脾肺虚证中以气虚居多，故方剂多为补气方剂。

1. 六君子汤

四君子汤加陈皮、半夏。功能益气健脾，燥湿化痰。主治脾胃气虚兼痰湿证。本节加百部、炙紫菀，用于小儿咳嗽的脾肺气虚证；加五味子、薏苡仁用于肺脾气虚证的哮病缓解期。

2. 补中益气汤

四君子汤去茯苓，加黄芪、橘皮、当归、升麻、柴胡。功能补中益气，升阳举陷。主治脾虚气陷和气虚发热。本节用于偏脾气虚的喉喑，合缩泉丸用于肺脾气虚的遗尿。

3. 参苓白术散

四君子汤加山药、桔梗、白扁豆、莲子肉、薏苡仁、缩砂仁。功能益气健脾，渗湿止泻。用于脾虚湿盛证。本节用于肺脾气虚证的急性肾小球肾炎和肺脾亏虚的金疮。

4. 人参五味子汤

四君子汤加五味子、百部、橘红。本节用于小儿肺炎喘嗽；去百部，加酸枣仁、煅牡蛎、陈皮、神曲，用于维生素 D 缺乏性佝偻病的肺脾气虚证。

5. 玉屏风散

玉屏风散由白术、党参、山药、牡蛎、陈皮组成。本节用于肺脾气虚的反复呼吸道感染。

6. 黄芪汤

黄芪汤由黄芪、麻仁、白蜜、陈皮组成。主治气虚秘。

7. 防己黄芪汤合五苓散

本方由黄芪、白术、茯苓、泽泻、猪苓、车前子、桂枝、防己组成。主治肾病综合征。

8. 温肺止流丹

温肺止流丹由细辛、荆芥、人参、甘草、诃子、桔梗、鱼脑石散组成。主治肺气虚鼻窒。

肺脾气虚、气阴耗伤的肺痨用参苓白术散或保真汤；肺脾阴亏证的肛漏用青蒿鳖甲汤。

第二节　肺肾同病

1. 艾滋病（肺肾阴虚证）

艾滋病的全称是获得性免疫缺陷综合征，是由人类免疫缺陷病毒（HIV）所致的传染病，属中医学"疫病""虚劳""瘰疬""冥痕"等范畴。

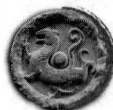

《中医外科学》将艾滋病分为肺卫受邪证、肺肾阴虚证、脾胃虚弱证、脾肾亏虚证、气虚血瘀证和窍闭痰蒙证。

【临床表现】多见于以呼吸系统症状为主的艾滋病早中期患者，尤以卡氏肺囊虫肺炎、肺孢子肺炎、肺结核较多见。症见发热，咳嗽，无痰或少量黏痰，或痰中带血，气短胸痛，动则气喘，全身乏力，消瘦，口干咽痛，盗汗，周身可见淡红色皮疹，伴轻度瘙痒。舌红，少苔，脉沉细数。

【证机概要】毒邪内侵，伤及肺肾，阴液受损。

【治法】滋补肺肾，解毒化痰。

【方药】百合固金汤合瓜蒌贝母汤加味。前方滋肾保肺，止咳化痰。用于肾水不足，虚火上炎，肺阴受伤，喘嗽痰血等症。后方化痰软坚。用于乳房结核、嫩肿等。可酌加虎杖、夏枯草、土大黄等。

2. 肺痨（肺阴亏损证）

肺痨是具有传染性的慢性虚弱疾患，以咳嗽、咯血、潮热、盗汗及身体逐渐消瘦为主要临床特征。本病相当于西医学的肺结核。因肺外结核引起的劳损可参照本病论治。

《中医内科学》将肺痨分为肺阴亏损证、虚火灼肺证、气阴耗伤证和阴阳虚损证。

【临床表现】呛咳气急，痰少质黏，或吐痰黄稠量多，时时咯血，血色鲜红，混有泡沫痰涎，午后潮热，骨蒸，五心烦热，颧红，盗汗量多，口渴心烦，失眠，性情急躁易怒，或胸胁掣痛，男子可见遗精，女子月经不调，形体日益消瘦。舌干而红，苔薄黄而剥，脉细数。

【证机概要】肺肾阴伤，水亏火旺，燥热内灼，络损血溢。

【治法】滋阴降火。

【方药】百合固金汤合秦艽鳖甲散加减。百合固金汤滋养肺肾，用于阴虚阳浮，肾虚肺燥，咳痰带血，烦热咽干。秦艽鳖甲散滋阴清热除蒸，用于阴虚骨蒸，潮热盗汗等。方中南沙参、北沙参、麦冬、玉竹、百合养阴润肺止咳；百部、白及补肺止血，抗痨杀虫；生地黄、五味子、玄参、阿胶、龟板、冬虫夏草滋养肺肾之阴，培其本元。

火旺较甚，热象明显，加胡黄连、黄芩苦寒泻火，坚阴清热；骨蒸劳热，再加秦艽、白薇、鳖甲等清热除蒸；痰热蕴肺，咳嗽痰黏色黄，酌加桑皮、花粉、知母、海蛤粉、马兜铃等清热化痰；咯血较著，加丹皮、黑山栀、紫珠草、醋制大黄等，或配合十灰丸凉血止血；血色紫暗成块，伴胸胁刺痛，加参三七、血余炭、花蕊石、广郁金等化瘀和络止血；盗汗较著，加乌梅、瘪桃干、浮小麦、煅龙骨、煅牡蛎等养阴止汗；咳呛，声音嘶哑，加诃子肉、血余炭、白蜜等润肺肾，通声音。

3. 肺胀（肾气虚证）

肺胀是多种慢性肺系疾患反复发作，迁延不愈，导致肺气胀满、不能敛降的一种病证。相当于西医学的慢性支气管炎合并肺气肿、肺源性心脏病。肺性脑病则常见于肺胀的危重变证，其均可参照本病治疗。

《中医内科学》将肺胀分为痰浊壅肺证、痰热郁肺证、痰蒙神窍证、阳虚水泛证和肾气虚证。

【证机概要】呼吸浅短难续，声低气怯，甚则张口抬肩，倚息不能平卧，咳嗽，痰白如沫，咳吐不利，胸闷心慌，形寒汗出，或腰膝酸软，小便清长，或尿有余沥。舌淡或暗紫，脉

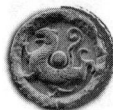

沉细数无结代，或有结代。

【证机概要】肺肾两虚，气失摄纳。

【治法】补肺纳肾，降气平喘。

【方药】平喘固本汤合补肺汤加减。前方补肺纳肾，降气化痰，用于肺肾气虚，喘咳有痰；后方补肺益气，用于肺气虚弱，喘咳短气不足以息。方中党参（人参）、黄芪、炙甘草补肺；冬虫夏草、熟地黄、胡桃肉、脐带益肾；五味子收敛肺气；灵磁石、沉香纳气归元；紫菀、款冬花、苏子、法半夏、橘红化痰降气。

肺虚有寒，怕冷，舌淡，加肉桂、干姜、钟乳石温肺散寒；兼阴伤，低热，舌红，苔少，加麦冬、玉竹、生地黄养阴清热；气虚瘀阻，面唇发绀明显，加当归、丹参、苏木活血通脉。如见喘脱危象者，急用参附汤送服蛤蚧粉或黑锡丹补气纳肾，回阳固脱。病情稳定，可常服皱肺丸。

4. 小儿哮喘

哮喘是小儿时期的常见肺系疾病，是一种反复发作的痰鸣气喘疾病。哮指声响言，喘指气息言，哮必兼喘，故通称哮喘。本病包括西医学称的喘息性支气管炎、支气管哮喘。

《中医儿科学》将小儿哮喘分为发作期（寒性哮喘、热性哮喘、外寒内热、肺实肾虚）和缓解期（肺脾气虚、脾肾阳虚、肺肾阴虚）。

（1）发作期：肺实肾虚

【临床表现】病程较长，哮喘持续不已，喘促胸满，动则喘甚，面色欠华，畏寒肢冷，神疲纳呆，小便清长，常伴咳嗽痰多，喉中痰吼。舌淡，苔薄腻，脉细弱。

【证机概要】禀赋不足及哮喘久病不愈，正虚邪恋，虚实夹杂，肺实肾亏。

【治法】泻肺补肾，标本兼顾。

【方药】偏于上盛者苏子降气汤加减。方中苏子、杏仁、前胡、半夏降气化痰；厚朴、陈皮理气燥湿化痰；肉桂温肾化气，以行水饮；配当归活血调营；紫菀、款冬花温润化痰平喘；亦可加人参、五味子益气敛肺。

偏于下虚者都气丸合射干麻黄汤加减。方中山茱萸、熟地黄、补骨脂益肾培元；怀山药、茯苓健脾益气；款冬花、紫菀温润化痰；半夏、细辛、五味子化饮平喘；麻黄、射干宣肺祛痰平喘。

动则气短难续，加胡桃肉、紫石英、诃子摄纳补肾；畏寒肢冷，加附片、淫羊藿温肾散寒；畏寒腹满者，加川椒、厚朴温中除满；痰多色白、屡吐不绝者，加银杏、芡实补肾健脾化痰；发热、咳痰黄稠，加黄芩、冬瓜子、金荞麦清泄肺热。

（2）缓解期：肺肾阴虚

【临床表现】咳嗽时作，喘促乏力，咳痰不爽，面色潮红，夜间盗汗，消瘦气短，手足心热，夜尿多。舌红，苔花剥，脉细数。

【证机概要】哮喘久病不愈，肺肾两亏，阴虚内热。

【治法】养阴清热，补益肺肾。

【方药】麦味地黄丸加减。方中麦冬、百合润养肺阴；五味子益肾敛肺；山茱萸、熟地黄、枸杞子、怀山药补益肾阴；丹皮清热；茯苓健脾。

盗汗甚，加知母、黄柏育阴清热；呛咳不爽，加百部、北沙参润肺止咳；潮热，加鳖甲、青蒿清虚热。

5. 哮病

哮病是一种发作性的痰鸣气喘疾患。发时喉中有哮鸣声，呼吸气促困难，甚则喘息不能平卧。本节所论哮病为一种发作性疾病，属于痰饮病的"伏饮"证，包括西医学的支气管哮喘、喘息性支气管炎、嗜酸性粒细胞增多症（或其他急性肺部过敏性疾患）引起的哮喘。

《中医内科学》将哮病分为发作期和缓解期。发作期又分为冷哮、热哮、寒包热哮、风哮和虚哮（附喘脱危证），缓解期又分为肺脾气虚证和脾肾两虚证。

（1）虚哮

【临床表现】喉中哮鸣如鼾，声低，气短息促，动则喘甚，发作频繁，甚则持续喘哮，口唇、爪甲青紫，咳痰无力，痰涎清稀或质黏起沫，面色苍白或颧红唇紫，口不渴或咽干口渴，形寒肢冷或烦热。舌淡或偏红，或紫暗，脉沉细或细数。

【证机概要】哮病久发，痰气瘀阻，肺肾两虚，摄纳失常。

【治法】补肺纳肾，降气化痰。

【方药】平喘固本汤加减。方中党参、黄芪补益肺气；胡桃肉、沉香、脐带、冬虫夏草、五味子补肾纳气；苏子、半夏、款冬花、橘皮降气化痰。

肾阳虚，加附子、鹿角片、补骨脂、钟乳石；肺肾阴虚，配沙参、麦冬、生地黄、当归；痰气瘀阻，口唇青紫，加桃仁、苏木；气逆于上，动则气喘，加紫石英、磁石镇纳肾气。

（2）恢复期：肺肾两虚证

【临床表现】短气息促，动则为甚，吸气不利，咳痰质黏起沫，脑转耳鸣，腰酸腿软，心慌，不耐劳累；或五心烦热，颧红，口干，舌红，少苔，脉细数；或畏寒肢冷，面色苍白，苔淡白，质胖，脉沉细。

【证机概要】哮病久发，精气亏乏，肺肾摄纳失常，气不归元，津凝为痰。

【治法】补肺益肾。

【方药】生脉地黄汤合金水六君煎加减。两者都可用于久哮肺肾两虚，但前者以益气养阴为主，适用于肺肾气阴两伤，后者以补肾化痰为主，适用于肾虚阴伤痰多。方中熟地黄、山茱萸、胡桃肉补肾纳气；人参、麦冬、五味子补益肺之气阴；茯苓、甘草益气健脾；半夏、陈皮理气化痰。

肺气阴两虚为主，加黄芪、沙参、百合；肾阳虚为主，酌加补骨脂、仙灵脾、鹿角片、制附片、肉桂；肾阴虚为主，加生地黄、冬虫夏草。另可常服紫河车粉补益肾精。

（3）喘脱危证

【临床表现】哮病反复久发，喘息鼻翕，张口抬肩，气短息促，烦躁，昏蒙，面青，四肢厥冷，汗出如油，脉细数不清，或浮大无根。舌青暗，苔腻或滑。

【证机概要】痰浊壅盛，上蒙清窍，肺肾两亏，气阴耗伤，心肾阳衰。

【治法】补肺纳肾，扶正固脱。

【方药】回阳急救汤合生脉饮加减。前者长于回阳救逆，后者重在益气养阴。方中人参、附子、甘草益气回阳；山茱萸、五味子、麦冬固阴救脱；龙骨、牡蛎敛汗固脱；冬虫夏草、蛤蚧纳气归肾。

喘急面青，烦躁不安，汗出肢冷，舌淡紫，脉细，另吞黑锡丹镇纳虚阳，温肾平喘固脱，每次 3~4.5g，温水送下。阳虚甚，气息微弱，汗出肢冷，舌淡，脉沉细，加肉桂、干姜回阳固脱；气息急促，心烦内热，汗出黏手，口干舌红，脉沉细

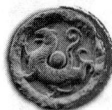

数，加生地黄、玉竹养阴救脱；人参改用西洋参。

6. 经行吐衄（肺肾阴虚证）

每逢经行前后，或正值经期出现周期性的吐血或衄血者，称经行吐衄。常伴经量减少，似月经倒行逆上，亦有倒经、逆经之称。本病相当于西医学的代偿性月经。

《中医妇科学》将经行吐衄分为肝经郁火证和肺肾阴虚证。

【临床表现】经前或经期吐血、衄血，量少，色暗红，月经先期、量少；平素头晕耳鸣，手足心热，两颧潮红，潮热咳嗽，咽干口渴。舌红或绛，苔花剥或无苔，脉细数。

【证机概要】肺肾阴虚，虚火上炎，损伤肺络，血上溢而为吐衄。

【治法】滋阴养肺。

【方药】顺经汤加牛膝，或加味麦冬汤。顺经汤原治经行腹疼吐血。方中当归、白芍养血调经；沙参润肺；熟地黄滋肾养肝；丹皮清热凉血；茯苓健脾宁心；黑荆芥引血归经；牛膝引血下行。

7. 鼻槁（肺肾阴虚）

鼻槁是指以鼻内干焦枯膜萎缩，甚或鼻腔宽大为特征的慢性鼻病。西医学的干燥性鼻炎、萎缩性鼻炎等可参照本病治疗。

《中医耳鼻咽喉科》将鼻槁分为燥邪犯肺、肺肾阴虚和脾气虚弱。

【临床表现】鼻干较甚，鼻衄，嗅觉减退，咽干，干咳少痰，或痰带血丝，腰膝酸软，手足心热。舌红，少苔，脉细数。检查见鼻黏膜色红干燥、鼻甲萎缩，或有脓涕痂皮积留，

·308·

鼻气恶臭。

【证机概要】肺肾阴虚，鼻失滋养，兼虚火上炎，灼伤鼻窍黏膜。

【治法】滋养肺肾，生津润燥。

【方药】百合固金汤加减。方中熟地黄、生地黄、百合、麦冬、玄参滋养肺肾之阴，生津润燥；白芍、当归养血益阴；贝母、桔梗清肺而利咽喉；甘草调和诸药。

鼻衄，加白茅根、旱莲草、藕节凉血止血；腰膝酸软，加牛膝、杜仲补肾强腰。

8. 喉痹（肺肾阴虚，虚火上炎）

喉痹是指以咽痛或异物感不适，咽部红肿，或喉底有颗粒状凸起为主要特征的咽部疾病。西医学的咽炎及某些全身性疾病在咽部的表现可参照本病治疗。

《中医耳鼻咽喉科学》将喉痹分为外邪侵袭，上犯咽喉；肺胃热盛，上攻咽喉；肺肾阴虚，虚火上炎；脾胃虚弱，咽喉失养；脾肾阳虚，咽失温煦；痰凝血瘀，结聚咽喉。

【临床表现】咽部干燥，灼热疼痛不适，午后较重，或咽部哽哽不利，干咳痰少而稠，或痰中带血，手足心热。舌红少津，脉细数。检查可见咽部黏膜暗红，或咽部黏膜干燥少津。

【证机概要】肺肾阴虚，虚火上炎，伤及咽喉。

【治法】滋养阴液，降火利咽。

【方药】肺阴虚为主，宜养阴清肺，选养阴清肺汤。若喉底颗粒增多可酌加桔梗、香附、郁金、合欢花等行气活血，解郁散结。

肾阴虚为主，宜滋阴降火，清利咽喉，六味地黄丸加减。若咽部干燥焮热较重、大便干结，为虚火亢盛，宜加强降火之

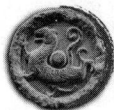

力，知柏地黄汤加减。

9. 喉癣（肺肾阴虚，虚火上炎）

喉癣是指以咽喉干痒、溃烂疼痛、腐衣叠生、形似苔藓为主要特征的咽喉疾病。西医学的咽、喉结核等病可参照本病治疗。

《中医耳鼻咽喉科学》将喉癣分为痨虫蚀喉，气阴亏虚；肺肾阴虚，虚火上炎。

【临床表现】咽喉刺痛，日久不愈，吞咽困难，灼热干燥，声嘶重或失音，咳痰稠黄带血，头晕耳鸣，午后颧红，潮热盗汗，心烦失眠，手足心热。舌红少津，脉细数。检查见咽喉黏膜溃疡深陷，边缘呈鼠咬状，上覆灰黄色伪膜，叠若虾皮。

【证机概要】肺肾阴亏，虚火上灼，并痨虫腐蚀，咽喉肺络受损。

【主治】滋养肺肾，降火润燥。

【方药】月华丸加减。月华丸为治肺痨专方，方中二地、二冬、沙参滋肺肾之阴，使金水相生，水旺金润；百部、獭肝、川贝母润肺止咳，兼能解痨毒；阿胶、三七有止血通络之功；茯苓、山药滋脾胃化源。

可加桔梗、生甘草宣肺利咽；加知母泻火；亦可选百合固金汤加减。

10. 喉喑（肺肾阴虚）

喉喑是指以声音嘶哑为主要特征的喉部疾病。西医学中喉的急慢性炎症性疾病、喉肌无力、声带麻痹等可参照本病治疗。

《中医耳鼻咽喉科学》将喉喑分为风寒袭肺、风热犯肺、痰热壅肺、肺肾阴虚、肺脾气虚、血瘀痰凝。

【临床表现】声音嘶哑日久，咽喉干涩微痛，喉痒干咳，痰少而黏，时时清嗓，症状以下午明显。可兼颧红唇赤、头晕耳鸣、虚烦少寐、腰膝酸软、手足心热等症。舌红少津，脉细数。检查见喉黏膜及室带、声带微红肿，声带边缘肥厚，或喉黏膜及声带干燥、变薄，声门闭合不全。

【证机概要】肺肾阴虚，喉失濡养，致声门失健，开合不利。

【治法】滋阴降火，润喉开音。

【方药】百合固金汤加减。方中百合、生地黄、熟地黄滋养肺肾；麦冬、玄参滋阴生津，降火利喉；当归、白芍养血和阴；桔梗、甘草、贝母化痰利喉。

可加木蝴蝶、蝉蜕利喉开音。若虚火旺，加黄柏、知母降火坚阴；以声嘶、咽喉干痒、咳嗽、焮热感为主的阴虚肺燥之证，宜甘露饮生津润燥。

11. 乳蛾（肺肾阴虚，虚火上炎）

乳蛾是指以咽痛或异物感不适、喉核红肿、表面或有黄白脓点为主要特征的咽部疾病。西医学的扁桃体炎可参照本病治疗。

《中医耳鼻咽喉科学》将乳蛾分为风热外袭，肺经有热；邪热传里，肺胃热盛；肺肾阴虚，虚火上炎；脾胃虚弱，喉核失养；痰瘀互结，凝聚喉核。

【临床表现】咽部干燥，微痒微痛，午后症状加重。全身可见午后颧红，手足心热，失眠多梦，或干咳痰少而黏，耳鸣眼花，腰膝酸软，大便干。舌干红，少苔，脉细数。检查见喉核肥大或干瘪、表面不平、色潮红，或有细白星点，喉核被挤

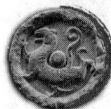

压时，有黄白色腐物自隐窝口内溢出。

【证机概要】肺肾阴虚，津不上承，咽喉失于濡养，虚火上扰，余邪滞留。

【治法】滋养肺肾，清利咽喉

【方药】百合固金汤加减。方中百合、生地黄、熟地黄、麦冬、玄参滋养肺肾，清热利咽生津；当归、芍药养血和阴；贝母、桔梗清肺利咽；甘草调和诸药。

偏肺阴虚，宜养阴清肺汤加减。偏肾阴虚，宜六味地黄汤加玄参、桔梗之类。

小　　结

一、肺肾病涉及的病证

肺肾病涉及的病证有艾滋病（肺肾阴虚证）、肺痨（肺阴亏损证）、肺胀（肾气虚证）、小儿哮喘（肺实肾虚，缓解期，肺肾阴虚）、哮病（虚哮，肺肾两虚证，喘脱危证）、经行吐衄（肺肾阴虚）、鼻槁（肺肾阴虚）、喉痹（肺肾阴虚）、喉癣（肺肾阴虚）、喉喑（肺肾阴虚）、乳蛾（肺肾阴虚）。

二、临床表现

1. 主症

根据病变部位，可分为病在肺、病在咽喉和病在鼻腔。

（1）病在肺　肺痨是由痨虫感染的传染性慢性虚弱疾患。肺胀是多种慢性肺系疾患反复发作，迁延不愈，导致肺气胀满不能敛降的病证。哮病与小儿哮喘是反复发作的痰鸣气喘疾病。艾滋病肺肾阴虚证早中期，以呼吸系统症状为主。这些疾病均以咳嗽、咳痰、喘促或咯血为主要表现。

（2）病在咽喉 喉痹、喉癣、喉喑、乳蛾病在咽喉，表现为咽部干燥、咽喉刺痛、咽喉干涩、咽部干燃等。

（3）病在鼻腔 鼻槁表现为鼻干较甚、鼻衄、嗅觉减退。经行吐衄表现为经前或经期吐血、衄血。

2. 兼症

多表现为全身乏力，消瘦，午后潮热骨蒸，五心烦热，颧红，盗汗量多，口渴心烦，失眠，手足心热等。肺肾气虚伴胸闷心慌，形寒汗出，或腰膝酸软，小便清长。小儿哮喘伴面色欠华，畏寒肢冷，神疲纳呆，小便清长等。肺肾两虚的哮病，阴虚为主表现为五心烦热，颧红，口干；阳虚为主表现为畏寒肢冷，面色苍白。喘脱危证表现为烦躁，昏蒙面青，四肢厥冷，汗出如油等危象。

三、舌象与脉象

1. 舌象

肺肾阴虚证舌红、干红、少苔、少津。肺胀舌淡或暗紫。肺实肾虚证小儿哮喘舌淡，苔薄腻。肺肾两虚证以阴虚为主，舌红，少苔；以阳虚为主，苔淡白，质胖。经行吐衄舌苔或绛或花剥。

2. 脉象

肺肾阴虚证脉细数。肺肾气虚型肺胀或无或有结代。喘脱危证脉细数不清或浮大无根。以阳虚为主者，脉沉细。

四、代表方

1. 百合固金汤

本方由熟地黄、生地黄、百合、麦冬、玄参、白芍、当

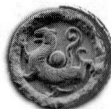

归、贝母、桔梗、甘草组成。功能滋养肺肾，止咳化痰。主治肺肾阴亏、虚火上炎证。常用于肺结核、慢性支气管炎、支气管扩张咯血、慢性咽喉炎、自发性气胸等属肺肾阴亏虚、虚火上炎者。本节用于肺肾阴虚证的鼻槁、喉喑、乳蛾，并合秦艽鳖甲散用于肺痨，合瓜蒌贝母汤用于艾滋病。

2. 养阴清肺汤

本方由生地黄、麦冬、生甘草、玄参、贝母、丹皮、薄荷、白芍组成。功能养阴清肺，解毒利咽。主治白喉之阴虚燥热证。本节用于肺阴虚为主的喉痹。现代常用于急性扁桃体炎、急性咽喉炎、鼻咽癌等属阴虚燥热者。

3. 其他

肺肾阴虚证的经行吐衄，顺经汤或加味麦冬汤。喉癣月华丸加减。小儿哮喘缓解期麦味地黄丸加减。肺肾气虚证的肺胀平喘固本汤合补肺汤加减。肺实肾虚证的小儿哮喘，偏上盛者苏子降气汤；偏下虚者都气丸合射干麻黄汤加减。哮病之虚哮平喘固本汤加减；缓解期生脉地黄汤合金水六君煎加减；喘脱危证回阳急救汤合生脉饮加减。

第三节　肝肺同病

1. 咳嗽（内伤咳嗽，肝火犯肺证）

咳嗽是指肺失肃降、肺气上逆作声、咳出痰液而言，为肺系疾病的主要证候之一。咳嗽既是独立性的病证，又是肺系多种疾病的一个症状。本节所论重点是以咳嗽为主要表现的一类疾病，西医学中急慢性支气管炎、部分支气管扩张症、慢性咽炎等可参照本病论治。

《中医内科学》将咳嗽分为外感咳嗽（风寒袭肺证、风热犯肺证、风燥伤肺证）和内伤咳嗽（痰湿蕴肺证、痰热郁肺证、肝火犯肺证、肺阴亏耗证）。

【临床表现】上气咳逆阵作，咳时面赤，咽干口苦，常感痰滞咽喉而咳之难出，量少质黏，或如絮条，胸胁胀痛，咳时引痛，症状可随情绪波动而增减。舌红或舌边红，苔薄黄少津，脉弦数。

【证机概要】肝郁化火，上逆侮肺。

【治法】清肺泻肝，顺气降火。

【方药】黛蛤散合泻白散加减。黛蛤散清肝化痰；泻白散顺气降火，清肺化痰。方中桑白皮、地骨皮、黄芩清肺热；山栀、丹皮泻肝火；青黛、海蛤壳化痰热；粳米、甘草和胃气，使泻肺而不伤脾胃；苏子、竹茹、枇杷叶降逆气。

肺气郁滞，胸闷气逆，加瓜蒌、桔梗、枳壳、旋覆花利气降逆；胸痛，配郁金丝瓜络理气和络；痰黏难咳，加海浮石、知母、贝母清热豁痰；火郁伤津，咽燥口干，咳嗽日久不减，酌加北沙参、麦冬、天花粉、诃子养阴生津敛肺。

2. 咯血（肝火犯肺证）

血由肺及气管外溢，经口而咳出，表现为痰中带血，或痰血相兼，或纯血鲜红，间夹泡沫均称为咯血，亦称嗽血。咯血见于多种疾病，许多杂病及温热病都会引起咯血。内科范围的咯血主要见于呼吸系统的疾病，如支气管扩张症、急性气管-支气管炎、慢性支气管炎、肺炎、肺结核、肺癌等。

《中医内科学》将咯血分为燥热伤肺证、肝火犯肺证、阴虚肺热证。

【临床表现】咳嗽阵作，痰中带血或纯血鲜红，胸胁胀

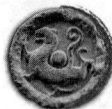

痛，烦躁易怒，口苦。舌红，苔薄黄，脉弦数。

【证机概要】木火刑金，肺失清肃，肺络受损。

【治法】清肝泻火，凉血止血。

【方药】泻白散合黛蛤散加减。前方清泻肺热，后方泻肝化痰，合用并加止血药用于肝火犯肺的咯血。方中青黛、黄芩清肝凉血；桑白皮、地骨皮清泻肺热；海蛤壳、甘草清肺化痰；旱莲草、白茅根、大小蓟凉血止血。

肝火较甚，头晕目赤，心烦易怒加丹皮、栀子清肝泻火；若咯血量较多，纯血鲜红，可用犀角地黄汤加三七粉冲服，以清热泻火，凉血止血。

《中医急诊学》将咯血归为急性出血，分为实证与虚证。实证分为肝火炽盛，或肺热壅盛，损伤肺络。法用清肝泻火，凉血止血；清热泻肺，化痰止血。也用泻白散合黛蛤散。

3. 喘证（实喘，肺气郁痹证）

喘即气喘、喘息。喘证虽是一个独立的病证，但可见于多种急慢性疾病过程中。肺炎、喘息性支气管炎、肺气肿、肺源性心脏病、心源性哮喘、肺结核、矽肺及癔病等发生呼吸困难时均可参照本病论治。

《中医内科学》将喘证分为实喘和虚喘。实喘又分为风寒壅肺证、表寒肺热证、痰热郁肺证、痰浊阻肺证、肺气郁痹证，虚喘分为肺气虚耗证、肾虚不纳证、正虚喘脱证。

【临床表现】每遇情志刺激诱发，发时突然呼吸短促，息粗气憋，胸闷胸痛，咽中如窒，但喉中痰鸣不著，或无痰声；平素忧思抑郁，失眠，心悸。苔薄，脉弦。

【证机概要】肝郁气逆，上冲犯肺，肺气不降。

【治法】开郁降气平喘。

【方药】五磨饮子加减。方中沉香、木香、川朴花、枳壳行气解郁；苏子、金沸草、代赭石、杏仁降逆平喘。

肝郁气滞较著，加柴胡、郁金、青皮等增强解郁之力；心悸、失眠，加百合合欢皮、酸枣仁、远志等宁心；气滞腹胀，大便秘结，加大黄降气通腑，即六磨汤之意。本证治疗中宜劝慰患者心情开朗，配合治疗。

4. 花翳白陷（肺肝风热证）

花翳白陷是指黑睛生翳，四周高起，中间低陷，状如花瓣的眼病。本病相当于西医学的角膜溃疡，主要包括蚕食性角膜溃疡、细菌性角膜溃疡。前者病因不明，可能是一种自身免疫性疾病；后者为多种细菌引起的角膜溃疡。

《中医眼科学》将花翳白陷分为肺肝风热证、热炽腑实证、阳虚寒凝证。

【临床表现】患眼视力下降，碜涩疼痛，畏光流泪，抱轮红赤，黑睛边缘骤生翳障，渐渐扩大，四周高起，中间低陷，羞明难睁，眼痛。舌红，苔薄黄，脉浮数。

【证机概要】风热邪毒侵袭，肺热犯肝，上攻黑睛。

【治法】疏风清热。

【方药】加味修肝散加减。白睛混赤甚，加桑白皮助清肺热；黑睛生翳渐大，加龙胆草助清肝热。

5. 天行赤眼暴翳

天行赤眼暴翳是指因感受疫疠之气，急发白睛红赤，继之黑睛生翳的眼病。又名大患后生翳、暴赤生翳。相当于西医学的流行性角结膜炎。

《中医眼科学》将天行赤眼暴翳分为初感疠气证、肝火偏盛证和余邪未清证。

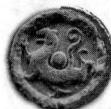

（1）初感疬气证

【临床表现】目痒碜痛，羞明流泪，眼眵清稀，胞睑微肿，白睛红赤浮肿，黑睛星翳稀疏；兼头痛发热，鼻塞流涕。舌红，苔薄白，脉浮数。

【证机概要】疬气初感肺金，引动肝火，上犯白睛、黑睛。

【治法】疏风清热，退翳明目。

【方药】菊花决明散加减。宜去方中之羌活，加蝉蜕、白蒺藜祛风退翳；白睛红赤浮肿明显，加桑白皮、金银花清热泻肺。

（2）肝火偏盛证

【临床表现】患眼碜涩刺痛，畏光流泪，视物模糊，黑睛星翳簇生，抱轮红赤；兼口苦干，便秘溲赤。舌红，苔黄，脉弦数。

【证机概要】素体内热较盛，外邪引动肝火，内外合邪，上犯于目。

【治法】清肝泻火，退翳明目。

【方药】龙胆泻肝汤加减。常于方中加蝉蜕、密蒙花、谷精草疏风清热退翳。

（3）余邪未清证

【临床表现】目珠干涩，白睛红赤渐退，但黑睛星翳未尽。舌红少津，脉细数。

【证机概要】热邪伤津，余邪未尽。

【治法】养阴祛邪，退翳明目。

【方药】消翳汤加减。常于方中加沙参、麦冬、天冬助养阴生津；黑睛有翳，加石决明、谷精草、乌贼骨清肝明目退翳。

小　结

一、肝肺同病涉及的病证

多数为肝火犯肺证，其表现多为肺病。肝开窍于目，白睛属肺，亦可表现为眼病。涉及的病证有咳嗽（肝火犯肺证）、咯血（肝火犯肺证）、喘证（肺气郁痹证）、花翳白陷（肺肝风热证）、天行赤眼（初感疠气证、肝火偏盛证、余邪未清证）。

二、临床表现

1. 主症

病在肺，表现为咳嗽、咳痰、气喘。因咳嗽、咯血为肝火犯肺证，咳嗽则上气咳逆阵作，咳时面赤，咽干口苦，痰滞咽喉而咳之难出，量少质黏；咯血则咳嗽阵作，痰中带血或纯血鲜红；肺气郁痹证的喘证则突然呼吸短促，息粗气憋。病在目的花翳白陷是指黑睛生翳，四周高起，中间低陷，状如花瓣的眼病。天行赤眼见急发白睛红赤，继之黑睛生翳。

2. 兼症

有热者，表现为呛咳时面赤，咽干口苦，胸胁胀痛，咳时引痛，烦躁易怒，便秘溲赤；肺气郁痹，每遇情志刺激而诱发，平素常多忧思抑郁，失眠，心悸；有表证兼见头痛发热、鼻塞流涕。

三、舌象与脉象

1. 舌象

有热，舌红或舌边红，苔薄黄、薄白；伤阴则少津。

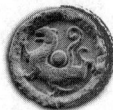

2. 脉象

肝脉弦，热证脉数，有表热则脉浮数。

四、代表方

1. 泻白散

组成：地骨皮、桑白皮、甘草加粳米。功能清泻肺热，止咳平喘。主治肺热喘咳证。本节用于肝火犯肺证的咳嗽。

2. 黛蛤散

组成：青黛、蛤壳。功能清肝利肺，降逆除烦。主治肝肺实热。本节用于咯血。

3. 其他

加味修肝散用于肺肝风热证的花翳白陷。天行赤眼初感疬气用菊花决明散；肝火偏盛用龙胆泻肝汤；余邪未清用消翳汤。五磨饮子用于肺气郁痹证的喘证。

第四节　肝肾两虚

1. 头痛（内伤头痛，肝阳头痛）

头痛是临床常见的自觉症状，可单独出现，亦见于多种疾病的过程中。本节所讨论的头痛，是指因外感六淫、内伤杂病而引起的，以头痛为主要表现的一类病证。

头痛可见于西医学内、外、神经、精神、五官等各科疾病中。本节所论主要为内科常见头痛，如血管性头痛、紧张性头痛、三叉神经痛、外伤后头痛、部分颅内疾病、神经官能症及某些感染性疾病、五官科疾病的头痛等均可参照本病治疗。

《中医内科学》将头痛分为外感头痛（风寒头痛、风热头痛、风湿头痛）和内伤头痛（肝阳头痛、血虚头痛、痰浊头痛、肾虚头痛、瘀血头痛）。

【临床表现】头昏胀痛，两侧为重，心烦易怒，夜寐不宁，口苦面红，或兼胁痛。舌红，苔黄，脉弦数。

【证机概要】肝肾阴虚，肝失条达，气郁化火，阳亢风动。

【治法】平肝息风潜阳，补益肝肾。

【方药】天麻钩藤饮加减。方中天麻、钩藤石决明平肝息风潜阳；山栀、黄芩、丹皮清泄肝热；桑寄生、杜仲补益肝肾；牛膝、益母草、白芍活血调血，引血下行；夜交藤养心安神。

肝郁化火，肝火炎上，症见头痛剧烈，目赤口苦，急躁，便秘溲黄，加夏枯草、龙胆草、大黄；兼肝肾亏虚，水不涵木，症见头晕目涩，视物不明，遇劳加重，腰膝酸软，选加枸杞子、白芍、山茱萸。

2. 注意力缺陷多动症（肝肾阴虚）

注意力缺陷多动症又称轻微脑功能障碍综合征，是一种较常见的儿童时期行为障碍性疾病。以注意力不集中、自我控制差，动作过多、情绪不稳、冲动任性，伴学习困难，但智力正常或基本正常为主要临床特征。

《中医儿科学》将注意力缺陷多动症分为肝肾阴虚、心脾两虚和虚火内扰。

【临床表现】多动难静，急躁易怒，冲动任性、难于自控，神思涣散，注意力不集中，或记忆力欠佳，学习成绩低下，或遗尿、腰酸乏力，或五心烦热，盗汗，大便秘结。舌红，苔薄，脉细弦。

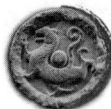

【证机概要】肝肾阴虚，肝阳失制，心神失养。

【治法】滋养肝肾，平肝潜阳。

【方药】杞菊地黄丸加减。方中枸杞子、熟地黄、山茱萸滋补肝肾；山药、茯苓健脾养心；菊花、丹皮、泽泻清肝肾之虚火；青龙齿、龟板宁神定志。

夜寐不安，加酸枣仁、五味子养心安神；盗汗，加浮小麦、龙骨、牡蛎敛汗固摄；易怒急躁，加石决明、钩藤平肝潜阳；大便秘结，加火麻仁、桑椹润肠通便。

3. 中风

中风是以猝然昏仆、不省人事、半身不遂、口眼㖞斜、语言不利为主症的病证。轻者可无昏仆而仅见半身不遂和口眼㖞斜等。西医学的急性脑血管疾病与之相近，包括缺血性中风和出血性中风，其他如短暂性脑缺血发作、局限性脑梗死、原发性脑出血和蛛网膜下腔出血等均可参照本病治疗。

《中医内科学》将中风分为中经络、中腑脏和恢复期。中经络又分为风痰入络证、风阳上扰证和阴虚风动证。中脏腑又分为闭证（痰热腑实证、痰火瘀闭证、痰浊瘀闭证）和脱证（阴竭阳亡），恢复期又分为风痰瘀阻证、气虚络瘀证和肝肾亏虚证。

（1）中经络：阴虚风动证

【临床表现】平素头晕耳鸣，腰酸，突然发生口眼㖞斜，言语不利，手指蠕动，甚或半身不遂。舌红，苔腻，脉弦细数。

【证机概要】肝肾阴虚，风阳内动，风痰瘀阻经络。

【治法】滋阴潜阳，息风通络。

【方药】镇肝熄风汤加减。方中白芍、天冬、玄参、枸杞子滋阴柔肝息风；龙骨、牡蛎、龟板、代赭石镇肝潜阳；牛膝、当归活血化瘀，引血下行；天麻、钩藤平肝息风。

痰热较重，苔黄腻，泛恶，加胆南星、竹沥、川贝母清热化痰；阴虚阳亢，肝火偏旺，心中烦热，加栀子、黄芩清热除烦。

（2）恢复期：肝肾亏虚证

【临床表现】半身不遂，患肢僵硬，拘挛变形。舌强不语，或偏瘫，肢体肌肉萎缩。舌红或淡红，脉沉细。

【证机概要】肝肾亏虚，阴血不足，筋脉失养。

【治法】滋养肝肾。

【方药】左归丸合地黄饮子加减。左归丸滋补肝肾真阴；地黄饮子滋肾阴，补肾阳，开窍化痰。方中干地黄、首乌、枸杞子、山茱萸补肾益精；麦冬、石斛养阴生津；当归、鸡血藤养血和络。

腰酸腿软较甚，加杜仲、桑寄生、牛膝补肾壮腰；肾阳虚，加巴戟天、苁蓉补肾益精，附子、肉桂温补肾阳；夹痰浊，加菖蒲、远志、茯苓化痰开窍。

4. 妊娠贫血（肝肾不足证）

妊娠期间出现倦怠、乏力、气短、面色苍白、浮肿、食欲不振等，检查呈现血红蛋白或红细胞总数降低，红细胞比容下降，称妊娠贫血。相当于西医学的妊娠合并贫血。

《中医妇科学》将妊娠贫血分为气血两虚证、心脾两虚证和肝肾不足证。

【临床表现】孕后常头晕目眩，腰膝酸软，或肢麻或痉挛，或胎儿小于孕月。舌暗红，少苔，脉细弦滑。

【证机概要】素体肝肾不足，孕后阴血养胎，肝木失养，

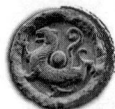

肾精失藏，肝肾精血不足。

【治法】滋补肝肾。

【方药】大补元煎加何首乌、桑寄生。方中当归补肝血；熟地黄、枸杞子、杜仲滋肾益阴；牛膝补肝肾，引药归经；肉桂温肾助阳，寓阴中求阳之意；炙甘草既和中又调和诸药；加生首乌、桑寄生滋肾养血安胎。

5. 营养性缺铁性贫血（肝肾阴虚）

营养性缺铁性贫血是因体内铁缺乏使血红蛋白合成减少而引起的一种小细胞低色素性贫血。本病为儿科常见疾病，属中医学"血虚"范畴。

《中医儿科学》将营养性缺铁性贫血分为脾胃虚弱、心脾两虚、肝肾阴虚和脾肾阳虚。

【临床表现】面色、皮肤、黏膜苍白，爪甲色白易脆，发育迟缓，头晕目涩，两颧潮红，潮热盗汗，毛发枯黄，四肢震颤抽动。舌红，苔少或光剥，脉弦数或细数。

【证机概要】精血同源，阴血同本。肝肾阴虚，精血失养。

【治法】滋养肝肾，益精生血。

【方药】左归丸加减。方中龟板、鹿角胶、菟丝子、牛膝大补精血；熟地黄、山药、山茱萸、枸杞子、阿胶滋阴补血；山楂健脾助运。

潮热盗汗，加地骨皮、鳖甲、白薇养阴清热；智力发育迟缓，加紫河车补肾开窍；眼目干涩，加石斛、夜明砂、羊肝补肝明目；四肢震颤，加沙苑蒺藜、白芍、钩藤、地龙养肝息风。

6. 鼓胀（阴虚水停证，肝肾阴虚）

鼓胀是指腹部胀大如鼓的一类病证，临床以腹大胀满、绷急如鼓、皮色苍黄、脉络显露为特征。本病类似西医学的肝硬化腹水，包括病毒性肝炎、血吸虫病、胆汁性营养不良性等多种原因导致的肝硬化腹水。其他疾病出现的腹水，如结核性腹膜炎腹水、丝虫病乳糜腹水、腹腔内晚期恶性肿瘤、慢性缩窄性心包炎、肾病综合征等，符合鼓胀特征者均可参照本病治疗。

《中医内科学》将鼓胀分为气滞湿阻证、水湿困脾证、水热蕴结证、瘀结水留证、阳虚水盛证（脾肾阳虚）和阴虚水停证（肝肾阴虚）。

【临床表现】腹大胀满，或见青筋暴露，面色晦滞，唇紫，口干而燥，心烦失眠，时或鼻衄，牙龈出血，小便短少。舌红绛少津，苔少或光剥，脉弦细数。

【证机概要】肝肾阴虚，津液失布，水湿内停。

【治法】滋肾柔肝，养阴利水。

【方药】六味地黄丸合一贯煎加减。前方重在滋养肾阴，后方重在养阴柔肝。方中沙参、麦冬、生地黄、山茱萸、枸杞子、褚实子滋养肾阴；猪苓、茯苓、泽泻、玉米须淡渗利湿。

津伤口干明显，酌加石斛、玄参、芦根等养阴生津；青筋显露，唇舌紫暗，小便短少，加丹参、益母草、泽兰、马鞭草等化瘀利水；腹胀甚，加枳壳、大腹皮行气消胀；潮热，烦躁，加地骨皮、白薇、栀子清虚热；齿鼻衄血，加鲜茅根、藕节、仙鹤草之类凉血止血；阴虚阳浮，症见耳鸣，面赤，颧红，加龟板、鳖甲、牡蛎等滋阴潜阳；湿热留恋不清，溲赤涩少，酌加知母、黄柏、六一散、金钱草等清热利湿。

7. 白驳风（肝肾不足证）

白驳风是以大小不同、形态各异的皮肤变白为主要临床表

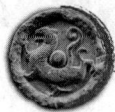

现的局限性色素脱失性皮肤病。中医文献有"白癜""白驳""斑白""斑驳"等名称。相当于西医学的白癜风。

《中医外科学》将白驳风分为肝郁气滞证、肝肾不足证和气血瘀滞证。

【临床表现】多见于体虚或有家族史者。病史较长，白斑局限或泛发；伴头晕耳鸣，失眠健忘，腰膝酸软。舌红，少苔，脉细弱。

【证机概要】肝肾不足，血不能滋养皮肤。

【治法】滋补肝肾，养血祛风。

【方药】六味地黄丸加减。神疲乏力者，加党参。

8. 慢惊风（阴虚风动）

惊风是小儿常见的急重病证，临床以抽搐、昏迷为主要症状，分急惊风和慢惊风。西医学称惊风为小儿惊厥。

《中医儿科学》将慢惊风分为脾虚肝亢、脾肾阳衰和阴虚风动。

【临床表现】精神疲惫，形容憔悴，面色萎黄或时而潮红，虚烦低热，手足心热，易汗出，大便干结，肢体拘挛或强直，抽搐时轻时重。舌绛少津，苔少或无苔，脉细数。

【证机概要】多发于急惊风之后，痰热炼灼阴津，阴虚阳亢，筋脉失养。

【治法】育阴潜阳，滋肾养肝。

【方药】大定风珠加减。方中生白芍、生地黄、麻仁、五味子、当归滋阴养血；龟板、鳖甲、生龙骨、生牡蛎潜阳息风。

日晡潮热，加地骨皮、银柴胡、青蒿清热除蒸；抽搐不止，加天麻、乌梢蛇息风止痉；汗出较多，加黄芪、浮小麦固表止汗；肢体麻木，活动障碍，加赤芍、川芎、地龙活血通络；筋脉拘急，屈伸不利，加黄芪、党参、鸡血藤、桑枝益气养血通络。

9. 梅毒（肝肾亏损证）

梅毒是由梅毒螺旋体所引起的一种全身性、慢性性传播疾病，属中医学"霉疮""疳疮""花柳病"等范畴。

《中医外科学》将梅毒分为肝经湿热证、血热蕴毒证、毒结筋骨证、肝肾亏损证和心肾亏虚证。

【临床表现】见于三期梅毒脊髓痨者。患病可达数十年之久，逐渐两足瘫痪或萎弱不行，肌肤麻木或虫行作痒，筋骨窜痛；腰膝酸软，小便困难。舌淡，苔薄白，脉沉细弱。

【证机概要】霉疮病毒，久伤肝肾，侵及骨髓。

【治法】滋补肝肾，填髓息风。

【方药】地黄饮子加减。

10. 肾病综合征（本证：肝肾阴虚）

肾病综合征是一组由多种病因引起的临床证候群，以大量蛋白尿、低蛋白血症、高脂血症及不同程度的水肿为主要特征。小儿肾病属中医学"水肿"范畴，且多属阴水，以肺、脾、肾三脏虚弱为本，尤以脾肾亏虚为主。

《中医儿科学》将肾病综合征分为本证（肺脾气虚、脾肾阳虚、肝肾阴虚、气阴两虚）和标证（外感风邪、水湿、湿热、血瘀、湿浊）。

【临床表现】浮肿或重或轻，头痛头晕，心烦躁扰，口干咽燥，手足心热或面部潮红，目睛干涩或视物不清，痤疮，失眠多汗。舌红，少苔，脉弦细数。

【证机概要】素体阴虚，过用温燥或利尿过度，尤多见于

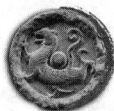

大量使用激素，导致肝肾阴虚引发此证。

【治法】滋阴补肾，平肝潜阳。

【方药】知柏地黄丸加减。方中熟地黄、山药、山茱萸滋补肝脾肾三阴以治其本；丹皮、茯苓、泽泻渗湿浊，清虚热以治其标；知母、黄柏、女贞子、旱莲草滋阴清热泻火。

肝阴虚突出，加沙参、沙苑子、菊花、夏枯草养肝平肝；肾阴虚突出，加枸杞子、五味子、天冬滋阴补肾；阴虚火旺，重用生地黄、知母、黄柏滋阴降火；水肿，加车前子等以利水。

11. 痿证（肝肾亏损证）

痿证是指肢体筋脉弛缓、软弱无力、不能随意运动，或伴肌肉萎缩的一种病证。临床以下肢痿弱较为常见，亦称"痿躄"。西医学的多发性神经炎、运动神经元病、脊髓病变、重症肌无力、周期性麻痹等表现为肢体痿软无力、不能随意运动者均可参照本病论治。

《中医内科学》将痿证分为肺热津伤证、湿热浸淫证、脾胃虚弱证、肝肾亏损证和脉络瘀阻证。

【临床表现】起病缓慢，渐见肢体痿软无力，尤以下肢明显，腰膝酸软，不能久立，甚至步履全废，腿胫大肉渐脱，或伴眩晕耳鸣。舌咽干燥，遗精或遗尿，妇女月经不调。舌红，少苔，脉细数。

【证机概要】肝肾亏虚，阴精不足，筋脉失养。

【治法】补益肝肾，滋阴清热。

【方药】虎潜丸加减。方中虎骨（狗骨代）、牛膝壮筋骨，利关节；熟地黄、龟板、知母、黄柏填精补髓，滋阴补肾，清虚热；锁阳温肾益精；当归、白芍药养血柔肝；陈皮、干姜理气温中和胃，既防苦寒败胃，又使滋补而不滞。

病久阴损及阳，阴阳两虚，兼神疲、怯寒怕冷，阳痿早泄，尿频而清，妇女月经不调，脉沉细无力，不可过用寒凉以伐生气，去黄柏、知母，加仙灵脾、鹿角霜、紫河车、附子、肉桂，或服用鹿角胶丸、加味四斤丸；面色无华或萎黄，头昏心悸，加黄芪、党参、首乌、龙眼肉、当归补气养血；腰脊酸软，加川续断、补骨脂、狗脊补肾壮腰；热甚，去锁阳、干姜，或六味地黄丸加牛骨髓、鹿角胶、枸杞子滋阴补肾，以祛虚火；阳虚畏寒，脉沉弱，右归丸加减。

12. 流痰（肝肾亏虚证）

流痰是一种发于骨与关节间的慢性化脓性疾病。相当于西医学的骨与关节结核。因发病部位和形态不同，流痰有许多名称。

《中医外科学》将流痰分为阳虚痰凝证、阴虚内热证、肝肾亏虚证和气血两虚证。

【临床表现】疮口流脓稀薄，或夹败絮样物，形成窦道。病在四肢关节，可见患肢肌肉萎缩、关节畸形；病在脊椎，可见强直不遂，甚至下肢瘫痪不用，尿潴留或大便失禁；伴腰脊酸痛，盗汗。舌红，苔薄，脉细数或虚数。

【证机概要】肝肾亏虚，骨与关节失养。

【治法】补益肝肾。

【方药】左归丸合香贝养荣汤加减。

盗汗不止，加黄芪、浮小麦、牡蛎、龙骨；咳嗽痰血，加南沙参、麦冬、百合、川贝母、丹皮等；腰脊酸痛，加川续断、杜仲、狗脊、巴戟肉。

13. 阴痒（肝肾阴虚证）

妇女外阴及阴道瘙痒，甚则痒痛难忍，坐卧不宁，或伴带

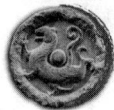

下增多等，称阴痒，又称阴门瘙痒、阴蜃等。本病相当于西医学的外阴瘙痒症。

《中医妇科学》将阴痒分为肝经湿热证和肝肾阴虚证。

【临床表现】阴部瘙痒难忍，干涩灼热，夜间加重，或会阴部肤色变浅白，皮肤粗糙，皲裂破溃；眩晕耳鸣，五心烦热，烘热汗出，腰酸腿软，口干不欲饮。舌红，少苔，脉细数无力。

【证机概要】肝肾阴虚，精血亏损，血虚生风化燥，前阴皮肤失养。

【治法】滋阴补肾，清肝止痒。

【方药】知柏地黄汤加当归、栀子、白鲜皮。方中六味地黄汤滋补肝肾之阴；知母、黄柏、栀子清泻肝火；当归养血祛风；白鲜皮止痒。

赤白带下，加白及、茜草、海螵蛸；白带量多，加马齿苋、土茯苓；烘热汗出，加牡蛎、黄芩；外阴干涩，加首乌、木瓜、生甘草；瘙痒不止，加防风、徐长卿、薄荷。

14. 经行发热（肝肾阴虚证）

每值经期或行经前后出现以发热为主症者，称经行发热，亦称经病发热。

《中医妇科学》将经行发热分为肝肾阴虚证、血气虚弱证、瘀热壅阻证。

【临床表现】经期或经后午后潮热，经量少、色红；两颧红赤，五心烦热，烦躁少寐。舌红而干，脉细数。

【证机概要】肝肾阴虚，阴虚不能敛阳，阳气外越。

【治法】滋养肝肾，育阴清热。

【方药】蒿芩地丹四物汤。方中黄芩、青蒿、地骨皮、牡丹皮清热养阴凉血；生地黄、白芍滋阴凉血；当归养血调经。

15. 经行乳房胀痛（肝肾亏虚证）

每于行经前后，或正值经期，出现乳房作胀，或乳胀痒疼痛，甚至不能触衣者，称经行乳房胀痛。本病相当于西医学的经前期紧张综合征。

《中医妇科学》将经行乳房胀痛分为肝气郁结证和肝肾亏虚证。

【临床表现】经行或经后两乳作胀作痛，乳房按之柔软无块，月经量少、色淡，两目干涩，咽干口燥，五心烦热。舌淡或红，少苔，脉细数。

【证机概要】素体肝肾不足，阴血亏虚，乳络失养。

【治法】滋肾养肝，和胃通络。

【方药】一贯煎或滋水清肝饮加麦芽、鸡内金。一贯煎原方主治胁痛，吞酸吐酸，癥瘕及一切肝病。方中当归、枸杞子滋肾养肝；沙参、麦冬、生地黄滋阴养血；川楝子疏肝理气；麦冬、鸡内金和胃通乳络。

16. 子晕（阴虚肝旺证）

妊娠期出现以头晕目眩、状若眩冒为主症，甚或眩晕欲厥，称妊娠眩晕，亦称子晕，多为子痫先兆。及时、正确地治疗妊娠眩晕是预防子痫发生的重要措施之一。

《中医妇科学》将子晕分为阴虚肝旺证、脾虚肝旺证和气血虚弱证。

【临床表现】妊娠中后期头晕目眩，视物模糊，耳鸣失眠，心中烦闷，颜面潮红，口干咽燥，手足心热。舌红或绛，少苔，脉弦数。

【证机概要】素体肝肾阴虚，孕后阴血下注养胎，阴虚肝

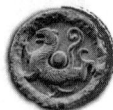

旺，水不涵木，风阳易动，上扰清窍。

【治法】育阴潜阳。

【方药】杞菊地黄丸加味。方中六味地黄汤滋肾壮水；枸杞子、菊花清肝明目；龟板、石决明育阴潜阳；钩藤、白蒺藜、天麻平肝潜阳。

热象明显，酌加知母、黄柏滋阴泻火；口苦心烦，加竹茹、黄芩清热除烦；水肿明显，加茯苓、防己、泽泻；有动风之兆，加羚羊角镇肝息风。

17. 带下过少（肝肾亏损证）

带下过少是指带下量明显减少，导致阴中干涩痒痛，甚至阴部萎缩者。本病与西医学的卵巢功能早衰、绝经后卵巢功能下降、手术切除卵巢后、盆腔放疗后、严重卵巢炎及席汉综合征、长期服用某些药物抑制卵巢功能等导致雌激素水平低落而引起的阴道分泌物减少类似。

《中医妇科学》将带下过少分为肝肾亏损证和血枯瘀阻证。

【临床表现】带下过少，甚至全无，阴部干涩灼痛，或伴阴痒，阴部萎缩，性交疼痛；头晕耳鸣，腰膝酸软，烘热汗出，烦热胸闷，夜寐不安，小便黄，大便干结。舌红，少苔，脉细数或沉弦细。

【证机概要】肝肾亏损，血少津乏，阴液不充，任带失养。

【治法】滋补肝肾，养精益血。

【方药】左归丸加知母、肉苁蓉、紫河车、麦冬。方中熟地黄、山茱萸、山药、枸杞子益肝肾，补精血；菟丝子补肾气；鹿角胶、龟板胶滋补精血，补益冲任；川牛膝引药下行。

加紫河车大补精血，麦冬养阴润燥，知母养阴清热。

阴虚阳亢，头痛甚，加天麻、钩藤、石决明；心火偏盛，加黄连、炒枣仁、青龙齿；皮肤瘙痒，加蝉蜕、防风、白蒺藜；大便干结，加生地黄、玄参、何首乌。

18. 五迟五软（肝肾亏损）

五迟、五软是小儿生长发育障碍的病证。五迟指立迟、行迟、齿迟、发迟、语迟；五软指头项软、口软、手软、足软、肌肉软。五迟、五软病证既可单独出现也可同时出现。

本病因先天禀赋不足、后天调护失当引起。五迟、五软包括西医学之佝偻病、脑发育不全、脑性瘫痪、智能低下等病证。

《中医儿科学》将五迟五软分为肝肾亏损、心脾两虚和痰瘀阻滞。

【临床表现】筋骨萎弱，发育迟缓，坐起、站立、行走、生齿等明显迟于正常同龄小儿，头项萎软，天柱骨裂，头形方大，目无神采，反应迟钝，囟门宽大，易惊，夜卧不安。舌淡，少苔，脉沉细无力，指纹淡。

【证机概要】肝肾不足，不能荣养筋骨脑髓。

【治法】补肾填髓，养肝强筋。

【方药】六味地黄丸加味。方中熟地黄、山茱萸滋养肝肾；鹿茸温肾益精；五加皮强筋壮骨；山药健脾益气；茯苓、泽泻健脾渗湿；丹皮凉血活血；麝香活血开窍。

齿迟，加紫河车、何首乌、龙骨、牡蛎补肾生齿；立迟、行迟，加牛膝、杜仲、桑寄生补肾强筋壮骨；头项软，加锁阳、枸杞子、菟丝子、巴戟天补养肝肾；易惊、夜卧不安，加丹参、远志养心安神；头形方大、下肢弯曲，加珍珠母、龙骨

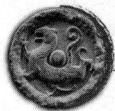

壮骨强筋。

19. 黧黑斑（肝肾不足证）

黧黑斑是指因皮肤色素改变而在面部呈现局限性褐色斑的皮肤病。相当于西医学的黄褐斑。

《中医外科学》将黧黑斑分为肝郁气滞证、肝肾不足证、脾虚湿蕴证和气滞血瘀证。

【临床表现】斑色褐黑，面色晦暗；伴头晕耳鸣，腰膝酸软，失眠健忘，五心烦热。舌红，少苔，脉细。

【证机概要】肝肾阴虚，面皮失养。

【治法】补益肝肾，滋阴降火。

【方药】六味地黄丸加减。虚火旺明显，加知母、黄柏；失眠多梦，加生龙牡、珍珠母；褐斑日久色深，加丹参、白僵蚕。

20. 鼻衄（肝肾阴虚）

鼻衄，即鼻出血，是多种疾病的常见症状之一。它可由鼻部损伤引起，亦可因脏腑功能失调而致。本病重点讨论后者引起的鼻衄。

《中医耳鼻咽喉科》将鼻衄分为肺经风热、胃热炽盛、肝火上逆、心火亢盛、肝肾阴虚和脾不统血。

【临床表现】鼻衄色红、量不多、时作时止，鼻黏膜色淡红而干嫩，伴口干少津，头晕眼花，耳鸣，五心烦热，健忘失眠，腰膝酸软，或颧红盗汗。舌红，少苔，脉细数。

【证机概要】肝肾阴虚，虚火上炎，伤及血络。

【治法】滋补肝肾，养血止血，清虚火。

【方药】知柏地黄汤加减。可酌加旱莲草、阿胶等滋补肝肾养血；加藕节、仙鹤草、白及等收敛止血。

《中医急诊学》将鼻衄分为实证和虚证。虚证为肝肾阴虚、虚火上炎所致，用滋养肝肾、凉血止血法。选知柏地黄丸加旱莲草、仙鹤草、藕节、阿胶、侧柏叶等止血药。

21. 油风（肝肾不足证）

油风是一种头部毛发突然发生斑块状脱落的慢性皮肤病，又名鬼剃头。相当于西医学的斑秃。

《中医外科学》将油风分为血热风燥证、气滞血瘀证、气血两虚证和肝肾不足证。

【临床表现】病程日久，平素头发焦黄或花白，发病时呈大片均匀脱落，甚或全身毛发脱落；伴头昏，耳鸣，目眩，腰膝酸软。舌淡，苔薄，脉细。

【证机概要】肝肾不足，毛发失养。

【治法】滋补肝肾。

【方药】七宝美髯丹加减。

22. 视瞻有色（肝肾不足证）

视瞻有色是指外眼无异常，唯视物昏蒙不清，中心有灰暗或棕黄色阴影遮挡，或视物变形的内障眼病。本病相当于西医学的中心性浆液性脉络膜视网膜病变。

《中医眼科学》将视瞻有色分为水湿上泛证、痰湿化热证和肝肾不足证。

【临床表现】视物模糊，眼前可见暗灰色阴影，视物变小或变形，眼底可见黄斑区色素紊乱，少许黄白色渗出，中心凹光反射减弱；或头晕耳鸣，梦多滑遗，腰膝酸软。舌红，少苔，脉细。

【证机概要】肝肾亏虚，精血不足，目失濡养。

【治法】滋补肝肾，和血明目。

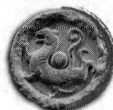

【方药】四物五子丸加减。黄斑区渗出较多、色素紊乱，加山楂、昆布、海藻软坚散结。

23. 白涩症（肝肾阴虚证）

白涩症是指白睛不赤不肿而自觉眼内干涩不舒的眼病。多为双眼发病，与年龄、季节无关，药物治疗难取速效。本病相当于西医学的慢性结膜炎、浅层点状角膜炎。

《中医眼科学》将白涩症分为邪热留恋证、肺阴不足证、脾胃湿热证和肝肾阴虚证。

【临床表现】眼内干涩不爽，双目频眨，羞明畏光，白睛隐隐淡红，久视后诸症加重，黑睛可有细点星翳；可伴口干少津，腰膝酸软，头晕耳鸣，夜寐多梦。舌红，苔薄，脉细。

【证机概要】肝肾亏损，阴血不足，目失所养。

【治法】补益肝肾，滋阴养血。

【方药】杞菊地黄丸加减。口干少津明显，加五味子、玄参、沙参养阴生津；白睛隐隐淡红，加地骨皮、桑白皮清热退赤。

24. 近视（肝肾两虚证）

近视是眼在调节松弛状态下，平行光线经眼的屈光系统的折射后焦点落在视网膜之前。

《中医眼科学》将近视分为气血不足证和肝肾两虚证。

【临床表现】能近怯远，眼前黑花飘动，眼底可见玻璃体液化混浊、视网膜呈豹纹状改变；或头晕耳鸣，腰膝酸软，寐差多梦。舌淡，脉细弱或弦细。

【证机概要】禀赋不足，阳衰过阴，以致光华不能远及。

【治法】滋补肝肾。

【方药】驻景丸加减。眼底视网膜呈豹纹状改变，选加太子参、麦冬、五味子以助益气之功。

25. 远视（肝肾不足证）

远视是眼在调节松弛状态下，平行光线经眼的屈光系统的折射后焦点落在视网膜之后，在视网膜上形成一个弥散环，不能形成清晰的物像。

【临床表现】视远尚清，视近模糊，或用眼后感眼球酸痛；或兼见头晕耳鸣，腰膝酸软，口咽干燥。舌红，少苔，脉细数。

【证机概要】先天不足或肝肾俱亏，使目中光华散漫不收。

【治法】补益肝肾。

【方药】地芝丸或杞菊地黄丸加减。前方适用于阴虚有热，后方适用于肝肾不足。

26. 流泪症（肝肾两虚，约束无权证）

流泪症是指泪液不循常道而溢出睑弦的眼病。流泪症相当于西医学的溢泪，多因泪道阻塞、狭窄等引起。

《中医眼科学》将流泪症分为肝血不足，复感风邪证；气血不足，收摄失司证；肝肾两虚，约束无权证。

【临床表现】眼泪常流，拭之又生，或泪液清冷稀薄；兼头昏耳鸣，腰膝酸软。脉细弱。

【证机概要】肝肾不足，约束无权。

【治法】补益肝肾，固摄止泪。

【方药】左归饮加减。

流泪较甚，加五味子、防风收敛祛风止泪；若感泪液清冷，加巴戟天、肉苁蓉、桑螵蛸固摄止泪。

27. 弱视（禀赋不足证）

弱视为西医学病名，是指视觉发育期间，因各种原因使视

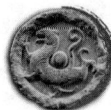

觉细胞的有效刺激不足，造成单眼或双眼视力发育障碍的眼病。

《中医眼科学》将弱视分为禀赋不足证和脾胃虚弱证。

【临床表现】胎患内障术后，或先天远视、近视等致视物不清；或兼见小儿夜惊，遗尿。舌淡，脉弱。

【证机概要】禀赋不足，肝肾阴虚，目不得养。

【治法】补益肝肾，滋阴养血。

【方药】四物五子丸加减。

偏肾阳虚，加山茱萸、补骨脂温补肾阳；偏肝肾阴虚，加楮实子、桑葚子滋补肝肾。

28. 疳证（眼疳）

疳证是因喂养不当或多种疾病影响，导致脾胃受损、气液耗伤而形成的一种慢性疾病。临床以形体消瘦、面色无华、毛发干枯、精神萎靡或烦躁、饮食异常为特征。

《中医儿科学》将疳证分为常证（疳气、疳积、干疳）和兼症（眼疳、口疮、疳肿胀）。

【临床表现】形体消瘦，面色无华，毛发干枯，精神萎靡或烦躁，饮食异常，两目干涩，畏光羞明，眼角赤烂，甚则黑睛混浊，或夜盲等。

【证机概要】脾病及肝，肝血不足，不能濡养眼目。

【治法】养血柔肝，滋阴明目。

【方药】石斛夜光丸加减。方中石斛、天冬、生地黄、枸杞子滋补肝肾；菊花白蒺藜、蝉蜕、木贼草退翳明目；青葙子、夏枯草清肝明目；川芎、枳壳行气活血；夜盲者，羊肝丸加减。

29. 高风内障（肝肾阴虚证）

高风内障是以夜盲和视野逐渐缩窄为特征的眼病。本病多从青少年时期开始发病，均为双眼罹患。相当于西医学的原发性视网膜色素变性。

《中医眼科学》将高风内障分为肾阳不足证、肝肾阴虚证和脾气虚弱证。

【临床表现】夜盲，视野进行性缩窄。眼部检查：初发时眼外观无异常，眼底早期可见赤道部视网膜色素稍紊乱，随之在赤道部视网膜血管旁出现骨细胞样色素沉着；随着病情发展，色素沉着逐渐增多，伴向后极部及锯齿缘方向进展。晚期眼底可见视盘呈蜡黄色萎缩血管变细，视网膜呈青灰色，黄斑变暗。有的无骨细胞样色素沉着，仅见视网膜和色素上皮萎缩，或在视网膜深层出现白点。可查见晶状体后囊下混浊的并发性白内障；伴头晕耳鸣。舌红，少苔，脉细数。

【证机概要】肝肾阴虚，精亏血少，眼目失养。

【治法】滋补肝肾。

【方药】明目地黄丸加减。可于方中加川芎、丹参、牛膝增活血化瘀通络之功。多梦盗汗，加知母、丹皮、黄柏等滋阴清热；眼干涩不适，加花粉、玄参养阴清热活血。

30. 青风内障（肝肾亏虚证）

青风内障是指眼无明显不适，或时有轻度眼胀及视物昏蒙，视野渐窄，终致失明的内障眼病，又称青风、青风障症等。相当于西医学的原发性开角型青光眼。

《中医眼科学》将青风内障分为痰湿泛目证、痰湿血瘀证和肝肾亏虚证。

【临床表现】患病时久，视物不清，瞳神稍大，视野缺损或呈管状，视盘苍白；可伴头晕失眠，精神倦怠，腰膝无力，或面白肢冷。舌淡，苔薄，脉细沉无力。

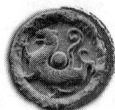

【证机概要】病至后期，肝肾亏虚，精血不养目窍。

【治法】滋补肝肾。

【方药】驻景丸加减。视力日减，视野渐窄，加党参、白芍、川芎、当归等以益气养血；面白肢冷，精神倦怠，病偏肾阳虚，可用肾气丸加减。

31. 青盲（肝肾不足证）

青盲是指眼外观正常，视盘色淡，视力渐降，甚至盲无所见的内障眼病。相当于西医学的视神经萎缩。视神经萎缩分原发性视神经萎缩（又名下行性视神经萎缩）、继发性视神经萎缩和上行性视神经萎缩 3 种。

《中医眼科学》将青盲分为肝肾不足证、气血不足证、肝气郁结证和气血瘀滞证。

【临床表现】眼外观正常，视力渐降，视物昏蒙，甚至失明。眼底检查：①原发性视神经萎缩：视盘色苍白，边界清楚，血管正常或变细筛板明显可见。②继发于视盘或视网膜炎症的视神经萎缩：视盘色苍白，边界不清，筛板不显，视网膜动脉变细，静脉充盈或变细，视盘附近血管可伴鞘膜。③继发于视网膜变性的视神经萎缩：视盘色蜡黄，边界稍模糊，血管变细，视网膜色素沉着或散在萎缩病灶。全身可见头晕耳鸣，腰膝酸软。舌淡，苔薄白，脉细。

【证机概要】禀赋不足或久病过劳，肝肾两亏，精虚血少，眼目失于滋养。

【治法】补益肝肾。

【方药】左归饮加减。方中加麝香、石菖蒲增强开窍明目之功；加丹参、川芎、牛膝增强活血化瘀之力。

32. 云雾移睛（肝肾亏损证）

云雾移睛是指患眼外观端好，自觉眼前有蚊蝇蛛丝或云雾样漂浮物的眼病。相当于西医学的玻璃体混浊，是因玻璃体液化、变性、后脱离或眼内炎症、出血等引起。

《中医眼科学》将云雾移睛分为肝肾亏损证、气血亏虚证、湿热蕴蒸证和气滞血瘀证。

【临床表现】眼前黑影飘动，如蚊翅，如环状、半环状，或伴闪光感，可伴近视，视物昏蒙，眼干涩，易疲劳；全身可见头晕耳鸣，腰酸遗泄。舌红，苔薄，脉细。

【证机概要】肝肾两亏，精血虚衰，神膏失养。

【治法】补益肝肾。

【方药】明目地黄汤加减。玻璃体混浊较重，酌加牛膝、丹参以补肝肾，养血活血；虚火伤络，加知母、黄柏、旱莲草养阴清热凉血。

33. 圆翳内障（肝肾不足证）

圆翳内障是指随年龄增长而晶珠逐渐混浊，视力缓慢下降，终致失明的眼病。相当于西医学的老年性白内障。

《中医眼科学》将圆翳内障分为肝热上扰证、肝肾不足证和脾气虚弱证。

【临床表现】视物昏花，视力缓降，晶珠混浊；或头昏耳鸣，少寐健忘，腰酸腿软，口干，舌红，少苔，脉细。或耳鸣耳聋，潮热盗汗，虚烦不寐，口咽干痛，小便黄少，大便秘，舌红少津，苔薄黄，脉细弦数。或烦热口臭，大便不爽，舌红，苔黄腻。

【证机概要】肝肾亏虚，精血不足，晶珠失于充养。

【治法】补益肝肾，清热明目。

【方药】杞菊地黄丸加减。少寐口干，宜加女贞子、旱莲草；潮热虚烦，口咽干燥，可用知柏地黄丸加地骨皮；烦热口

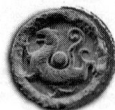

臭，舌红，苔黄腻，可甘露饮加减。

34. 视衣脱离（肝肾阴虚证）

视衣脱离相当于西医学的视网膜脱离，是视网膜内九层与其色素上皮层之间的分离而引起视功能障碍的眼病。因脱离的部位、范围、程度及伴发症状之不同，中医将本病分别归入神光自现、云雾移睛、视瞻昏渺、暴盲中。视网膜脱离有原发性和继发性两类。本病述为原发性孔源性视网膜脱离。

《中医眼科学》将视衣脱离分为脾虚湿泛证、脉络瘀滞证和肝肾阴虚证。

【临床表现】久病失养或手术后视力不升，眼见黑花、闪光；伴头晕耳鸣，失眠健忘，腰膝酸软。舌红，少苔，脉细。

【证机概要】肝肾阴虚，目失濡养。

【治法】滋补肝肾。

【方药】驻景丸加减。眼前黑花及闪光，宜加麦冬、太子参、当归、川芎、赤芍以滋阴益气补血。

35. 视瞻昏渺（肝肾阴虚证）

视瞻昏渺是指眼外观无异常，视物昏蒙，随年龄增长而视力减退日渐加重，终致失明的眼病。多发生于 50 岁以上的中老年人。相当于西医学的老年性黄斑变性。根据眼底形态分为干性和湿性两种类型。

《中医眼科学》将视瞻昏渺分为痰湿蕴结证、瘀血阻络证、肝肾阴虚证和气血亏虚证。

【临床表现】视物模糊，视物变形，眼前有黑影遮挡，甚至视力骤降，视物不见，眼底可见黄斑部出血，呈片状或圆点状，或网膜前大量出血，甚至进入玻璃体；常伴心烦失眠，手足心热，面赤颧红。舌红，少苔，脉细数或弦数。

【证机概要】肝肾亏虚，精亏血少或虚火灼络，眼目失养。

【治法】滋养肝肾。

【方药】杞菊地黄丸加减。若因虚火灼络而出血，酌加旱莲草、女贞子、知母、黄柏滋阴降火，凉血止血；出血多，加生蒲黄、生三七粉、藕节、白及、丹参、赤芍凉血止血，活血化瘀。

36. 络损暴盲（阴虚阳亢证）

络损暴盲是指因眼底脉络受损出血致视力突然下降的眼病。相当于西医学之视网膜中央或分支静脉阻塞、视网膜血管炎等因血管壁渗漏或破损引起出血而视力骤降的眼病，如视网膜出血、玻璃体积血等。

《中医眼科学》将络损暴盲分为气滞血瘀证、阴虚阳亢证、痰瘀互结证和心脾两虚证

【临床表现】视力突然下降，眼内出血，头晕耳鸣，面热潮红，头重脚轻，失眠多梦，烦躁易怒，腰膝酸软。舌红，少苔，脉弦细。

【证机概要】肝肾阴亏，阴不制阳，肝阳上亢，络损血溢。

【治法】滋阴潜阳。

【方药】天麻钩藤饮加减。潮热、口干明显，加生地黄、麦冬、知母、黄柏滋阴降火；头重脚轻，加龟板、首乌、白芍滋阴潜阳。

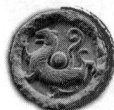

小　　结

一、肝肾亏虚涉及的病证

肝肾亏虚，多为阴虚。本节收集到的有肝阳头痛（肝肾阴虚）、注意力缺陷多动症（肝肾阴虚）、中风（肝肾虚证，中经络阴虚风动证，恢复期肝肾亏虚证）、妊娠贫血（肝肾不足证）、营养性缺铁性贫血（肝肾阴虚）、鼓胀（阴虚水停证）、白驳风（肝肾不足证）、慢惊风（阴虚风动）、梅毒（肝肾亏损证）、肾病综合征（本证肝肾阴虚）、痿证（肝肾亏损证）、流痰（肝肾亏虚证）、阴痒（肝肾阴虚证）、经行发热（肝肾阴虚证）、经行乳房胀痛（肝肾亏虚证）、子晕（阴虚肝旺证）、带下过少（肝肾亏损证）、五迟五软（肝肾亏损）、黧黑斑（肝肾不足证）、鼻衄（肝肾阴虚）、油风（肝肾不足证）、视瞻有色（肝肾不足证）、白涩症（肝肾阴虚证）、近视（肝肾两虚证）、远视（肝肾不足证）、流泪症（肝肾两虚）、弱视（禀赋不足证）、疳证（眼疳肝肾不足）、高风内障（肝肾阴虚证）、青风内障（肝肾亏虚证）、青盲（肝肾不足证）、云雾移睛（肝肾亏损证）、圆翳内障（肝肾不足证）、视衣脱离（肝肾阴虚证）、视瞻昏渺（肝肾阴虚证）、络损暴盲（阴虚阳亢证）。

二、临床表现

1. 主症

肝肾亏虚证是临床比较常见的一种证型，各科均可见到，包括的内容较多。

内科病有肝肾阴虚的肝阳头痛，表现为头昏胀痛，两侧为重。注意力缺陷多动症表现为多动难静，注意力不集中。营养性缺铁性贫血，表现为面色皮肤黏膜苍白、爪甲色白易脆等贫血症状。鼓胀阴虚水停证则腹大胀满。

有些病多为疾病后期，久病伤及肝肾，病程较长，可有阴虚内热表现，如中风的中经络表现为突然发生口眼㖞斜，言语不利，手指蠕动，甚或半身不遂，恢复期以半身不遂、偏瘫、舌强不语为主要表现。梅毒两足瘫痪或痿弱不行。痿证渐见肢体痿软无力，鼻衄色红，量不多，时作时止。油风平素头发焦黄或花白，发病时呈大片均匀脱落。黧黑斑是面部呈现局限性褐色斑的皮肤病。白驳风以大小不同、形态各异的皮肤变白为主要表现，可有白斑局限或泛发。慢惊风表现为精神疲惫，形容憔悴，肢体拘挛或强直，抽搐时轻时重。肾病综合征以大量蛋白尿、低蛋白血症、高脂血症及不同程度的水肿为主要特征。流痰表现为疮口流脓稀薄，或夹败絮样物，形成窦道等。"五迟""五软"是小儿生长发育障碍。

妇科、眼科也有肝肾亏虚引起的病证。如妇科的妊娠贫血、阴痒、经行发热、经行乳房胀痛、带下过少等，其病证名称就是主症。子晕以头晕目眩、状若眩冒为主症。眼科见近视、远视、弱视、流泪症等，还有视瞻有色、白涩症。眼疳表现为两目干涩、眼角赤烂，甚则黑睛混浊等。高风内障以夜盲和视野逐渐缩窄为特征。青风内障表现为轻度眼胀，视物昏蒙，视野渐窄。青盲表现为视盘色淡，视力渐降，甚至盲无所见。云雾移睛自觉眼前有蚊蝇蛛丝或云雾样漂浮物。圆翳内障是随年龄增长而晶珠逐渐混浊，视力缓慢下降，终致失明。视衣脱离表现为眼见黑花、闪光等。视瞻昏渺表现为视物昏蒙，

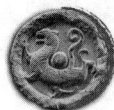

随年龄增长视力减退加重，终致失明。络损暴盲表现为视力突然下降和眼底出血。

2. 兼症

肝肾亏虚证主要表现为腰膝酸软，头晕耳鸣，视物昏花，五心烦热，口咽干燥，盗汗遗精，月经不调，形瘦，纳差，便秘，易出汗，目睛干涩或视物不清或面白肢冷，精神倦怠等。阴虚阳亢表现为心烦易怒、头痛头晕、心烦躁扰等。阴虚风动表现为四肢震颤抽动，突然发生口眼㖞斜，言语不利，甚或半身不遂或肢体拘挛或强直，抽搐。

三、舌象与脉象

1. 舌象

多为肝肾阴虚，多数舌红，也有舌淡、舌暗红、舌绛等。阴虚伤津多少苔，甚或无苔、光剥，也有苔薄、苔腻、苔黄等。

2. 脉象

脉多细或弱。阴虚生内热，脉象多数，尚有弦数、弦细数、细数、虚数细数无力等。

四、代表方

1. 六味地黄丸

组成：熟地黄、山茱萸、干山药、丹皮、白茯苓、泽泻组成。功能滋补肝肾。主治肝肾阴虚证。本节用于肝肾不足证的白驳风和鬃黑斑。

六味地黄丸合一贯煎治疗阴虚水停证之鼓胀；加味六味地黄丸为六味丸加鹿茸、五加皮、麝香，用于肝肾亏损的"五迟""五软"。

2. 知柏地黄丸

组成：六味地黄丸加知母、黄柏。功能滋阴降火。主治肝肾阴虚，虚火上炎证。本节用于肾病综合征、阴痒、鼻衄。

3. 杞菊地黄丸

组成：六味地黄丸加枸杞子、黄柏。功能滋肾养肝明目。主治肝肾阴虚证。本节用于阴虚肝旺证的子晕；肝肾阴虚证的白涩症、视瞻昏渺；肝肾不足的圆翳内障。

4. 加味六味地黄丸

加味六味地黄丸为六味丸加鹿茸、五加皮、麝香，用于肝肾亏损的"五迟""五软"。明目地黄丸六味丸加柴胡、茯神、当归身、五味子，用于肝肾阴虚证的高风内障和肝肾亏损证的云雾移睛。

5. 左归丸

组成：熟地黄、山茱萸、山药、枸杞子、菟丝子、鹿角胶、龟板胶、川牛膝，是六味地黄丸去"三泻"，加枸杞子、菟丝子、鹿角胶、龟板胶、川牛膝而成。功能滋阴补肾，填精益髓。主治真阴不足证。本节用于肝肾亏虚证的带下过少、肝肾阴虚证的营养性缺铁性贫血。合地黄饮子用于中风恢复期肝肾亏虚证，合香贝养荣汤治疗流痰。

6. 左归饮

组成：熟地黄、山药、枸杞子、山茱萸、茯苓、炙甘草。功能补益肾阴。主治真阴不足证。本节用于肝肾两虚证的流泪症。

补阴方中还有大补阴丸的附方虎潜丸用于肝肾亏损证的痿证；一贯煎用于肝肾亏虚证的经行乳房胀痛，合六味地黄丸用

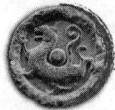

于阴虚水停证的鼓胀。本节还用阴阳双补的地黄饮子治疗肝肾
亏损证的梅毒。

7. 驻景丸

组成：川椒、楮实子、五味子、枸杞子、乳香、人参、菟
丝子、肉苁蓉。主治视物不清。本节驻景丸加减，用于肝肾亏
虚证的青风内障、肝肾阴虚证的视衣脱离和肝肾两虚证的
近视。

本节选用的方剂还有天麻钩藤饮用于肝肾阴虚证的肝阳头
痛；镇肝熄风汤用于中经络阴虚风动证的中风；大补元煎用于
肝肾不足证的妊娠贫血；大定风珠用于阴虚风动证的慢惊风；
蒿芩地丹四物汤用于肝肾阴虚证的经行发热；肝肾不足证的油
风用七宝美髯丹；视瞻有色用四物五子丸；地芝丸用于肝肾不
足证的远视；四物五子丸用于禀赋不足证的弱视；石斛夜光丸
用于肝肾不足证的眼痹；天麻钩藤饮用于阴虚阳亢证的络损
暴盲。

第五节　肝心同病

1. 胸痹（气滞心胸证）

胸痹是指以胸部闷痛，甚则胸痛彻背、喘息不得卧为主症
的一种疾病，轻者仅感胸闷如窒，呼吸欠畅；重者胸痛；严重
者心痛彻背，背痛彻心。与西医学所指的冠状动脉硬化性心脏
痛（心绞痛、心肌梗死）关系密切，其他如心包炎、二尖瓣
脱垂综合征、病毒性心肌炎、心肌病、慢性阻塞性肺气肿、慢
性胃炎等出现胸闷、心痛彻背、短气、喘不得卧等症状者均可
参照本病治疗。

《中医内科学》将胸痹分为心血瘀阻证、气滞心胸证、痰浊闭阻证、寒凝心脉证、气阴两虚证、心肾阴虚证和心肾阳虚证。

【临床表现】心胸满闷，隐痛阵发，痛有定处，时欲太息，遇情志不遂易诱发或加重，兼脘腹胀闷，得嗳气或矢气则舒。苔薄或薄腻，脉细弦。

【证机概要】肝失疏泄，气机郁滞，心脉不和。

【治法】疏肝理气，活血通络。

【方药】柴胡疏肝散加减。方中柴胡、枳壳疏肝理气；香附、陈皮理气解郁；川芎、赤芍，活血通脉。

胸闷、心痛明显，为气滞血瘀之象，可合用失笑散，以增强活血行瘀、散结止痛作用；气郁日久化热，心烦易怒，口干便秘，舌红，苔黄，脉弦数，用丹栀逍遥散疏肝清热；便秘严重，加当归芦荟丸以泻郁火。

2. 肺胀（痰蒙神窍证）

肺胀是多种慢性肺系疾患反复发作，迁延不愈，导致肺气胀满、不能敛降的一种病证。与西医学的慢性支气管炎合并肺气肿、肺源性心脏病类似，肺性脑病常见于肺胀的危重变证，可参照本病治疗。

《中医内科学》将肺胀分为痰浊壅肺证、痰热郁肺证、痰蒙神窍证、阳虚水泛证和肺肾气虚证。

【临床表现】神志恍惚，表情淡漠，谵妄，烦躁不安，撮空理线，嗜睡，甚则昏迷，或伴肢体抽搐，咳逆喘促，咳痰不爽。舌暗红或淡紫，苔白腻或黄腻，脉细滑数。

【证机概要】痰蒙神窍，引动肝风。

【治法】涤痰开窍，息风止痉。

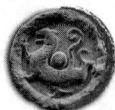

【方药】涤痰汤加减。方中半夏、茯苓、橘红、胆南星涤痰息风；竹茹、枳实清热化痰利膈；菖蒲、远志、郁金开窍化痰降浊。另可配服至宝丹或安宫牛黄丸清心开窍。

若痰热内盛，身热烦躁，谵语神昏，苔黄舌红，加葶苈子、天竺黄、竹沥；抽搐，加钩藤、全蝎，另服羚羊角粉；血瘀明显，唇甲发绀，加丹参、红花、桃仁活血通脉；皮肤黏膜出血，咯血，便血色鲜，配清热凉血止血药，如水牛角、生地黄、丹皮、紫珠草等。

3. 不寐（肝火扰心证）

不寐是以经常不能获得正常睡眠为特征的一类病证，主要表现为睡眠时间、深度的不足，轻者入睡困难，或寐而不酣，时寐时醒，或醒后不能再寐；重者彻夜不寐。西医学的神经官能症、更年期综合征、慢性消化不良、贫血、动脉粥样硬化症等以不寐为主要临床表现者可参照本病治疗。

《中医内科学》将不寐分为肝火扰心证、痰热扰心证、心脾两虚证、心肾不交证和心胆气虚证。

【临床表现】不寐多梦，甚则彻夜不眠，急躁易怒，伴头晕头胀，目赤耳鸣，口干而苦，不思饮食，便秘溲赤。舌红，苔黄，脉弦数。

【证机概要】肝郁化火，上扰心神。

【治法】疏肝泻火，镇心安神。

【方药】龙胆泻肝汤加减。方中龙胆草、黄芩、栀子清肝泻火；泽泻、车前子清利湿热；当归、生地黄滋阴养血；柴胡调畅肝胆之气；生龙骨、生牡蛎、灵磁石镇心安神；甘草和中。

胸闷胁胀，善太息，加香附、郁金、佛手、绿萼梅疏肝解郁；头晕目眩，头痛欲裂，不寐躁怒，大便秘结，可用当归龙荟丸。

4. 瘿病（心肝阴虚）

瘿病是以颈前喉结两旁结块肿大为主要临床特征的一类疾病。古籍称"瘿""瘿气""瘿瘤""瘿囊""影袋"等。西医学中以甲状腺肿大为主要临床表现的疾病均可参照本病治疗，如单纯性甲状腺肿、甲状腺功能亢进症、甲状腺炎、甲状腺腺瘤、甲状腺癌等。

《中医内科学》将瘿病分为气郁痰阻、痰结血瘀、肝火旺盛和心肝阴虚。

【临床表现】颈前喉结两旁结块或大或小、质软，病起较缓，心悸不宁，心烦少寐，易出汗，手指颤动，眼干，目眩，倦怠乏力。舌红，少苔或无苔，舌体颤动，脉弦细数。

【证机概要】气火内结，心肝之阴耗伤。

【治法】滋阴降火，宁心柔肝。

【方药】天王补心丹或一贯煎加减。天王补心丹滋阴清热，宁心安神，适用于心阴亏虚为主者；一贯煎养阴疏肝，适用于肝阴亏虚兼肝气郁结者。方中生地黄、沙参、玄参、麦冬、天冬养阴清热；人参、茯苓益气宁心；当归、枸杞子养肝补血；丹参、酸枣仁、柏子仁、五味子、远志养心安神；川楝子疏肝理气。

虚风内动，手指及舌体颤抖，加钩藤、白蒺藜、鳖甲、白芍；大便稀溏，便次增加，加白术、薏苡仁、怀山药、麦芽；肾阴亏虚，见耳鸣、腰酸膝软，酌加龟板、桑寄生、牛膝、女贞子；病久正气伤耗，精血不足，见消瘦乏力，月经量少或经闭，男子阳痿，酌加黄芪、太子参、山茱萸、熟地黄、枸杞

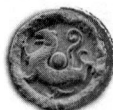

子、制首乌等。

5. 性早熟（肝郁化火）

性早熟是指女孩 8 岁以前、男孩 9 岁以前，出现青春期特征即第二性征的一种内分泌疾病。性征与真实性别一致者为同性性早熟，不一致者为异性性早熟。

《中医儿科学》将性早熟分为阴虚火旺和肝郁化火。

【临床表现】女孩乳房及内外生殖器发育，月经来潮；男孩阴茎及睾丸增大，声音变低沉，面部痤疮，有阴茎勃起和射精。伴胸闷不舒或乳房胀痛，心烦易怒，嗳气叹息。舌红，苔黄，脉弦细数。

【证机概要】肝经瘀滞，日久化火伤心。

【治法】疏肝解郁，清心泻火。

【方药】丹栀逍遥散加减。方中柴胡、枳壳疏肝解郁；牡丹皮、栀子清血中之伏火；龙胆草、夏枯草泻肝经之实火，且清下焦之湿热；生地黄、当归、白芍养阴和血，以制肝火，祛邪而不伤正；甘草调和诸药。

乳房胀痛，加香附、郁金、瓜蒌皮；带下色黄而味秽，加黄柏。方中龙胆草应从小剂量开始，逐渐加量，以免过量而克伐胃气。

6. 小儿肺炎喘嗽（变证：邪陷厥阴）

肺炎喘嗽是小儿期常见的肺系疾病之一，临床以发热、咳嗽、痰壅、气急、鼻翕为主要症状，重者可见张口抬肩，呼吸困难，面色苍白，口唇青紫等。本病相当于西医学的小儿肺炎。

《中医儿科学》将小儿肺炎喘嗽分为常证和变证。常证又分为风寒闭肺、风热闭肺、痰热闭肺、毒热闭肺、阴虚肺热和肺脾气虚；变证又分为心阳虚衰和邪陷厥阴。

【临床表现】壮热烦躁，神昏谵语，四肢抽搐，口噤项强，双目上视，呼吸浅促微弱，或间歇叹息。舌红绛，指纹青紫，可达命关，或透关射甲。

【证机概要】邪热炽盛，内陷手厥阴心包经和足厥阴肝经。

【治法】平肝息风，清心开窍。

【方药】羚角钩藤汤合牛黄清心丸加减。方中羚羊角粉、钩藤平肝息风；茯神安神定志；白芍、生地黄、甘草滋阴缓急解痉；黄连、黄芩、栀子清热泻火解毒；郁金解郁开窍。另服牛黄清心丸。

昏迷痰多，加菖蒲、胆南星、竹沥、猴枣散等豁痰开窍；高热神昏抽搐，选加紫雪丹、安宫牛黄丸、至宝丹等成药。

《中医急诊学》将小儿肺炎喘嗽称为重症肺炎喘嗽，实证邪陷心肝用清心开窍、平肝息风法，也用角钩藤汤加减。中成药用安宫牛黄丸、牛黄清心丸、清开灵注射液等。

7. 急惊风

惊风是小儿时期常见的急重病证，临床以抽搐、昏迷为主要症状，一般分为急惊风和惊风两大类。凡起病急暴、属阳属实者，称急惊风；凡病久中虚、属阴属虚者，称慢惊风；慢惊风若出现纯阴无阳的危重证候，称慢脾风。西医学称惊风为小儿惊厥。

《中医儿科学》将急惊风分为风热动风、气营两燔、邪陷心肝、湿热疫毒和惊恐惊风诸证。

（1）邪陷心肝

【临床表现】起病急骤，高热不退，烦躁口渴，谵语，神

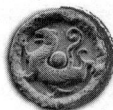

志昏迷，反复抽搐，两目上视。舌红，苔黄腻，脉数。

【证机概要】疫邪病发，邪陷心肝。

【治法】清心开窍，平肝息风。

【方药】羚角钩藤汤加减。方中羚羊角粉、钩藤、僵蚕、菊花平肝息风；石菖蒲、川贝母、广郁金、龙骨、胆南星豁痰清心；栀子、黄芩清热解毒。

神昏抽搐较甚，加服安宫牛黄丸清心开窍；便秘，加大黄、芦荟通腑泄热；头痛剧烈，加石决明、龙胆草平肝降火。

（2）惊恐惊风

【临床表现】暴受惊恐后惊惕不安，身体震颤，喜投母怀，夜间惊啼，甚至惊厥、抽风，神志不清，大便色青。脉律不整，指纹紫滞。

【证机概要】本病患儿常有惊吓史，平素胆小易惊，惊吓诱发，伤及心肝。

【治法】镇惊安神，平肝息风。

【方药】琥珀抱龙丸加减。方中琥珀粉、远志镇惊安神；石菖蒲、胆南星、天竺黄豁痰开窍；人参、茯苓健脾益气；全蝎、钩藤、石决明平肝息风。

呕吐，加竹茹、姜半夏降逆止呕；寐中肢体颤动，惊啼不安，加用磁朱丸重镇安神；气虚血少，加黄芪、当归、炒枣仁益气养血安神。

8. 麻疹（逆证：邪陷心肝）

麻疹是感受麻疹时邪（麻疹病毒）引起的一种急性出疹性传染病，以发热恶寒、咳嗽咽痛、鼻塞流涕、泪水汪汪、畏光羞明、口腔两颊近臼齿处可见麻疹黏膜斑、周身皮肤按序布发麻粒样大小的红色斑丘疹、皮疹消退时皮肤有糠麸样脱屑和色素沉着斑等为特征。

《中医儿科学》将麻疹为顺证和逆证。顺证又分为邪犯肺卫（初热期）、邪入肺胃（出疹期）和津耗伤（收没期）；逆证又分为邪毒闭肺、邪毒攻喉和邪陷心肝。

【临床表现】高热不退，烦躁谵妄，皮疹稠密，聚集成片，色泽紫暗，甚至神识昏迷，四肢抽搐。舌红绛，苔黄起刺，脉数有力。

【证机概要】邪毒壅遏化火，引动肝风，内陷心包。

【治法】清营解毒，平肝息风。

【方药】羚角钩藤汤加减。方中羚羊角粉、钩藤、桑叶、菊花凉肝息风；茯神安神定志；竹茹、浙贝母化痰清心；鲜生地黄、白芍、甘草柔肝养筋。

痰涎壅盛，加石菖蒲、陈皮、胆南星、郁金、鲜竹沥清热化痰开窍；大便干结，加大黄、玄明粉清热通腑；壮热不退、神识昏迷、四肢抽搐，选用紫雪丹、安宫牛黄丸等，以清心开窍，镇惊息风。如心阳虚脱，皮疹骤没，面色青，汗出肢厥，则用参附龙牡救逆汤加味，急予固脱救逆。

9. 流行性腮腺炎（变证：邪陷心肝）

流行性腮腺炎是由腮腺炎时邪（腮腺炎病毒）引起的一种急性传染病，以发热、耳下腮部肿胀疼痛为主要特征。中医学称之为"痄腮"。

《中医儿科学》将流行性腮腺炎分为常证（邪犯少阳、热毒壅盛）和变证（邪陷心肝、毒窜睾腹）。

【临床表现】高热，耳下腮部肿痛，坚硬拒按，神昏，嗜睡，项强，反复抽摘，头痛，呕吐。舌红，苔黄，脉弦数。

【证机概要】时邪毒盛，内陷心肝。

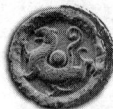

【治法】清热解毒，息风开窍。

【方药】清瘟败毒饮加减。方中栀子、黄连、连翘、生甘草清热解毒；水牛角、生地黄、生石膏、丹皮、赤芍清热凉营；竹叶、玄参、芦根清热生津；钩藤、僵蚕平肝息风。

头痛剧烈，恶心呕吐，加龙胆草、天竺黄、车前子清肝泻火；神志昏迷，加服至宝丹清热镇惊开窍；抽搐频作，加服紫雪丹解毒平肝息风。

10. 急性肾小球肾炎（变证：邪陷心肝）

急性肾小球肾炎是儿科常见的免疫反应性肾小球疾病，临床以急性起病、浮肿、少尿、血尿、蛋白尿及高血压为主要特征。本病多见于感染之后，尤其是溶血性链球菌感染之后，故称急性链球菌感染后肾炎。

《中医儿科学》将急性肾小球肾炎分为急性期和恢复期。急性期又分为常证（风水相搏、湿热内侵）和变证（邪陷心肝、水凌心肺、水毒内闭）；恢复期又分为阴虚邪恋和正虚邪恋。

【临床表现】肢体面部浮肿，头痛眩晕，烦躁不安，视物模糊，口苦，恶心呕吐，甚至抽搐，昏迷，尿短赤。舌红，苔黄糙，脉弦数。

【证机概要】病程早期，邪陷心肝。

【治法】平肝泻火，清心利水。

【方药】龙胆泻肝汤合羚角钩藤汤加减。方中龙胆草清肝经实火；黄芩、菊花清热解毒；羚羊角粉、钩藤、白芍平肝息风；栀子、生地黄、泽泻、车前草、竹叶清心利水。

大便秘结，加生大黄、玄明粉通便泻火；头痛、眩晕较重，加夏枯草、石决明清肝火，潜肝阳；恶心呕吐，加半夏、胆南星化浊降逆止呕；昏迷抽搐，加服牛黄清心丸或安宫牛黄丸解毒息风开窍。

小　结

一、肝心同病涉及的病证

肝心同病涉及的病证有胸痹（气滞心胸证）、肺胀（痰蒙神窍证）、不寐（痰火扰心证）、瘿病（心肝阴虚）、性早熟（肝郁化火）、小儿肺炎喘嗽（邪陷厥阴）、急惊风（邪陷心肝，惊恐惊风）、麻疹（逆证：邪陷心肝）、流行性腮腺炎（变证：邪陷心肝）、急性肾小球肾炎（变证：邪陷心肝）。

二、临床表现

在收集到的病证中，有用西医学病名的，如性早熟是指女孩8岁以前、男孩9岁以前出现青春期特征即第二性征的一种内分泌疾病。麻疹以周身皮肤按序布发麻粒样大小的红色斑丘疹为主要表现。急性肾小球肾炎以急性起病、浮肿、少尿、血尿、蛋白尿及高血压为主要特征。流行性腮腺炎以发热、耳下腮部肿胀疼痛为主要特征。小儿肺炎喘嗽以发热、咳嗽、痰壅、气急、鼻翕为主要症状。

有以中医命名的，如胸痹以胸部闷痛，甚则胸痛彻背，喘息不得卧为主症。肺胀为肺气胀满、不能敛降为主症。不寐以经常不能获得正常睡眠为特征。瘿病以抽搐、昏迷为主要症状。痰蒙神窍证的肺胀、邪陷心肝与惊恐惊风的急惊风也有意识障碍的表现。

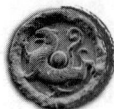

三、舌象与脉象

1. 舌象

除瘿病的心肝阴虚证，舌红、舌体颤动，苔少或无苔外，其他病证皆属心肝热证，舌象多为舌红，也有红绛、暗红者；舌苔黄或黄腻，伤阴则苔黄起刺或黄糙。

2. 脉象

属热，脉数，病情不同，可有滑数、弦数、弦细数、细数等。指纹青紫可达命关或透关射甲。急惊风的惊恐惊风证，可有脉律不整，指纹紫滞。

四、代表方

1. 羚羊钩藤汤

组成：羚羊角、霜桑叶、双钩藤、菊花、生地黄、川贝母、茯神、生白芍、竹茹、生甘草。功能凉肝息风，增液舒筋。主治热盛动风证。本节用于邪陷心肝的麻疹逆证、邪陷心肝的急惊风。合牛黄清心丸用于邪陷厥阴的小儿肺炎喘嗽；合龙胆泻肝汤用于急性肾小球肾炎的邪陷心肝证。

2. 其他

气滞心胸证的胸痹用柴胡疏肝散；痰蒙神窍证的肺胀用涤痰汤；心肝阴虚的瘿病用天王补心丹或一贯煎；肝郁化火的性早熟用丹栀逍遥散；惊恐惊风用琥珀抱龙丸；流行性腮腺炎的变证邪陷心肝用清瘟败毒饮等。

第六节　心脾同病

一、心脾两虚

1. 不寐（心脾两虚证）

不寐是以经常不能获得正常睡眠为特征的一类病证，主要表现为睡眠时间、深度的不足，轻者入睡困难，或寐而不酣，时寐时醒，或醒后不能再寐；重者彻夜不寐。西医学的神经官能症、更年期综合征、慢性消化不良、贫血、动脉粥样硬化症等以不寐为主要临床表现时可参照本病治疗。

《中医内科学》将不寐分为肝火扰心证、痰热扰心证、心脾两虚证、心肾不交证和心胆气虚证。

【临床表现】不易入睡，多梦易醒，心悸健忘，神疲食少，伴头晕目眩，四肢倦怠，腹胀便溏，面色少华。舌淡，苔薄，脉细无力。

【证机概要】脾虚血亏，心神失养，神不安舍。

【治法】补益心脾，养血安神。

【方药】归脾汤加减。方中人参、白术、甘草益气健脾；当归、黄芪补气生血；远志、酸枣仁、茯神、龙眼肉补心益脾安神；木香行气舒脾。

心血不足较甚，加熟地黄、芍药、阿胶以养心血；不寐较重，加五味子、夜交藤合欢皮、柏子仁养心安神，或加生龙骨、生牡蛎、琥珀末以镇静安神；兼脘闷纳呆，苔腻，重用白术，加苍术、半夏、陈皮、茯苓、厚朴健脾燥湿，理气化痰。产后虚烦不寐，老人夜寐早醒而无虚烦者，多属气血不足，亦

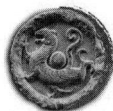

可用本方。

2. 营养性缺铁性贫血（心脾两虚）

营养性缺铁性贫血是由于体内铁缺乏致使血红蛋白合成减少而引起的一种小细胞低色素性贫血。本病为儿科常见疾病，属于中医学"血虚"范畴。

《中医儿科学》将营养性缺铁性贫血分为脾胃虚弱、心脾两虚、肝肾阴虚和脾肾阳虚。

【临床表现】面色萎黄或苍白，唇淡甲白，发黄稀疏，时有头晕目眩，心悸心慌，夜寐欠安，语声不振甚至低微，气短懒言，体倦乏力，食欲不振。舌淡红，脉细弱，指纹淡红。

【证机概要】脾虚生化无力，气虚不足，心失所养。

【治法】补脾养心，益气生血。

【方药】归脾汤加减。方中黄芪、人参、白术、茯苓健脾益气；当归、首乌、龙眼肉养心补血；远志、酸枣仁、夜交藤宁心安神；木香、神曲行气和中。

血虚明显，加鸡血藤、白芍补血养血；纳呆、便溏，减少当归用量，加苍术、陈皮、焦山楂健脾助运；心慌、便秘，加柏子仁、酸枣仁宁心润肠。

3. 眩晕（气血亏虚证）

眩是指眼花或眼前发黑，晕是指头晕甚或感觉自身或外界景物旋转。二者常同时并见，故统称"眩晕"。眩晕是临床常见症状，可见于西医学的多种疾病。凡梅尼埃综合征、高血压病、低血压、脑动脉硬化、椎－基底动脉供血不足、贫血、神经衰弱等，临床表现以眩晕为主症者均可参照本病治疗。

《中医内科学》将眩晕分为肝阳上亢证、气血亏虚证、肾精不足证、痰湿中阻证和瘀血阻窍证。

【临床表现】眩晕动则加剧，劳累即发，面色㿠白，神疲乏力，倦怠懒言，唇甲不华，发色不泽，心悸少寐，纳少腹胀。舌淡，苔薄白，脉细弱。

【证机概要】气血亏虚，清阳不展，脑失所养。

【治法】补益气血，健脾养心。

【方药】归脾汤加减。方中党参、白术、黄芪益气健脾；当归、熟地黄、龙眼肉、大枣补血生血养心；茯苓、炒扁豆补中健脾；远志、枣仁养血安神。

中气不足，清阳不升，见气短乏力，纳少神疲，便溏下坠，脉象无力，可合补中益气汤；自汗时出，易感冒，重用黄芪，加防风、浮小麦益气固表敛汗；脾虚湿盛，腹泻或便溏，腹胀纳呆，舌淡舌胖、边有齿痕，酌加薏苡仁、炒扁豆、泽泻等，当归宜炒用；兼形寒肢冷，腹中隐痛，脉沉，酌加桂枝、干姜以温中助阳；血虚较甚，面色㿠白，唇舌色淡者，加阿胶、紫河车粉；兼心悸怔忡，少寐健忘，加柏子仁、合欢皮、夜交藤养心安神。

4. 郁证（心脾两虚证）

郁证是因情志不舒、气机郁滞所致，以心情抑郁、情绪不宁、胸部满闷、胁肋胀痛，或易怒喜哭，或咽中如有异物梗塞等为主要临床表现的一类病证。其主要见于西医学的神经衰弱、癔症和焦虑症等，也见于更年期综合征和反应性精神病。这些疾病出现郁证表现时可参照本病治疗。

《中医内科学》将郁证分为肝气郁结证、气郁化火证、痰气郁结证、心神失养证、心脾两虚证和心肾阴虚证。

【临床表现】多思善疑，头晕神疲，心悸胆怯，失眠健忘，纳差，面色不华。舌淡，苔薄白，脉细。

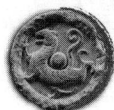

【证机概要】脾虚血亏，心失所养。

【治法】健脾养心，补益气血。

【方药】归脾汤加减。本方是治心脾两虚证的首选方剂。方中党参、茯苓、白术、甘草、黄芪、当归、龙眼肉等益气健脾生血；酸枣仁、远志、茯苓养心安神；木香和曲理气醒脾。

心胸郁闷，情志不舒，加郁金、佛手片理气开郁；头痛，加川芎、白蒺藜活血祛风止痛。

5. 内伤发热（血虚发热证）

内伤发热是指以内伤为病因，脏腑功能失调，气血阴阳失衡为基本病机，以发热为主要临床表现的病证。凡不因感受外邪所导致的发热均属内伤发热的范畴。西医学称的功能性低热，肿瘤、血液病、结缔组织疾病、内分泌疾病及部分慢性感染性疾病所引起的发热，以及某些原因不明的发热，具有内伤发热的临床表现时均可参照本病治疗。

《中医内科学》将内伤发热分为阴虚发热证、血虚发热证、气虚发热证、阳虚发热证、气郁发热证、痰湿郁热证和血瘀发热证。

【临床表现】发热多为低热，头晕眼花，身倦乏力，心悸不宁，面白少华，唇甲色淡。舌淡，脉细弱。

【证机概要】血虚失养，阴不配阳。

【治法】补气生血，健脾养心。

【方药】归脾汤加减。血虚较甚，加熟地黄、枸杞子、制首乌补益精血；发热较甚，加银柴胡、白薇清退虚热；因慢性失血所致血虚，若仍有少许出血，酌加三七粉、仙鹤草、茜草、棕榈炭等止血；脾虚失健，纳差腹胀，去黄芪、龙眼肉，加陈皮、神曲、谷麦芽等健脾助运。

6. 五迟、五软（心脾两虚）

五迟、五软是小儿生长发育障碍的病证。五迟指立迟、行迟、齿迟、发迟、语迟；五软指头顶软、口软、手软、足软、肌肉软。五迟、五软既可单独出现，也可同时出现。本病因先天禀赋不足、后天调护失当所致，包括西医学的佝偻病、脑发育不全、脑性瘫痪、智能低下等。

《中医儿科学》将五迟、五软分为肝肾亏损、心脾两虚和痰瘀阻滞。

【临床表现】语言发育迟滞，精神呆滞，智力低下，头发生长迟缓，发稀萎黄，四肢萎软，肌肉松弛，口角流涎，吮吸咀嚼无力，或见弄舌，纳食欠佳，大便秘结。舌淡胖，少苔，脉细缓，指纹色淡。

【证机概要】禀赋不足，心脾两虚，气血不足，周身不得濡养。

【治法】健脾养心，补益气血。

【方药】调元散加减。方中人参、黄芪、白术、山药、茯苓、甘草益气健脾；当归、熟地黄、白芍、川芎补血养心；石菖蒲开窍益智。

语迟失聪，加远志、郁金化痰解郁开窍；发迟难长，加何首乌、肉苁蓉养血益肾生发；四肢萎软，加桂枝温通经络；口角流涎，加益智仁温脾益肾固摄；气虚阳衰，加肉桂、附子温壮元阳；脉弱无力，加五味子、麦冬养阴生脉。

7. 注意力缺陷多动症（心脾两虚）

注意力缺陷多动症又称轻微脑功能障碍综合征，是一种较常见的儿童时期行为障碍性疾病，以注意力不集中、自我控制差、动作过多、情绪不稳、冲动任性，伴学习困难，但智力正

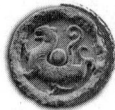

常或基本正常为主要临床特征。

《中医儿科学》将注意力缺陷多动症分为肝肾阴虚、心脾两虚和痰火内扰。

【临床表现】神思涣散，注意力不能集中，神疲乏力，形体消瘦或虚胖，多动而不暴躁，言语冒失，做事有头无尾，睡眠不熟，记忆力差，伴自汗盗汗，偏食纳少，面色无华。舌淡，苔薄白，脉虚弱。

【证机概要】心脾两虚，气血不足，脑髓失养，血不荣筋。

【治法】养心安神，健脾益气。

【方药】归脾汤合甘麦大枣汤加减。思想不集中，加益智仁、龙骨养心宁神；睡眠不热，加五味子、夜交藤养血安神；记忆力差，动作笨拙，苔厚腻，加半夏、陈皮、石菖蒲化痰开窍。

8. 癫证（心脾两虚证）

癫证为临床常见的精神失常疾病。癫病以精神抑郁、表情淡漠、沉默痴呆、语无伦次、静而多喜为特征。狂病以精神亢奋、狂躁不安、喧扰不宁、骂詈毁物、动而多怒为特征。西医学的精神分裂症、躁狂抑郁症与本病类似者可参照本病治疗。

《中医内科学》将癫证分为痰气郁结证和心脾两虚证。

【临床表现】神思恍惚，魂梦颠倒，心悸易惊，善悲欲哭，肢体困乏，饮食锐减，言语无序。舌淡，苔薄白，脉沉细无力。

【证机概要】癫证日久，脾失健运，生化乏源，气血俱衰，心神失养。

【治法】健脾益气，养心安神。

【方药】养心汤合越鞠丸加减。前方健脾养心安神为主，适用于心悸易惊，健忘失眠，饮食减少等心脾两虚证；后方以行气解郁、调畅气机为主，适用于胸膈痞闷，饮食不消等气、血、火、湿、食、痰六郁之证。方中人参、黄芪、炙甘草健脾益气；香附、神曲、苍术、茯苓醒脾化湿；当归、川芎养心补血；远志、柏子仁、酸枣仁、五味子宁心安神。

心气耗伤，营血内亏，悲伤欲哭，加淮小麦、大枣清心润燥安神；气阴两虚，加太子参、麦冬；神气恍惚，心悸易惊，加龙齿、磁石重镇安神；病久脾肾阳虚，反应及动作迟钝，嗜卧，四肢欠温，面色苍白，舌淡，脉沉细，酌加肉桂、附子、巴戟天、仙茅、仙灵脾等温补肾阳。

9. 痫病（心脾两虚证）

痫病是一种反复发作性神志异常的病证。临床以突然意识丧失，甚则仆倒，不省人事，强直抽搐，口吐涎沫，两目上视或口中怪叫，移时苏醒，一如常人为特征。发作前可伴眩晕、胸闷等先兆，发作后常有疲倦乏力等症状。本节所论虽以癫痫大发作证治为主，但对小发作等类型的辨治亦可通用。西医学的癫痫，无论原发性还是继发性均可参照本病治疗。

《中医内科学》将痫病分为风痰闭阻证、痰火扰神证、瘀阻脑络证、心脾两虚证和心肾亏虚证。

【临床表现】反复发病，神疲乏力，心悸气短，失眠多梦，面色苍白，体瘦纳呆，大便溏薄。舌淡，苔白腻，脉沉细而弱。

【证机概要】病发日久，耗伤气血，心脾两伤，心神失养。

【治法】补益气血，健脾宁心。

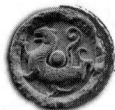

【方药】六君子汤合归脾汤加减。前方健脾益气，化痰降逆，用于神疲乏力、纳呆便溏等脾虚证；后方益气养血，补心安神，用于心悸气短、失眠多梦等神志不安之症。方中人参、茯苓、白术、炙甘草健脾益气助运；陈皮、姜半夏理气化痰降逆；当归、丹参、熟地黄养血和血；酸枣仁养心安神；远志、五味子敛心气，宁心神。

痰浊盛而恶心呕吐痰涎，加胆南星、姜竹茹、瓜蒌、菖蒲、旋覆花化痰降浊；便溏，加焦米仁、炒扁豆、炮姜等健脾止泻；夜游，加生龙骨、生牡蛎、生铁落等镇心安神。

10. 阳痿（心脾亏虚证）

阳痿是指成年男子性交时，因阴茎痿软不举，或举而不坚，或坚而不久，无法进行正常性生活的病证。西医学中各种功能及器质性疾病造成的阳痿可参照本病治疗。

《中医内科学》将阳痿分为命门火衰证、心脾亏虚证、肝郁不舒证、惊恐伤肾证和湿热下注证。

【临床表现】阳痿不举，心悸，失眠多梦，神疲乏力，面色萎黄，食少纳呆，腹胀便溏。舌淡，苔薄白，脉细弱。

【证机概要】心脾两虚，气血乏源，宗筋失养。

【治法】益气健脾，养心补血。

【方药】归脾汤加减。夜寐不酣，加夜交藤、合欢皮、柏子仁养心安神；胸脘胀满，泛恶纳呆，属痰湿内盛，加半夏、川厚朴、竹茹燥湿化痰。

11. 早泄（心脾亏损证）

早泄是指房事时过早射精而影响正常性交而言，是男子性功能障碍的常见病证，多与遗精、阳痿相伴出现。

《中医内科学》将早泄附于遗精内，分为肝经湿热证、阴虚火旺证、心脾亏损证和肾气不固证。

【临床表现】早泄，神疲乏力，形体消瘦，面色少华，心悸怔忡，食少便溏。舌淡，脉细。

【证机概要】心脾亏损，精关不固。

【治法】补益心脾。

【方药】归脾汤加减。方中党参、黄芪、白术、炙甘草益气健脾；当归、生地黄、桂圆肉养血；枣仁、茯神、远志宁神；木香理气；山茱萸、龙骨、金樱子益肾固精。

12. 紫癜（气不摄血）

紫癜是小儿常见的出血性疾病之一，以血液溢于皮肤、黏膜之下，出现瘀点瘀斑、压之不退色为临床特征，常伴鼻衄、齿衄，甚则呕血、便血、尿血。本病亦称紫斑，属中医学血证范畴。本病包括西医学的过敏性紫癜和血小板减少性紫癜。

《中医儿科学》将紫癜分为风热伤络、血热妄行、气不摄血和阴虚火旺。

【临床表现】起病缓慢，病程迁延，紫癜反复出现，瘀斑、瘀点颜色淡紫，常鼻衄、齿衄，面色苍黄，神疲乏力，食欲不振，头晕心慌。舌淡，苔薄，脉细无力。

【证机概要】病久未愈，心脾气虚，气虚不能摄血。

【治法】健脾养心，益气摄血。

【方药】归脾汤加减。方中党参、白术、茯苓、甘草健脾益气；合黄芪、当归补气生血；配远志、酸枣仁、龙眼肉养血宁心；佐木香醒脾理气，补而不滞；生姜、大枣调和脾胃。

出血不止，加云南白药、蒲黄炭、仙鹤草、阿胶和血止血养血；神疲肢软，四肢欠温，畏寒恶风，腰膝酸软，面色苍白为肾阳亏虚，加鹿茸、淡苁蓉、巴戟天温肾补阳。

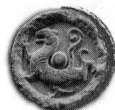

13. 汗证（气阴亏虚）

汗证是指小儿在安静状态下，正常环境中，全身或局部出汗过多，甚则大汗淋漓的一种病证。多发生于 5 岁以内的小儿。小儿汗证多属西医学植物神经功能紊乱。小儿汗多若未能及时拭干，易于着凉，造成呼吸道感染。

《中医儿科学》将汗证分为肺卫不固、营卫失调、气阴亏虚和湿热迫蒸。

【临床表现】以盗汗为主，常伴自汗，形体消瘦，汗出较多，神萎不振，心烦少寐，寐后汗多，或伴低热、口干、手足心灼热，哭声无力，口唇淡红。舌淡，苔少或见剥苔，脉细弱或细数。

【证机概要】急病、久病、重病之后气血失调，心脾不足，气阴两虚。

【治法】益气养阴。

【方药】生脉散加减。方中人参或党参益气生津；麦冬养阴清热；五味子酸枣仁收敛止汗；生黄芪、碧桃干益气固表。

精神困顿，食少不眠，不时汗出，面色无华，为气阳偏虚，去麦冬，加白术、茯苓益气健脾固表；睡眠汗出，醒则汗止，口干心烦，容易惊醒，口唇淡红，为心脾不足，脾虚血少，心失所养，归脾汤合龙骨、牡蛎、浮小麦补养心脾，益气养血，敛汗止汗；低热口干，手足心热，加白芍、地骨皮、丹皮清其虚热。

14. 妊娠贫血（心脾两虚证）

妊娠期间出现倦怠、乏力、气短、面色苍白、浮肿、食欲不振等，检查呈血红蛋白或红细胞总数降低，红细胞比容下降，称妊娠贫血。相当于西医学的妊娠合并贫血。

《中医妇科学》将妊娠贫血分为气血两虚证、心脾两虚证和肝肾不足证。

【临床表现】孕后面色无华，心悸怔忡，失眠多梦，头昏眼花，唇甲色淡。舌淡，少苔，脉细弱。

【证机概要】素体脾虚血少，孕后阴血养胎，致心血不足，心神失养。

【治法】益气补血，健脾养心。

【方药】归脾汤加减。原方治思虑伤脾或健忘怔忡、惊悸盗汗等症。方中党参、黄芪、白术、甘草、生姜、大枣甘温补脾益气；当归养肝而生心血；茯神、枣仁、龙眼肉养心安神；远志交通心肾，定志宁心；木香理气醒脾，防益气补血药滋腻太过碍脾。若心神不宁，加夜交藤、生龙齿镇静安神；若腹胀、便溏、纳呆，加山药、炒扁豆、砂仁健脾祛湿。

15. 产后抑郁（心脾两虚证）

产后抑郁是以产妇分娩后出现情绪低落、精神抑郁为主要症状的病证，是产褥期精神综合征中最常见的一种类型。西医学称产褥期抑郁症。

《中医妇科学》将产后抑郁分为心脾两虚证、瘀血内阻证和肝气郁结证。

【临床表现】产后焦虑，忧郁，心神不宁，常悲伤欲哭，情绪低落，失眠多梦，健忘，精神萎靡；伴神疲乏力，面色萎黄，纳少便溏，脘闷腹胀。舌淡，苔薄白，脉细弱。

【证机概要】产后失血过多，思虑太过，心血暗耗，气血不足，脾虚气弱。

【治法】健脾益气，养心安神。

【方药】归脾汤或养心汤或茯神散。

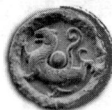

16. 胞轮振跳（心脾两虚证）

胞轮振跳是指眼睑不由自主地牵拽跳动的眼病。本病常见于成年人，上、下胞睑均可发生，以上胞多见，单眼或双眼发病。相当于西医学眼轮匝肌及面神经痉挛引起的眼睑痉挛。

《中医眼科学》将胞轮振跳分为血虚生风证和心脾两虚证。

【临床表现】胞睑跳动，时疏时频，劳累或失眠时加重；可伴心烦眠差，怔忡健忘，食少体倦。舌淡，脉细弱。

【证机概要】久病等致气血耗损，血虚胞睑筋肉失养而拘挛。

【治法】补益心脾。

【方药】归脾汤加减。伴心烦不眠等，加桑椹、龟板加强养血补心之效。

17. 络损暴盲（心脾两虚证）

络损暴盲是指因眼底脉络受损出血致视力突然下降的眼病。相当于西医学的视网膜中央或分支静脉阻塞、视网膜血管炎等因血管壁渗漏或破损引起出血而视力骤降的眼病，如视网膜出血、玻璃体积血等。

《中医眼科学》将络损暴盲分为气滞血瘀证、阴虚阳亢证、痰瘀互结证和心脾两虚证。

【临床表现】出血时视力突然下降，或眼前黑影飘动，严重可骤降至眼前手动。眼底检查：视网膜静脉阻塞者，可见视网膜粗大迂曲，隐没于出血及水肿之中，视网膜火焰状出血及水肿，重者可见视盘充血、水肿，稍久则有黄白色影星渗出或棉絮状白斑，或黄斑囊样水肿，视网膜动脉可有反光增强等硬化现象；视网膜周围炎则多见周围部小血管出血及新生血管，静脉旁出现白鞘或机化膜。视力下降和眼内出血病程较久，则心脾两虚，可见视网膜静脉反复出血，其色较淡；常伴面色萎黄或㿠白，心悸健忘，肢体倦怠，少气懒言，月经量少或淋沥不断，纳差，便溏。舌淡胖，脉弱。

【证机概要】劳瞻竭视，阴血亏损，虚热内生，久则虚火上炎，损伤脉络或心血不足，无以化气则脾气虚弱，血失统摄，血溢脉外。

【治法】养心健脾，益气摄血。

【方药】归脾汤加减。纳差、腹胀，去大枣、龙眼肉，加神曲、陈皮、砂仁理气和中；视网膜出血色较淡，加阿胶补血止血。

小　结

一、心脾两虚证涉及的病证

心脾两虚涉及的病证有不寐（心脾两虚证）、营养性缺铁性贫血（心脾两虚）、眩晕（气血亏虚证）、郁证（心脾两虚证）、内伤发热（血虚发热证）、五迟五软（心脾两虚）、注意力缺陷多动症（心脾两虚）、癫证（心脾两虚证）、痫病（心脾两虚证）、阳痿（心脾亏虚证）、早泄（心脾亏损证）、紫癜（气不摄血）、汗证（心脾不足，气阴亏虚）、妊娠贫血（心脾两虚证）、产后抑郁（心脾两虚证）、胞轮振跳（心脾两虚证）、络损暴盲（心脾两虚证）。

二、临床表现

1. 主症

大部分病证名称即是主症。如不寐、营养性缺铁性贫血、

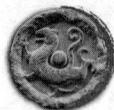

眩晕、郁证、内伤发热、注意力缺陷多动症、阳痿、早泄、汗证、妊娠贫血、产后抑郁、胞轮振跳等。有的虽不是病证表现，但已知其症状，如癫证、痫病、紫癜、五迟五软。络损暴盲表现为出血时视力突然下降，或眼前黑影飘动，严重可骤降至眼前手动，眼底检查有出血及水肿等变化。

2. 兼症

表现为面色㿠白，头晕目眩，四肢倦怠，腹胀便溏，心悸怔忡，失眠多梦，语声低微，气短懒言，食欲不振，头发脱落，爪甲无华，大便秘结，自汗盗汗，月经量少或淋沥不断，阴虚者伴低热、口干、手足心热。

三、舌象与脉象

1. 舌象

舌质均淡，或淡红、淡暗、淡胖；舌苔薄、薄白、苔少，汗证或见剥苔。

2. 脉象

脉象均细，或脉弱、无力、沉细、虚弱、细缓等。指纹色淡。

四、代表方

1. 归脾汤

归脾汤为补益剂的补血方，由白术、当归、白茯苓、黄芪、远志、龙眼肉、酸枣仁、人参、木香、甘草、生姜、大枣组成。功能补益气血，健脾养心。主治心脾两虚证与脾不统血证。现代常用于胃及十二指肠出血、功能性子宫出血、再生障碍性贫血、血小板减少性紫癜、神经衰弱、心脏病等属心脾气血两虚和脾不统血者。本节用于心脾两虚证的不寐、营养性缺铁性贫血、郁证、妊娠贫血、产后抑郁、胞轮振跳、络损暴盲、气血亏虚证的眩晕、阳痿、心脾气血不足的内伤发热、心脾亏损证的早泄。

2. 其他

五迟五软用调元散；注意力缺陷多动症用归脾汤合甘麦大枣汤；癫证用养心汤合越鞠丸；痫病用六君子汤合归脾汤；汗证用生脉散等。

二、心脾热证

1. 鹅口疮（心脾积热）

鹅口疮是以口腔、舌上满布白屑为主要临床特征的一种口腔疾病。因其状如鹅口，故称鹅口疮；因其色白如雪片，故又名"雪口"。

《中医儿科学》将鹅口疮分为心脾积热和虚火上浮。

【临床表现】口腔满布白屑，周围焮红较甚，面赤，唇红，或伴发热、烦躁、多啼，口干或渴，大便干结，小便黄赤。舌红，苔薄白，脉滑，或指纹青紫。

【证机概要】心脾积热，蕴结口舌。

【治法】清心泻脾。

【方药】清热泻脾散加减。方中黄连、栀子清心泄热；黄芩、石膏散脾经郁热；生地黄清热凉血；竹叶、灯心清热降火，导热下行；甘草调和诸药。

大便秘结，加大黄通腑泄热；口干喜饮，加石斛、玉竹养阴生津。

2. 漏睛（心脾湿热证）

漏睛是以内眦部常有黏液或脓液自泪窍沁出为临床特征的

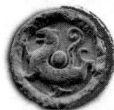

眼病。漏睛相当于西医学的慢性泪囊炎。

《中医眼科学》将漏睛分为风热停留证、心脾湿热证。

【临床表现】内眦头微红潮湿，脓液浸渍，拭之又生，脓多且稠；按压睛明穴下方有脓液从泪窍沁出，小便黄赤。舌红，苔黄腻，脉濡数。

【证机概要】伏火湿热，上聚泪窍，腐泪成脓。

【治法】清心利湿。

【方药】竹叶泻经汤加减。脓液多且黄稠，去羌活，加天花粉、漏芦、乳香、没药以加强清热排脓、祛瘀消滞的作用。

3. 疳证（兼证，口疮）

疳证是由喂养不当或多种疾病影响，导致脾胃受损、气液耗伤而形成的一种慢性疾病。临床以形体消瘦、面色无华、毛发干枯、精神萎靡或烦躁、饮食异常为特征。

《中医儿科学》将疳证分为本证和兼证。兼证又分为眼疳、口疮和疳肿胀。

【临床表现】口舌生疮，甚或满口糜烂，秽臭难闻，面赤心烦，夜卧不宁，小便短黄，或吐舌弄舌。舌红，苔薄黄，脉细数。

【证机概要】脾病及心，心失所养，心火上炎。

【治法】清心泻火，滋阴生津。

【方药】泻心导赤散加减。方中黄连、栀子、连翘清心泻火除烦；灯心草、竹叶清心利尿；生地黄、麦冬、玉竹滋阴生津。内服药同时，外用冰硼散或珠黄散涂搽患处效果更佳。

4. 茧唇（心脾火毒证）

茧唇是发生于唇部的岩肿，因其外形似蚕茧而得名。相当于西医学的唇癌。

《中医外科学》将茧唇分为心脾火毒证、脾胃实热证和阴虚火旺证。

【临床表现】下唇部肿胀坚硬，结多层痂皮，形如蚕茧，溃烂后渗流血水，疼痛较剧，张口困难；伴口渴，尿黄，心烦失眠。舌红，苔黄，脉细而数。

【证机概要】心脾火毒，蕴结口唇。

【治法】清火解毒，养阴生津。

【方药】清凉甘露饮加减。可酌加栀子、土茯苓、僵蚕、半枝莲等。

小 结

一、心脾热证涉及的病证

心脾热证涉及的病证有鹅口疮（心脾积热）、漏睛（心脾湿热证）、疳证（兼证，口疮）、茧唇（心脾火毒证）。

二、主要症状

1. 主症

鹅口疮以口腔、舌上满布白屑为主要特征。漏睛以内眦部常有黏液或脓液自泪窍沁出为临床表现。疳证以形体消瘦、面色无华、毛发干枯、精神萎靡或烦躁、饮食异常为特征。茧唇以下唇部肿胀坚硬，溃烂后渗流血水，疼痛较剧为主要表现。

2. 兼症

多伴发热，烦躁，多啼，口干或渴，大便干结，小便黄赤，面赤，心烦失眠，吐舌弄舌。

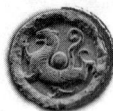

三、舌象与脉象

1. 舌象

舌红，苔黄或黄腻、薄黄。

2. 脉象

脉滑或脉濡数，脉细数。指纹青紫。

四、代表方

鹅口疮治以清心泻脾，清热泻脾散加减。漏睛治以清心利湿，竹叶泻经汤加减。疳证治以清心泻火，滋阴生津，泻心导赤散加减；外用冰硼散或珠黄散涂搽患处。茧唇治以清火解毒，养阴生津，清凉甘露饮加减。

第七节　心肾同病与心肺同病

1. 不寐（心肾不交证）

不寐是以经常不能获得正常睡眠为特征的一类病证。西医学的神经官能症、更年期综合征、慢性消化不良、贫血、动脉粥样硬化症等以不寐为主要临床表现时可参照本病治疗。

《中医内科学》将不寐分为肝火扰心证、痰热扰心证、心脾两虚证、心肾不交证和肝胆气虚证

【临床表现】心烦不寐，入睡困难，心悸多梦，伴头晕耳鸣，腰膝酸软，潮热盗汗，五心烦热，咽干少津，男子遗精，女子月经不调。舌红，少苔，脉细数。

【证机概要】肾水亏虚，不能上济于心；心火炽盛，不能下交于肾。

【治法】滋阴降火，交通心肾。

【方药】六味地黄丸合交泰丸加减。前方以滋补肾阴为主；后方以清心降火、引火归元为主。方中熟地黄、山茱萸、山药滋补肝肾，填精益髓；泽泻、茯苓、丹皮健脾渗湿，清泄相火；黄连清心降火；肉桂引火归元。

心阴不足为主，可用天王补心丹滋阴养血，补心安神；心烦不寐，彻夜不眠，加朱砂（研末，0.6g，另吞）、磁石、龙骨、龙齿重镇安神。

2. 郁证（心肾阴虚证）

郁证是因情志不舒、气机郁滞所致，以心情抑郁、情绪不宁、胸部满闷、胁肋胀痛，或易怒喜哭，或咽中如有异物梗塞等症为主要临床表现的一类病证。主要见于西医学的神经衰弱、癔症和焦虑症等，，也见于更年期综合征和反应性精神病。这些疾病出现郁证表现时可参照本病治疗。

《中医内科学》将郁证分为肝气郁结证、气郁化火证、痰气郁结证、心神失养证、心脾两虚证和心肾阴虚证。

【临床表现】情绪不宁，心悸健忘，失眠多梦，五心烦热，盗汗，口干咽燥。舌红少津，脉细数。

【证机概要】阴精亏虚，阴不涵阳。

【治法】滋养心肾。

【方药】天王补心丹合六味地黄丸加减。前方滋阴降火，养心安神；后方滋补肾阴，合用适于心肾阴虚之心悸失眠，腰酸遗泻。方中地黄、怀山药、山茱萸、天冬、麦冬、玄参滋养心肾；西洋参、茯苓、五味子、当归益气养血；柏子仁、酸枣仁、远志、丹参养心安神；丹皮凉血清热。

心肾不交而见心烦失眠，多梦遗精，可合交泰丸（黄连、

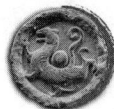

肉桂）交通心肾；遗精较频，可加芡实、莲须、金樱子补肾固摄。

3. 痫病（心肾亏虚证）

痫病是一种反复发作性神志异常的病证。临床以突然意识丧失，甚则仆倒，不省人事，强直抽搐，口吐涎沫，两目上视或口中怪叫，移时苏醒，一如常人为特征。发作前可伴眩晕、胸闷等先兆，发作后常有疲倦乏力等症状。本节所论虽以癫痫大发作证治为主，但对小发作等亦通用。西医学的癫痫，无论原发性还是继发性均可参照本病治疗。

《中医内科学》将痫病分为风痰闭阻证、痰火扰神证、瘀阻脑络证、心脾两虚证和心肾亏虚证。

【临床表现】痫病频发，神思恍惚，心悸，健忘失眠，头晕目眩，两目干涩，面色晦暗，耳轮焦枯不泽，腰膝酸软，大便干燥。舌淡红，脉沉细而数。

【证机概要】痫病日久，心肾精血亏虚，髓海不足，脑失所养。

【治法】补益心肾，潜阳安神。

【方药】左归丸合天王补心丹加减。前方滋补肝肾，填精益髓，适用于头目眩晕、腰膝酸软等真阴不足证；后方滋阴养血，安神宁心，适用于心悸失眠、神思恍惚等症。方中熟地黄、山药、山茱萸、菟丝子、枸杞子补益肝肾；鹿角胶、龟板胶峻补精血；川牛膝补肾强腰；生牡蛎、鳖甲滋阴潜阳。

神思恍惚，持续时间长，加阿胶补益心血；心中烦热，加焦山栀、莲子心清心除烦；大便干燥，加玄参、天花粉、当归、火麻仁养阴润肠通便。

4. 肺胀（阳虚水泛证）

肺胀是多种慢性肺系疾患反复发作，迁延不愈，导致肺气胀满、不能敛降的一种病证。其与西医学的慢性支气管炎合并肺气肿、肺源性心脏病相类似，肺性脑病常见于肺胀的危重变证，可参照本病治疗。因本病为常见慢性疾病，病理演变复杂多端，还当与咳嗽、痰饮（支饮、溢饮）等互参，注意与心悸、水肿（喘肿）、喘厥等病证的联系。

【临床表现】心悸，喘咳，咳痰清稀，面浮，下肢浮肿，甚则一身悉肿，腹部胀满有水，脘痞，纳差，尿少，怕冷，面唇青紫。舌胖质暗，苔白滑，脉沉细。

【证机概要】心肾阳虚，水饮内停。

【治法】温肾健脾，化饮利水。

【方药】真武汤合五苓散加减。前方温阳利水，用于脾肾阳虚之水肿；后方通阳化气利水，配合真武汤可加强利尿消肿的作用。方中附子、桂枝温肾通阳；茯苓、白术、猪苓、泽泻、生姜健脾利水；赤芍活血化瘀。

若水肿势剧，上凌心肺，心悸喘满，倚息不得卧，加沉香、黑白丑、川椒目、葶苈子、万年青根行气逐水；血瘀甚，发绀明显，加泽兰、红花、丹参、益母草、北五加皮化瘀行水。待水饮消除后，可参照肺肾气虚证论治。

5. 胸痹

胸痹是指以胸部闷痛，甚则胸痛彻背、喘息不得卧为主症的一种疾病。轻者仅感胸闷如窒，呼吸欠畅；重者则胸痛；严重者心痛彻背，背痛彻心。其与西医学所指的冠状动脉硬化性心脏痛（心绞痛、心肌梗死）关系密切，其他如心包炎、二尖瓣脱垂综合征、病毒性心肌炎、心肌病、慢性阻塞性肺气肿、慢性胃炎等出现胸闷、心痛彻背、短气、喘不得卧等症状者均可参照本病治疗。

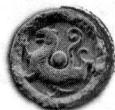

《中医内科学》将胸痹分为心血瘀阻证、气滞心胸证、痰浊闭阻证、寒凝心脉证、气阴两虚证、心肾阴虚证和心肾阳虚证。

（1）心肾阴虚证

【临床表现】心痛憋闷，心悸盗汗，虚烦不寐，腰酸膝软，头晕耳鸣，口干便秘。舌红少津，苔薄或剥，脉细数或促代。

【证机概要】水不济火，虚热内灼，心失所养，血脉不畅。

【治法】滋阴清火，养心和络。

【方药】天王补心丹合炙甘草汤加减。两方均为滋阴养心之剂。天王补心丹以养心安神为主，用于心肾两虚、阴虚血少；炙甘草汤以养阴复脉见长，用于气阴两虚、心动悸、脉结代之症。方中生地黄、玄参、天冬、麦冬滋水养阴，以降虚火；人参、炙甘草、茯苓益助心气；柏子仁、酸枣仁、五味子、远志交通心肾，养心安神；丹参、当归身、芍药、阿胶滋养心血而通心脉。

阴不敛阳，虚火内扰心神，虚烦不寐，舌尖红少津，可用酸枣仁汤，清热除烦，养血安神；兼见风阳上扰，加珍珠母、灵磁石、石决明、琥珀等重镇潜阳之品。若不效，再予黄连阿胶汤滋阴清火，宁心安神；若心肾阴虚，兼见头晕目眩，腰酸膝软，遗精盗汗，心悸不宁，口燥咽干，用左归饮滋阴补肾，填精益髓。

（2）心肾阳虚证

【临床表现】心悸而痛，胸闷气短，动则更甚，自汗，面色㿠白，神倦怯寒，四肢欠温或肿胀。舌淡胖、边有齿痕，苔白或腻，脉沉细迟。

【证机概要】阳气虚衰，胸阳不振，气机痹阻，血行瘀滞。

【治法】温补阳气，振奋心阳。

【方药】参附汤合右归饮加减。两方均能温补阳气，前方大补元气，温补心阳；后方温肾助阳，补益精气。方中人参大补元气；附子温补真阳；肉桂振奋心阳；炙甘草益气复脉；熟地黄、山茱萸、仙灵脾、补骨脂温养肾气。

伴寒凝血瘀，标实症状者适当兼顾。若肾阳虚衰，不能制水，水饮上凌心肺，症见水肿、喘促、心悸，真武汤加黄芪、汉防己、猪苓、车前子温肾阳而化水饮；若阳虚欲脱厥逆，四逆加人参汤，温阳益气，回阳救逆；或参附注射液。

《中医急诊学》厥心痛阳气虚衰证用益气温阳，活血通络选用参附汤加味。

6. 遗尿（心肾失交）

遗尿又称尿床，是指3周岁以上的小儿睡中小便自遗、醒后方觉的一种病证。

《中医儿科学》将遗尿分为肺脾气虚、肾气不足和心肾失交。

【临床表现】梦中遗尿，寐不安宁，烦躁叫扰，白天多动少静，难以自制，或五心烦热，形体较瘦。舌红，苔薄少津，脉沉细而数。

【证机概要】心火偏旺，肾阴偏虚，水火失济，心肾失交，膀胱失约。

【治法】清心滋肾，安神固脬。

【方药】导赤散合交泰丸加减。方中生地黄、竹叶、通

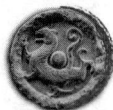

草、甘草清心火；黄连、肉桂交通心肾，使水火既济，阴阳平秘，而遗尿可愈。

若系阴阳失调而梦中遗尿，可用桂枝加龙骨牡蛎汤，调和阴阳，潜阳摄阴；若系肝经湿热、疏泄太过而致遗尿，可用龙胆泻肝汤清热利湿，缓急止遗。

7. 遗精（君相火旺证）

遗精是指不因性生活而精液遗泄的病证。其中因梦而遗精称梦遗；无梦而遗精，甚至清醒时精液流出谓滑精。西医学的神经衰弱、神经官能症、前列腺炎、精囊炎，或包皮过长、包茎等疾患造成以遗精为主要症状者可参照本病治疗。

《中医内科学》将遗精分为君相火旺证和湿热下注证。

【临床表现】少寐多梦，梦则遗精，阳事易举，心中烦热，头晕目眩，口苦胁痛，小便短赤。舌红，苔薄黄，脉弦数。

【证机概要】君火妄动，相火随之，迫精妄泄。

【治法】清心泄肝。

【方药】黄连清心饮合三才封髓丹加减。前方清心泻火为主，兼以养心安神，适用于心火偏亢、扰动精室者。后方宁心滋肾，承制相火，适用于相火妄动、水不济火之遗精。方中黄连、山栀、灯心清心火；知母、黄柏、丹皮泄相火；生地黄、熟地黄、天门冬滋水养阴；远志、枣仁、茯神养心安神。

心肾不交，火灼心阴，可用天王补心丹加石菖蒲、莲子心滋阴安神；久遗伤肾，阴虚火旺，可用知柏地黄丸加减，或大补阴丸滋阴泻火；若梦遗日久，烦躁失眠，心神不宁或心悸易惊，可予安神定志丸加减，以宁心安神。

8. 心衰（虚证，心肾阳虚）

心衰是指心体受损，脏真受伤，心脉"气力衰竭"，无力行气运血所致的常见危重急症。古有"心衰""心水"之名。西医学的心力衰竭可参照本病救治。

《中医急诊学》将心衰分为实证（痰瘀内阻、痰水凌心）和虚证（心肾阳虚）。

【临床表现】心悸喘促，不能平卧，全身浮肿，尿少，脘腹胀满，肢冷畏寒，腰膝酸软，食少恶心。舌淡体大、有齿痕，苔白润，脉沉无力或数疾、结、促。

【证机概要】心肾阳气虚衰，水饮内泛外溢。

【治法】温阳利水。

【方药】真武汤加葶苈子、黄芪。伴阴虚，生脉散合猪苓汤；兼瘀血证，加苏木、川芎、丹参。

中成药：参附注射液、参麦注射液。

9. 夏季热（上盛下虚）

夏季热又称暑热症，是婴幼儿在暑天发生的特有的季节性疾病，临床以长期发热、口渴多饮、多尿、少汗或汗闭为特征。

《中医儿科学》将夏季热分为暑伤肺胃和上盛下虚。

【临床表现】精神萎靡或虚烦不安、面色苍白，下肢清冷，小便清长，频数无度，大便稀溏，身热不退，朝盛暮衰，口渴多饮。舌淡，苔薄黄，脉细数无力。

【证机概要】病程较长，素体虚弱，暑邪内犯，肾虚心热。

【治法】温补肾阳，清心护阴。

【方药】温下清上汤加减。方中附子下温肾阳；黄连上清心火；龙齿、磁石潜浮越之阳；补骨脂、菟丝子、覆盆子、桑螵蛸、益智仁温肾固摄；石斛、蛤粉清热护阴。

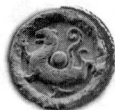

心烦口渴，舌红赤，加淡竹叶、玄参、莲子心清心火；肾阴肾阳俱亏，用白虎加人参汤合金匮肾气丸加减。

10. 梅毒（心肾亏虚证）

梅毒是由梅毒螺旋体所引起的一种全身性、慢性性传播疾病，属中医学"霉疮""疳疮""花柳病"等范畴。

《中医外科学》将梅毒分为肝经湿热证、血热蕴毒证、毒结筋骨证、肝肾亏损证和心肾亏虚证。

【临床表现】见于心血管梅毒患者。症见心慌气短，神疲乏力，下肢浮肿，唇甲青紫，腰膝酸软，动则气喘。舌淡有齿痕，苔薄白而润，脉沉弱或结代。

【证机概要】毒邪内侵，心肾亏虚。

【治法】养心补肾，祛瘀通阳。

【方药】苓桂术甘汤加减。

11. 急性肾小球肾炎（变证，水凌心肺）

急性肾小球肾炎是儿科常见的免疫反应性肾小球疾病，临床以急性起病、浮肿、少尿、血尿、蛋白尿及高血压为主要特征。本病多见于感染之后，尤其是溶血性链球菌感染之后，故称急性链球菌感染后肾炎。

《中医儿科学》将急性肾小球肾炎分为急性期和恢复期。急性期又分为常证（风水相搏、湿热内侵）和变证（邪陷心肝、水凌心肺、水毒内闭），恢复期又分为阴虚邪恋和气虚邪恋。

【临床表现】全身明显浮肿，频咳气急，胸闷心悸，不能平卧，烦躁不宁，面色苍白，甚则唇指青紫。舌暗红，苔白腻，脉沉细无力。

【证机概要】水毒内停，阳气受损，水凌心肺。

【治法】泻肺逐水，温阳扶正。

【方药】己椒苈黄丸合参附汤加减。方中葶苈子、大黄泻肺逐水；防己、椒目、泽泻、桑白皮、茯苓皮、车前子利水消肿；人参、附子温阳扶正。

面色灰白，四肢厥冷，汗出脉微乃心阳虚衰之危象，应急用独参汤或参附龙牡救逆汤回阳固脱。本证之轻症，可用三子养亲汤加减，理肺降气，利水消肿。

12. 胬肉攀睛（心肺风热证）

胬肉攀睛是指眼眦部长赤膜如肉，其状如昆虫之翼，横贯白睛，攀侵黑睛，甚至掩盖瞳神的眼病。本病相当于西医学的翼状胬肉。

《中医眼科学》将胬肉攀睛分为心肺风热证、脾胃实热证和虚火上炎证。

【临床表现】患眼眵泪较多，眦痒羞明，胬肉初生，渐渐长出，攀向黑睛，赤脉密布。苔薄黄，脉浮数。

【证机概要】外感风热，邪客心肺，经络瘀滞。

【治法】祛风清热。

【方药】栀子胜奇散加减。若赤脉密布，可加赤芍、丹皮、郁金散瘀退赤；便秘，去羌活、荆芥穗，酌加大黄通腑泄热。

小　　结

一、心肾同病与心肺同病涉及的病证

因心肺同病的内容较少，故与心肾同病合并。本节涉及的病证有不寐（心肾不交证）、郁证（心肾阴虚证）、癫病（心

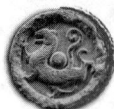

肾亏虚证)、肺胀(阳虚水泛证)、胸痹(心肾虚证)、遗尿(心肾失交)、遗精(君相火旺证)、心衰(虚证,心肾阳虚)、夏季热(上盛下虚)、梅毒(心肾亏虚证)、急性肾小球肾炎(水凌心肺)和胬肉攀睛(心肺风热证)。

二、临床表现

1. 主症

有些病证名称就是主症。如不寐以经常不能获得正常睡眠为特征。遗尿是3岁以上小儿睡中小便自遗、醒后方觉的一种病证。遗精表现为不因性生活而精液遗泄。夏季热以长期发热、口渴多饮、多尿、少汗或汗闭为特征。

有的虽不是病证的直接表现,但症状已众所周知。如心肾阴虚的郁证,表现为情绪不宁,心悸健忘。心肾亏虚证的痫病则抽搐频发。胸痹的心肾阴虚证见心痛憋闷;心肾阳虚证表现为心悸而痛,胸闷气短,动则更甚。肺胀表现为心悸,喘咳,浮肿。心衰表现为心悸喘促,不能平卧,全身浮肿。梅毒表现为心慌气短,神疲乏力,下肢浮肿。急性肾小球肾炎以急性起病,浮肿、少尿、血尿、蛋白尿及高血压为主要特征。水凌心肺证表现为全身明显浮肿,频咳气急。

2. 兼症

因心肾病大多由阴虚引起,故表现为五心烦热,盗汗,神思恍惚,心悸,健忘失眠,头晕目眩,腰酸膝软,头晕耳鸣,口干便秘等。阳虚可有自汗,面色㿠白,神倦怯寒,四肢欠温或肿胀,肢冷畏寒等。

肺心病:水凌心肺的急性肾小球肾炎除全身明显浮肿、频咳、气急外,尚兼烦躁不宁,面色苍白,甚则唇指青紫。心肺风热证的胬肉攀睛，患眼眵泪较多，眦痒羞明，赤脉密布。

三、舌象与脉象

1. 舌象

心肾阴虚舌红少津，苔薄或剥；心肾阳虚证舌淡胖或暗、边有齿痕，苔白滑或白或腻；心肾不交舌红少津或苔薄；君相火旺舌红，苔薄黄；上盛下虚舌淡，苔薄黄；心肾亏虚舌淡、有齿痕，苔薄白而润；水凌心肺舌暗红，苔白腻；心肺风热证苔薄黄。

2. 脉象

心肾阴虚脉细数或促代；心肾阳虚脉沉细、沉细迟、沉无力或数疾结促；心肾不交脉细数、沉细而数；君相火旺弦数；心肾亏虚沉弱或结代；上盛下虚脉细数无力；水凌心肺脉沉细无力；心肺风热证脉浮数。

四、代表方

1. 天王补心丹

本方为安神剂的滋阴安神方，由人参、茯苓、玄参、丹参、桔梗、远志、当归、五味、麦冬、天门冬、柏子仁、酸枣仁、生地黄组成。功能滋阴清热，养血安神。主治阴虚血少，神志不安。现代常用于神经衰弱、冠心病、精神分裂症、甲状腺功能亢进等所致失眠、心悸，以及复发性口疮等属心肾阴虚血少者。本节合六味地黄丸用于心肾阴虚的郁证；合左归丸用于心肾亏虚的痫病；合炙甘草汤用于心肾阴虚的胸痹。

2. 交泰丸

交泰丸由黄连、肉桂组成。主治心肾不交，怔忡失眠。本

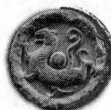

节合六味地黄丸用于心肾不交的不寐；合导赤散用于心肾失交的遗尿。

3. 真武汤

本方为祛湿剂的温化寒湿方，由茯苓、芍药、白术、生姜和附子组成。功能温阳利水。主治阳虚水泛证，本节合五苓散，用于阳虚水泛证的肺胀；加葶苈子黄芪用于心肾阳气虚衰的心衰。

4. 苓桂术甘汤

本方为祛湿剂的温化寒湿方，由茯苓、桂枝、白术、炙甘草组成。功能温阳化饮，健脾利湿。主治中阳不足的痰饮，本节用于心肾亏虚证的梅毒。

5. 其他

参附汤合右归饮用于心肾阳虚证的胸痹；黄连清心饮合三才封髓丹用于君相火旺的遗精；温下清上汤用于上盛下虚的夏季热；已椒苈黄丸合参附汤用于水凌心肺的急性肾小球肾炎；栀子胜奇散用于心肺风热证的胬肉攀睛。

第八节　脾肾同病

一、脾肾两虚

1. 艾滋病（脾肾亏虚证）

艾滋病全称是获得性免疫缺陷综合征，是由人类免疫缺陷病毒（HIV）所致的传染病。属于中医"疫病""虚劳""瘰疬""冥瘕"等范围。

《中医外科学》将艾滋病分为肺卫受邪证、肺肾阴虚证、脾胃虚弱证、脾肾亏虚证、气虚血瘀证和窍闭痰蒙证。

【临床表现】多见于晚期患者，预后较差。症见发热或低热，形体极度消瘦，神情倦怠，心悸气短，头晕目眩，腰膝酸痛，四肢厥逆，食欲不振，恶心，呃逆频作，腹泻剧烈，五更泄泻，毛发枯槁，面色苍白。舌淡或胖，苔白、脉细无力。

【证机概要】邪毒日久，损及脾肾。

【治法】温补脾肾，益气回阳。

【方药】肾气丸合四神丸加猪苓、炙甘草等。

2. 癫痫（脾肾两虚）

癫痫是以突然仆倒，昏不识人，口吐涎沫，两目上视，肢体抽搐，惊掣啼叫，喉中发出异声，片刻即醒，醒后一如常人为特征，具有反复发作特点的一种疾病。

《中医儿科学》将癫痫分为惊痫、痰痫、风痫、瘀血痫、脾虚痰盛和脾肾两虚。

【临床表现】发病年久，屡发不止，时有眩晕，智力迟钝，腰膝酸软，神疲乏力，少气懒言，四肢不温，睡眠不宁，大便稀溏。舌淡红，苔白，脉沉细无力。

【证机概要】抽搐发作较重，经久不愈，耗气伤阳，致使脾肾阳虚。

【治法】补益脾肾。

【方药】河车八味丸加减。方中紫河车培补肾元；生地黄、茯苓、山药、泽泻补气健脾利湿；五味子、麦冬、丹皮清热养阴生津；肉桂、附子温补肾阳。

抽搐频繁，加鳖甲、白芍滋阴息风；智力迟钝，加益智仁、石菖蒲补肾开窍；大便稀溏，加扁豆、炮姜温中健脾。

3. 淋证（劳淋，脾肾两虚，膀胱气化无权）

淋证是指以小便频数短涩、淋沥刺痛、小腹拘急引痛为主

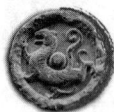

症的病证。相当于西医学所指的急、慢性尿路感染，泌尿道结核，尿路结石，急、慢性前列腺炎，化学性膀胱炎，乳糜尿及尿道综合征等病，凡是具有淋证特征者均可参照本病治疗。

《中医内科学》将淋证分为热淋（湿热蕴结下焦、膀胱气化失司）、石淋（膀胱气化失司）、血淋（湿热下注膀胱）、气淋（膀胱气化不利）、膏淋（湿热下注）和劳淋（脾肾两虚，膀胱气化无权）。

【临床表现】小便不甚赤涩，溺痛不甚，但淋沥不已，时作时止，遇劳即发，腰膝酸软，神疲乏力，病程缠绵。舌淡，脉细弱。

【证机概要】湿热留恋，脾肾两虚，膀胱气化无权。

【治法】健脾益肾。

【方药】无比山药丸加减。方中党参、黄芪、怀山药、莲子肉补气健脾；茯苓、薏苡仁、泽泻、扁豆衣化湿利水；山茱萸、菟丝子、芡实、金樱子、煅牡蛎益肾固摄。

中气下陷，症见少腹坠胀，尿频涩滞，余沥难尽，不耐劳累，面色㿠白，少气懒言，脉细无力，补中益气汤加减；肾阴虚，舌红，少苔，加生熟地黄、龟板滋养肾阴；火旺，面红烦热，尿黄赤伴灼热不适，知柏地黄丸滋阴降火；低热者，加青蒿、鳖甲清虚热养肾阴；肾阳虚，加附子、肉桂、鹿角片、巴戟天等温补肾阳。

4. 尿频（脾肾气虚）

尿频是以小便频数为特征的疾病。多发于学龄前儿童，尤以婴幼儿时期发病率最高。尿频属中医淋证范畴，以热淋为多。西医学所论之泌尿系感染、结石、肿瘤、白天尿频综合征等疾病均可出现尿频，但儿科以尿路感染和白天尿频综合征最常见。

《中医儿科学》将尿频分为湿热下注、脾肾气虚和阴虚内热。

【临床表现】病程日久，小便频数，滴沥不尽，尿液不清，神倦乏力，面色萎黄，食欲不振，甚则畏寒怕冷，手足不温，大便稀薄，眼睑浮肿。舌淡或有齿痕，苔薄腻，脉细弱。

【证机概要】病久伤气，脾肾气虚，膀胱失约。

【治法】温补脾肾，升提固摄。

【方药】缩泉丸加减。方中益智仁、山药、白术、薏苡仁、淫羊藿温补脾肾，固精气，缩小便；乌药调气散寒，助气化，涩小便。

以脾气虚为主，症见神倦乏力，面黄纳差，便溏，尿液混浊，参苓白术散健脾益气，和胃渗湿；以肾阳虚为主，症见面白无华，畏寒肢冷，下肢浮肿，脉沉细无力，济生肾气丸温补肾阳，利水消肿；夜尿增多，加桑螵蛸、生龙骨；肺脾气虚，症见小便频数，点滴而出，不能自控，入睡自止，面色萎黄，容易出汗，神倦体瘦，食欲不振，舌淡苔白，脉缓弱，补中益气汤合缩泉丸加减，益气补肺，固摄缩尿。

5. 肾病综合征

肾病综合征是一组由多种病因引起的临床证候群，以大量蛋白尿、低蛋白血症、高脂血症及不同程度的水肿为主要特征。小儿肾病属中医学水肿范畴，且多属阴水，以肺、脾、肾三脏虚弱为本，尤以脾肾亏虚为主。

《中医儿科学》将肾病综合征分为本证（肺脾气虚、脾肾阳虚、肝肾阴虚、气阴两虚）和标证（外感风邪、水湿、湿热、血瘀、湿浊）。

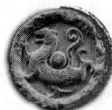

（1）本证：脾肾阳虚

【临床表现】全身明显浮肿，按之深陷难起，腰腹下肢尤甚，面白无华，畏寒肢冷，神疲蜷卧，小便短少不利，可伴胸水、腹水，纳少便溏，恶心呕吐。舌淡胖或有齿印，苔白滑，脉沉细无力。

【证机概要】病久脾肾阳气衰竭，水湿化气无力，漫及全身。

【治法】温肾健脾，化气行水。

【方药】偏肾阳虚，真武汤合黄芪桂枝五物汤加减。方中制附子、干姜温肾暖脾；黄芪、茯苓、白术益气健脾利水；桂枝、猪苓、泽泻通阳化气行水。

偏脾阳虚，实脾饮加减。方中制附子、干姜温补脾肾；黄芪、白术、茯苓健脾益气，淡渗利湿；草果、厚朴、木香行气导滞，化湿行水。

肾阳虚重，加淫羊藿、仙茅、巴戟天、杜仲等增强温肾阳之力；水湿重加五苓散，药用桂枝、猪苓、泽泻等通阳利水；兼咳嗽胸满、气促不能平卧，加己椒苈黄丸，药用防己、椒目、葶苈子等泻肺利水；兼腹水，加牵牛子、带皮槟榔行气逐水。在温阳利水的同时，可加用木香、槟榔、大腹皮、陈皮、沉香等助气化，加强利尿。

（2）本证：气阴两虚

【临床表现】面色无华，神疲乏力，汗出，易感冒或浮肿，头晕耳鸣，口干咽燥或长期咽痛，咽部暗红，手足心热。舌稍红，少苔，脉细弱。

【证机概要】病程较久，反复发作，或长期、反复使用激素伤及气阴。

【治法】益气养阴，化湿清热。

【方药】六味地黄丸加黄芪。方中黄芪、生地黄、山茱萸、山药益气养阴；茯苓、泽泻、丹皮健脾利湿清热。

气虚证突出，重用黄芪，加党参、白术增强益气健脾之功；阴虚偏重，加玄参、怀牛膝、麦冬、枸杞子以养阴；阴阳两虚，加益气温肾之品，如仙灵脾、肉苁蓉、菟丝子、巴戟天等阴阳并补。

5. 痴呆（脾肾两虚证）

痴呆是由髓减脑消、神机失用所导致的一种神志异常的疾病，以呆傻愚笨、智能低下、善忘等为主要临床表现。本节以讨论成年人痴呆为主。西医学中的老年性痴呆、脑血管性痴呆、混合性痴呆、脑叶萎缩症、正压性脑积水、脑淀粉样血管病、代谢性脑病、中毒性脑病等疾病可参照本病治疗。

《中医内科学》将痴呆分为髓海不足证、脾肾两虚证、痰浊清窍证和瘀血内阻证。

【临床表现】表情呆滞，沉默寡言，记忆减退，失认失算，口齿含糊，词不达意，伴腰膝酸软，肌肉萎缩，食少纳呆，气短懒言，口涎外溢，或四肢不温，腹痛喜按，鸡鸣泄泻。舌淡白、体胖大或舌红，苔白、少苔或无苔，脉沉细弱、双尺尤甚。

【证机概要】气血亏虚，肾精不足，髓海失养。

【治法】补肾健脾，益气生精。

【方药】还少丹加减。方中熟地黄、枸杞子、山茱肉滋阴补肾；肉苁蓉、巴戟天、小茴香助命火，补肾气；杜仲、怀牛膝、楮实子补益肝肾；党参、白术、茯苓、山药、大枣益气健脾；石菖蒲、远志、五味子宣窍安神。

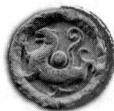

肌肉萎缩，气短乏力较甚，加紫河车、阿胶、川续断、首乌、黄芪益气补肾；食少纳呆，头重如裹，时吐痰涎，头晕时作，舌苔腻，酌减滋肾之品，加陈皮、半夏、生薏苡仁、白蔻仁健脾化湿和胃，也可配伍藿香、佩兰芳香化湿；纳食减少，脘痞，舌红少苔，去肉苁蓉、巴戟天、小茴香，加天花粉、玉竹、麦冬、生谷芽、生麦芽养阴生津；伴腰膝酸软，颧红盗汗，耳鸣如蝉，舌瘦质红，少苔，脉沉弦细数，为肝肾阴虚、阴虚火旺之证，改用知柏地黄丸，佐以潜阳息风之品；脾肾阳虚，金匮肾气丸加干姜、黄芪、白豆蔻等。

6. 前列腺增生症（脾肾气虚证）

前列腺增生症俗称前列腺肥大，是老年常见病之一。本病属于中医学"癃闭"范畴，现称"精癃"。

《中医外科学》将前列腺增生症分为湿热下注证、脾肾气虚证、气滞血瘀证、肾阴亏虚证和肾阳不足证。

【临床表现】尿频，滴沥不畅，尿线细，甚或夜间遗尿或尿闭不通；神疲乏力，纳谷不香，面色无华，便溏脱肛。舌淡，苔白，脉细无力。

【证机概要】年老气衰，脾肾气虚，收摄无力。

【治法】补脾益气，温肾利尿。

【方药】补中益气汤加菟丝子、肉苁蓉、补骨脂、车前子等。

7. 胎怯（脾肾两虚）

胎怯是指新生儿体重低下，身材矮小，脏腑形气均未充实的一种病证，又称"胎弱"。

《中医儿科学》将胎怯分为肾精薄弱和脾肾两虚。

【临床表现】啼哭无力，多卧少动，皮肤干皱，肌肉瘠薄，四肢不温，吮乳乏力，呛乳溢乳，腹胀腹泻，甚而水肿。指纹淡。

【证机概要】禀赋不足，脾肾两虚，脾胃虚弱。

【治法】健脾益肾，温运脾阳。

【方药】保元汤加减。方中黄芪、人参、白术、茯苓补益脾胃；陈皮、甘草理气和中；肉桂、干姜温阳助运。

呕吐，加半夏，干姜易生姜，和胃降逆；泄泻，加苍术、山药运脾燥湿；腹胀，加木香、枳壳理气助运；喉中痰多，加半夏、川贝母化痰；气息微弱，加脐带、蛤蚧补肾纳气。

兼肺虚气弱声低，皮肤薄嫩，重用黄芪、白术，加黄精，少佐防风补肺固表；兼心虚神萎唇淡，虚里动疾，加当归、麦冬、龙骨养心安神；兼肝虚筋弛肢软，易作瘛疭，加熟地黄、枸杞子、牡蛎滋肝息风。

8. 消渴目疾（脾肾两虚证）

消渴目疾是指由消渴病引起的内障眼病。本节讨论的消渴目疾相当于西医学的糖尿病性视网膜病变，为糖尿病的严重并发症之一，是以视网膜血管闭塞性循环障碍为主要病理改变特征的致盲性眼病。

《中医眼科学》将消渴目疾分为阴虚燥热证、气阴两虚证、脾肾两虚证、瘀血内阻证和痰瘀阻滞证。

【临床表现】视力下降，或眼前黑影飘动，眼底可见视网膜水肿、棉绒斑、出血；形体消瘦或虚胖，头晕耳鸣，形寒肢冷，面色萎黄或浮肿，阳痿，夜尿频、量多清长或浑如脂膏，严重者尿少，面色㿠白。舌淡胖，脉沉弱。

【证机概要】脾肾阳虚不能温煦形体，阴寒内盛，气机凝滞，水湿不利，目不得养。

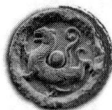

【治法】温阳益气，利水消肿。

【方药】加味肾气丸加减。视网膜水肿明显，加车前子、泽兰利水渗湿；视网膜棉绒斑多，加法半夏、浙贝母、苍术化痰散结；夜尿频、量多清长，酌加巴戟天、淫羊藿、肉苁蓉等温补肾阳。

9. 崩漏（虚证，脾肾气虚）

崩漏是指因冲任不固，不能制约经血而引起的妇女不在行经期间，阴道突然大量出血，或淋沥出血不断者。西医学中的无排卵型功能失调性子宫出血、生殖器炎症或生殖器肿瘤等引起的不规则阴道出血等可参照本病治疗。

《中医急诊学》将崩漏分为虚证（脾肾气虚）和实证（瘀滞冲任）。

【临床表现】经血非时而下，出血量多、淋沥不断、色淡质稀，头晕耳鸣，腰酸膝软，神疲体倦，气短懒言。舌淡，脉细弱。

【证机概要】脾肾气虚，冲任不固，血失统摄，非时而下。

【治法】健脾益肾，固冲止血。

【方药】固冲汤加减。出血量多，加人参益气摄血；久漏不止，加藕节、炒蒲黄化瘀止血；暴崩致脱，症见阴道大量出血，面色苍白，肢冷汗出，气息微弱，脉细微欲绝，急用独参汤补气固脱，或用生脉散救治，益气敛阴固脱；若见四肢厥冷、冷汗淋漓之亡阳之候，治回阳固脱，方用参附汤。

中成药：生脉注射液。失血性休克用参附注射液。

10. 胎萎不长（脾肾不足证）

妊娠四五个月后，孕妇腹形与宫体增大明显小于正常妊娠月份，胎儿存活而生长迟缓者，称胎萎不长，亦称妊娠胎萎、妊娠胎不长。西医学的胎儿宫内发育迟缓与本病类同，可互参。

《中医妇科学》将胎萎不长分为气血虚弱证、脾肾不足证和血寒宫冷证。

【临床表现】妊娠腹形明显小于妊娠月份，胎儿存活，腰膝酸软，纳少便溏，或形寒畏冷，手足不温。舌淡，苔白，脉沉迟。

【证机概要】脾肾不足，精血匮乏，胞脉失去温养。

【治法】补益脾肾，养胎长胎。

【方药】寿胎丸合四君子汤或温土毓麟汤。寿胎丸固肾安胎，四君子汤健脾益气。

11. 绝经妇女骨质疏松症（脾肾两虚证）

绝经妇女骨质疏松症是指绝经后短时间内因雌激素水平急剧下降，导致骨吸收亢进，全身骨量减少，骨骼脆性增加，极易发生骨折的一种与绝经有关的代谢性骨病，属原发性骨质疏松，受累者多为绝经后3～4年，可延至70岁。本节讨论的是围绝经期，即55岁之前的绝经妇女骨质疏松症。

《中医妇科学》将绝经妇女骨质疏松症分为肾精亏虚证、阴虚内热证、阴阳两虚证和脾肾两虚证。

【临床表现】腰背疼痛，腿酸膝软，面色不华，肢倦乏力，纳少便溏。舌淡、边有齿痕，苔薄白，脉细。

【证机概要】脾肾虚弱，不能化生水谷之精微以充养骨髓。

【治法】益肾健脾。

【方药】大补元煎加减。腿酸痛甚，加牛膝、鸡血藤、独

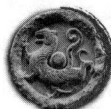

活；脾虚不运，食少便溏，加白术、蔻仁；气血虚弱，加黄芪、黄精。

12. 产后血劳（脾肾虚损证）

因产时或产后阴血暴亡，导致日后月经停闭，性欲丧失，生殖器官萎缩，伴表情淡漠、容颜憔悴、毛发枯黄脱落、形寒怕冷、乍起乍卧、虚乏劳倦等一系列虚赢证候者，称产后血劳。属中医学产后"虚赢"或"蓐劳"范畴。西医学的席汉综合征可与本病互参。

《中医妇科学》将产后血劳分为精血亏损证和脾肾虚损证。

【临床表现】产后月经停闭，形寒怕冷，四肢不温，易感风寒，纳呆食少，腹泻便溏，容颜憔悴，毛发枯萎，皮肤不荣；或宫寒不孕，性欲丧失，子宫萎缩。舌淡，苔白，脉沉细无力。

【证机概要】脾肾虚损，冲任不得养，胞宫失于温煦。

【治法】峻补脾肾，益气养血。

【方药】黄芪散去羚羊角，加紫河车、仙茅、仙灵脾。原方治产后风虚劳冷。方中黄芪、白术、人参、白茯苓、甘草健脾益气，益气血生化之源；当归、川芎、白芍药补血调经；桂心、木香温元行气；加紫河车血肉有情之品，滋肾填精；仙茅、仙灵脾补肾温阳。

小 结

一、脾肾两虚涉及的病证

脾肾两虚涉及的病证有艾滋病（脾肾亏虚证）、癫痫（脾肾两虚）、淋证（劳淋，脾肾两虚）、尿频（脾肾气虚）、肾病综合征（本证，脾肾阳虚和气阴两虚）、痴呆（脾肾两虚证）、前列腺增生症（脾肾气虚证）、胎怯（脾肾两虚）、消渴目疾（脾肾两虚证）、崩漏（虚证，脾肾气虚证）、胎萎不长（脾肾不足证）、绝经妇女骨质疏松症（脾肾两虚证）和产后血劳（脾肾虚损证）。

二、临床表现

1. 主症

多因久病而伤及脾肾，故病程较长，病情反复，全身极度衰弱。主症有的以病名为主症，如尿频、痴呆、崩漏、胎萎不长等。多数病名有其特定含义。如艾滋病表现为身体多脏腑衰弱。癫痫表现为突然仆倒，昏不识人，口吐涎沫，两目上视，肢体抽搐。淋证以小便频数短涩、淋沥刺痛、时作时止为主要临床表现。肾病综合征表现为全身浮肿，按之深陷难起，脾肾阳虚，气阴两虚见面色无华，神疲乏力，易感冒，头晕耳鸣。胎怯脾肾两虚表现为啼哭无力，多卧少动，皮肤干皱，肌肉瘠薄。消渴目疾可见视网膜水肿、棉绒斑、出血等。绝经妇女骨质疏松症表现为骨吸收亢进，全身骨量减少，骨骼脆性增加，易发生骨折。产后血劳表现为月经停闭，性欲丧失，生殖器官萎缩，怕冷等。

2. 兼症

腰膝酸痛，四肢厥逆，食欲不振，恶心，呃逆频作，五更泄泻，毛发枯槁，面色萎黄或苍白，神疲乏力，少气懒言，纳差呕恶，头晕耳鸣，肌肉萎缩，便溏脱肛，形体消瘦或虚胖等。

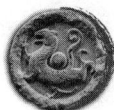

三、舌象与脉象

1. 舌象

多数舌淡，或淡红、淡胖有齿痕、舌体胖大。舌苔多薄白、白，亦可白滑、少苔、无苔。

2. 脉象

脉多细弱，细无力，或沉细无力，沉细等。指纹淡。

四、代表方

1. 大补元煎

组成：人参、山药、熟地黄、杜仲、当归、山茱萸、枸杞子、炙甘草。功能救本培元，大补气血。主治气血大亏、精神失守之危急病证。本节用于绝经妇女骨质疏松症。大肠癌加黄芪、肉苁蓉、巴戟天；肾与膀胱癌加海藻、昆布。

2. 肾气丸

肾气丸又名金匮肾气丸、桂附八味丸，补益剂的补阳方，由六味地黄丸加桂枝（或肉桂）附子组成。功能补肾助阳。主治肾阳不足证。本节肾气丸合四神丸用于艾滋病；河车八味丸（肾气丸加紫河车、五味子、麦冬）用于癫痫；六味地黄丸加黄芪，用于气阴两虚证肾病综合征；加味肾气丸（肾气丸加川牛膝、车前子）用于消渴目疾。

3. 其他

本节还有用无比山药丸用于劳淋；缩泉丸用于尿频；温胆汤用于肾病综合征，偏肾阳虚用真武汤合黄芪桂枝五物汤，偏脾阳虚用实脾饮；补中益气汤用于前列腺增生症；保元汤用于胎怯；固冲汤用于崩漏虚证；胎萎不长用寿胎丸合四君子汤；

产后血劳用黄芪散。

二、脾肾阳虚

1. 肥胖（脾肾阳虚证）

肥胖是因多种原因导致体内膏脂堆积过多，体重异常增加，并伴头晕乏力、神疲懒言、少动气短等症状的一类病证。西医学的单纯性（体质性）肥胖病、继发性肥胖病（如继发于下丘脑及垂体病、胰岛病及甲状腺功能低下等的肥胖病）可参照本病治疗。

《中医内科学》将肥胖分为胃热滞脾证、痰湿内盛证、脾虚不运证和脾肾阳虚证。

【临床表现】形体肥胖，颜面虚浮，神疲嗜卧，气短乏力，腹胀便溏，自汗气喘，动则更甚，畏寒肢冷，下肢浮肿，尿昼少夜频。舌淡胖，苔薄白，脉沉细。

【证机概要】脾肾阳虚，气化不行，水饮内停。

【治法】温补脾肾，利水化饮。

【方药】真武汤合苓桂术甘汤加减。前方温阳利水，适用于肾阳虚衰、水气内停肥胖；后方健脾利湿，温阳化饮，适用于脾虚湿聚饮停肥胖。方中附子、桂枝补脾肾之阳，温阳化气；茯苓、白术健脾利水化饮；白芍敛阴；甘草和中；生姜温阳散寒。

气虚明显，伴气短、自汗者，加人参、黄芪；水湿内停明显，症见尿少浮肿，加五苓散，或泽泻、猪苓、大腹皮；畏寒肢冷，加补骨脂、仙茅、仙灵脾、益智仁，重用肉桂、附子温肾祛寒。

本型肥胖多兼并发症，如胸痹、消渴、眩晕等，遣方用药

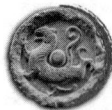

需参照相关疾病辨证论治。

2. 鼓胀（阳虚水盛证，脾肾阳虚）

鼓胀是指腹部胀大如鼓的一类病证，临床以腹大胀满、绷急如鼓、皮色苍黄、脉络显露为特征，类似西医学的肝硬化腹水，包括病毒性肝炎、血吸虫病、胆汁行、性营养不良性等多种原因导致的肝硬化腹水。其他疾病出现的腹水，如结核性腹膜炎腹水、丝虫病乳糜腹水、腹腔内晚期恶性肿瘤、慢性缩窄性心包炎、肾病综合征等，符合鼓胀特征者均可参照本病治疗。

《中医内科学》将鼓胀分为气滞湿阻证、水湿困脾证、水热蕴结证、瘀结水留证、阳虚水盛证（脾肾阳虚）和阴虚水停证（肝肾阴虚）。

【临床表现】腹大胀满，形似蛙腹，朝宽暮急，面色苍黄或㿠白，脘闷纳呆，神倦怯寒，肢冷浮肿，小便短少不利。舌体胖，质紫，苔淡白，脉沉细无力。

【证机概要】脾肾阳虚，不能温运，水湿内聚。

【治法】温补脾肾，化气利水。

【方药】附子理苓汤或济生肾气丸加减。前方由附子理中汤合五苓散组成，有温阳健脾、化气利水作用，适用于脾阳虚弱、水湿内停者；济生肾气丸有温补肾气、利水消肿作用，适用于肾阳虚衰、水气不化者。方中附子、干姜、人参、白术、鹿角片、胡芦巴温补脾肾；茯苓、泽泻、陈葫芦、车前子利水消胀。

偏脾阳虚弱，神疲乏力，少气懒言，纳少，便溏，可加黄芪、山药、薏苡仁、白扁豆益气健脾；偏肾阳虚衰，面色苍白，怯寒肢冷，腰膝酸冷疼痛，酌加肉桂、仙茅、仙灵脾等，以温补肾阳。

3. 噎膈（气虚阳微证，脾肾阳虚）

噎膈是指吞咽食物哽噎不顺，饮食难下，或纳而复出的疾患。噎即噎塞，指吞咽之时哽噎不顺；膈为格拒，指饮食不下。噎虽可单独出现，而又每为膈的前驱表现，故临床往往噎膈并称。西医学的食道癌、贲门癌、贲门痉挛、食道贲门弛缓症、食管憩室、食道炎、食道狭窄、胃神经官能症等均可参照本病治疗。

《中医内科学》将噎膈分为痰气交阻证、瘀血内结证、津亏热结证和气虚阳微证（脾肾阳虚）。

【临床表现】水饮不下，泛吐多量黏液白沫，面浮足肿，面色㿠白，形寒气短，精神疲惫，腹胀，形寒气短。舌淡，苔白，脉细弱。

【证机概要】脾肾阳虚，中阳衰微，温煦失职，气不化津。

【治法】补气运中，温补脾肾。

【方药】补气运脾汤加减。方中黄芪、党参、白术、砂仁、茯苓、甘草温补脾气；陈皮、半夏、生姜、大枣降逆祛痰，和中养胃。

胃虚气逆、呕吐不止，加旋覆花、代赭石和胃降逆；咽干舌燥，形体消瘦，大便干结，加石斛、麦冬、沙参滋养津液；泛吐白沫，加吴茱萸、丁香、白蔻仁温胃降逆；阳虚明显，加附子、肉桂、鹿角胶、肉苁蓉温补肾阳。

4. 红蝴蝶疮（脾肾阳虚证）

红蝴蝶疮是一种可累及皮肤和全身多脏器的自身免疫性疾病。相当于西医学的红斑狼疮。

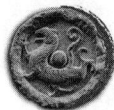

《中医外科学》将红蝴蝶疮分为热毒炽盛证、阴虚火旺证、脾肾阳虚证、脾虚肝旺证和气滞血瘀证。

【临床表现】眼睑、下肢浮肿，胸胁胀满，尿少或尿闭，面色无华；腰膝酸软，面热肢冷，口干不渴。舌淡胖，苔少，脉沉细。

【证机概要】脾肾阳虚，水湿不化。

【治法】温肾助阳，健脾利水。

【方药】附桂八味丸（六味丸加附子肉桂）合真武汤加减。

5. 痢疾（虚寒痢，脾肾阳虚）

痢疾是以大便次数增多、腹痛、里急后重、痢下赤白黏冻为主症，是夏秋季常见的肠道传染病。本节讨论的内容以西医学的细菌性痢疾、阿米巴痢疾为主，临床上溃疡性结肠炎、放射性结肠炎、细菌性食物中毒等出现类似症状者均可参照本病辨证处理。

《中医内科学》将痢疾分为湿热痢、疫毒痢、寒湿痢、阴虚痢、虚寒痢（脾肾阳虚）和休息痢。

【临床表现】腹部隐痛，缠绵不已，喜按喜温，痢下赤白清稀，无腥臭，或为白冻，甚则滑脱不禁，肛门坠胀，便后更甚，形寒畏冷，四肢不温，食少神疲，腰膝酸软。舌淡，苔薄白，脉沉细而弱。

【证机概要】脾肾阳虚，寒湿内生，阻滞肠腑。

【治法】温补脾肾，收涩固脱。

【方药】桃花汤合真人养脏汤。前方温中涩肠，后方兼补虚固脱。方中人参、白术、干姜、肉桂温肾暖脾；粳米、炙甘草温中补脾；诃子、罂粟壳、肉豆蔻、赤石脂收涩固脱；当归、白芍养血行血；木香行气止痛。

积滞未尽，少佐消导积滞之品，如枳壳、山楂、神曲等；痢久脾虚气陷，少气脱肛，加黄芪、柴胡、升麻、党参补中益气，升清举陷。

6. 泄泻 ［久泻，肾阳虚衰（脾肾阳虚）］

泄泻是以排便次数增多、粪质稀溏或完谷不化，甚至泻出如水样为主症的病证。本病可见于多种疾病，凡属消化器官发生功能或器质性病变导致的腹泻，如急性肠炎、炎症性肠病、肠易激综合征、吸收不良综合征、肠道肿瘤、肠结核等，或其他脏器病变影响消化吸收功能以泄泻为主症者均可参照本病治疗。

《中医内科学》将久泻分为脾胃虚弱证、肾阳虚衰（脾肾阳虚）证和肝气乘脾证。

【临床表现】黎明之前脐腹作痛，肠鸣即泻，完谷不化，腹部喜暖，泻后则安，形寒肢冷，腰膝酸软。舌淡，苔白，脉沉细。

【证机概要】命门火衰，脾失温煦。

【治法】温肾健脾，固摄止泻。

【方药】四神丸加减。方中补骨脂温补肾阳；肉豆蔻、吴茱萸温中散寒；五味子收敛止泻；附子、炮姜温脾逐寒。

脐腹冷痛，加附子理中丸温中健脾；年老体衰，久泻不止，脱肛，加黄芪、党参、白术、升麻益气升阳；泻下滑脱不禁，或虚坐努责，改用真人养脏汤涩肠止泻；脾虚肾寒不著，反见心烦嘈杂，大便夹黏冻，表现寒热错杂证候，改服乌梅丸。

7. 小儿泄泻（常证，脾肾阳虚泻）

小儿泄泻是以大便次数增多、粪质稀薄或如水样为特征的

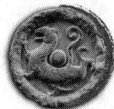

一种小儿常见病。

《中医儿科学》将泄泻分为常证（湿热泻、风寒泻、伤食泻、脾虚泻、脾肾阳虚泻）和变证（气阴两伤、阴竭阳脱）。

【临床表现】久泻不止，大便清稀，澄澈清冷，完谷不化，或见脱肛，形寒肢冷，面色㿠白，精神萎靡，睡时露睛。舌淡，苔白，脉细弱，指纹色淡。

【证机概要】久泻，脾肾阳虚，运化水谷功能减退，固摄失常。

【治法】温补脾肾，固摄止泻。

【方药】附子理中汤合四神丸加减。方中党参、白术、甘草健脾益气；干姜、吴茱萸温中散寒；附子、补骨脂、肉豆蔻温肾暖脾、固摄止泻。

脱肛，加炙黄芪、升麻升举中阳；久泻滑脱不禁，加诃子、石榴皮、赤石脂收敛固摄止泻。

8. 支饮（脾肾阳虚证）

痰饮是指体内水液输布、运化失常、停积于某些部位的一类病证。"四饮"（痰饮、悬饮、溢饮、支饮）表现多端，与西医学中的慢性支气管炎、支气管哮喘、渗出性胸膜炎、慢性胃炎、心力衰竭、肾炎水肿等均有较密切联系。

《中医内科学》将支饮分为寒饮伏肺证和脾肾阳虚证。

【临床表现】喘促动则为甚，心悸气短，或咳而气怯，痰多食少，胸闷，怯寒肢冷，神疲，少腹拘急不仁，脐下动悸，小便不利，足跗浮肿，或吐涎沫而头目昏眩。舌体胖大，质淡，苔白润或腻，脉沉细而滑。

【证机概要】支饮日久，脾肾阳虚，饮凌心肺。

【治法】温脾补肾，以化水饮。

【方药】金匮肾气丸合苓桂术甘汤加减。二方均能温阳化饮，但前方补肾，后方温脾，二方合用，温补脾肾，以化水饮。方中桂枝、附子温阳化饮；黄芪、怀山药、白术、炙甘草补气健脾；苏子、干姜、款冬花化饮降逆；钟乳石、沉香、补骨脂、山茱萸补肾纳气。

痰涎壅盛，食少痰多，加半夏、陈皮化痰和中；水湿偏盛，足肿，小便不利，四肢沉重疼痛，加茯苓、泽泻以利水湿；脐下悸，吐涎沫，头目昏眩，为饮邪上逆、虚中夹实之候，用五苓散化气行水。

9. 内陷（脾肾阳衰证）

内陷为疮疡阳证疾患过程中，因正气内虚，火毒炽盛，导致毒邪走散，正不胜邪，毒不外泄，反陷入里，客于营血，内传脏腑的一种危急疾病。因多因有头疽患者并发，故名疽毒内陷。根据病变不同阶段的临床表现分为3种，发生于有头疽的1~2候毒盛期称火陷，发生于2~3候溃脓期称干陷；发生于4候收口期称虚陷。

《中医外科学》将内陷分为邪盛热极证、正虚邪盛证、脾肾阳衰证和阴伤胃败证。

【临床表现】多发生于疽证4候的收口期。局部肿势已退，疮口腐肉已尽，而脓水稀薄色灰，或偶带绿色，新肉不生，状如镜面，光白板亮，不知疼痛；全身出现虚热不退，形神委顿，纳食日减，或腹痛便泄，自汗肢冷，气息低促。舌淡红，苔薄白或无苔，脉沉细或虚大无力等。旋即可陷入昏迷厥脱。

【证机概要】疮疡病久，伤及脾肾，脾肾阳虚，邪气内陷。

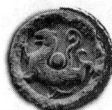

【治法】温补脾肾。

【方药】附子理中汤加减。自汗肢冷，加肉桂；昏迷厥脱，加别直参、龙骨、牡蛎。

10. 喉痹（脾肾阳虚，咽失温煦）

喉痹是指以咽痛或异物感不适，咽部红肿，或喉底有颗粒状凸起为主要特征的咽部疾病。西医学的咽炎及某些全身性疾病在咽部的表现可参照本病治疗。

《中医耳鼻咽喉科学》将喉痹分为外邪侵袭，上犯咽喉；肺胃热盛，上攻咽喉；肺肾阴虚，虚火上炎；脾胃虚弱，咽喉失养；脾肾阳虚，咽失温煦；痰凝血瘀，结聚咽喉。

【临床表现】咽部有异物感，哽哽不利，痰涎稀白，面色苍白，形寒肢冷，腰膝冷痛，腹胀纳呆，下利清谷。舌淡嫩，舌体胖，苔白，脉沉细弱。检查见咽部黏膜淡红。

【证机概要】脾肾阳虚，阴寒内生，咽喉失于温煦。

【治法】补益脾肾，温阳利咽。

【方药】附子理中丸加减。方中人参、白术益气健脾；干姜、附子温补脾肾之阳气，甘草调和诸药。

腰膝酸软冷痛，加枸杞子、杜仲、牛膝等；咽部不适、痰涎清稀量多，加半夏、陈皮、茯苓等；腹胀纳呆者，加砂仁、木香等。

11. 营养性缺铁性贫血（脾肾阳虚）

营养性缺铁性贫血是因体内铁缺乏使血红蛋白合成减少而引起的一种小细胞低色素性贫血。本病为儿科常见疾病，属中医学"血虚"范畴。

《中医儿科学》将营养性缺铁性贫血分为脾胃虚弱、心脾两虚、肝肾阴虚和脾肾阳虚。

【临床表现】面色㿠白，唇舌爪甲苍白，精神萎靡不振，纳谷不馨或大便溏泄，发育迟缓，毛发稀疏；四肢不温。舌淡，苔白，脉沉细无力，指纹淡。

【证机概要】血虚日久，阴损及阳，脾肾阳虚。

【治法】温补脾肾，益阴养血。

【方药】右归丸加减。方中熟地黄、山茱萸、枸杞子、菟丝子补肾养阴；仙茅、淫羊藿、补骨脂、鹿角片温肾助阳；山药、焦山楂健脾助运。

畏寒肢冷，加熟附块温补肾阳；囟门晚闭，加龟板、牡蛎、龙骨补肾壮骨；发稀，加党参、当归补血生发；大便溏泄，加益智仁温阳止泻；下肢浮肿，加茯苓、猪苓利湿消肿。

12. 经行浮肿（脾肾阳虚证）

每逢经行前后或正值经期，头面四肢浮肿者，称经行浮肿。

《中医妇科学》将经行浮肿分为脾肾阳虚证和气滞血瘀证。

【临床表现】经行面浮肢肿，按之没指，晨起头面肿甚，月经推迟，经行量多，色淡质薄；腹胀纳减，腰膝酸软，大便溏薄。舌淡，苔白腻，脉沉缓或濡细。

【证机概要】脾肾阳虚，水湿内停，经前及经期气血下注冲任，脾肾益虚。

【治法】温肾化气，健脾利水。

【方药】肾气丸合苓桂术甘汤。肾气丸温肾化气行水，为六味加桂枝、附子。主治虚劳腰痛，少腹拘急，小便不利。苓桂术甘汤健脾利水，原方主治伤寒。临证适当加活血调经之品，如当归、丹参、益母草，以气、血、水同治，使经调

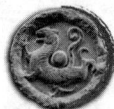

肿消。

13. 疳证 [兼证：疳肿胀（脾肾阳虚）]

疳证是因喂养不当或多种疾病影响，导致脾胃受损、气液耗伤而形成的一种慢性疾病。临床以形体消瘦、面色无华、毛发干枯、精神萎靡或烦躁、饮食异常为特征。

《中医儿科学》将疳证分为常证和兼症。常证又分为疳气、疳积和干疳，兼症又分为眼疳、口疮和疳肿胀（脾肾阳虚）。

【临床表现】足踝浮肿，甚或颜面及全身浮肿，面色无华，神疲乏力，四肢欠温，小便不利。舌淡嫩，苔薄白，脉沉迟无力。

【证机概要】脾病及肾，阳气虚衰，气不化水，水湿泛溢肌肤。

【治法】健脾温阳，利水消肿。

【方药】防己黄芪汤合五苓散加减。方中黄芪、白术、甘草健脾益气；茯苓、猪苓、泽泻、防己健脾利水；桂枝温阳化气行水。

浮肿明显，腰以下为甚，四肢欠温，偏肾阳虚者，真武汤加减。

14. 慢惊风（脾肾阳衰）

惊风是小儿时期常见的急重病证，临床以抽搐、昏迷为主要症状。惊风一般分急惊风和慢惊风两大类。凡起病急暴、属阳属实者称急惊风；凡病久中虚、属阴属虚者称慢惊风；慢惊风中若出现纯阴无阳的危重证候称慢脾风。西医学称惊风为小儿惊厥。

《中医儿科学》将慢惊风分为脾虚肝亢、脾肾阳衰和阴虚风动。

【临床表现】精神委顿，昏睡露睛，面白无华或灰滞，口鼻气冷，额汗不温，四肢厥冷，溲清便溏，手足蠕蠕震颤。舌淡，苔薄白，脉沉微。

【证机概要】暴泻久泻之后，体内阳气衰竭，阳虚极而生内风。

【治法】温补脾肾，回阳救逆。

【方药】固真汤合逐寒荡惊汤加减。方中人参、白术、山药、茯苓、黄芪、炙甘草健脾补肾；炮附子、肉桂、炮姜、丁香温补元阳。

汗多，加龙骨、牡蛎、五味子收敛止汗；恶心呕吐，加吴茱萸、胡椒、半夏温中降逆止呕。

慢惊风（脾肾阳衰证）为亡阳欲脱之证，上述症状但见一二者，即应投益气回阳固脱之品，不可待诸症悉具再用药，否则延误投药时机，可危及婴儿生命。

15. 小儿哮喘（缓解期，脾肾阳虚）

哮喘是小儿时期的常见肺系疾病，是一种反复发作的痰鸣气喘疾病。哮指声响言，喘指气息言，哮必兼喘，故通称哮喘。临床以发作时喘促气急、喉间痰鸣、呼气延长、严重者不能平卧、呼吸困难、张口抬肩、摇身撷肚、唇口青紫为特征，常在清晨或夜间发作或加剧。本病包括西医学的喘息性支气管炎、支气管哮喘。

《中医儿科学》将小儿哮喘分为发作期（寒性哮喘、热性哮喘、外寒内热、肺实肾虚）和缓解期（肺脾气虚、脾肾阳虚、肺肾阴虚）。

【临床表现】动则喘促咳嗽，气短心悸，面色苍白，形寒

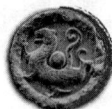

肢冷，脚软无力，腹胀纳差，大便溏泄。舌淡，苔薄白，脉细弱。

【证机概要】脾肾两脏阳气虚衰，运化失司，摄纳无权

【治法】健脾温肾，固摄纳气。

【方药】金匮肾气丸加减。方中附子、肉桂、鹿角片温肾补阳；山茱萸、熟地黄、淫羊藿补益肝肾；怀山药、茯苓健脾；胡桃肉、五味子、银杏敛气固摄。

虚喘明显，加蛤蚧、冬虫夏草补肾纳气；咳甚，加款冬花、紫菀止咳化痰；夜尿多，加益智仁、菟丝子、补骨脂补肾固摄。

小　　结

一、脾肾阳虚证涉及的病证

脾肾阳虚证涉及的病证有肥胖（脾肾阳虚证）、鼓胀（阳虚水盛证）、噎膈（气虚阳微证，脾肾阳虚）、红蝴蝶疮（脾肾阳虚证）、痢疾（虚寒痢，脾肾阳虚证）、泄泻久泻（脾肾阳虚证）、小儿泄泻（脾肾阳虚泻）、支饮（脾肾阳虚证）、内陷（脾肾阳衰证）、喉痹（脾肾阳虚证）、营养性缺铁性贫血（脾肾阳虚证）、经行浮肿（脾肾阳虚证）、疳证〔兼证：疳肿胀（脾肾阳虚）〕、慢惊风（脾肾阳衰）、小儿哮喘缓解期（脾肾阳虚）。

二、临床表现

脾肾阳虚多为病程日久，损伤脾肾之阳，多为久病虚证。

1. 主症

有些病证名称即是主症，如肥胖、痢疾、泄泻、小儿泄

泻、营养性缺铁性贫血、经行浮肿、小儿哮喘等。

有些病证名称另有含义。如鼓胀以腹大胀满、绷急如鼓、皮色苍黄、脉络显露为特征。噎膈表现为吞咽食物哽噎不顺，饮食难下，或纳而复出。红蝴蝶疮表现为眼睑、下肢浮肿，胸胁胀满，尿少或尿闭。痰饮是指体内水液输布、运化失常，停积于某些部位的一类病证。支饮多因受寒饮冷，饮邪留伏，或久咳致喘。内陷为疮口腐肉已尽，脓水稀薄色灰，陷入昏迷厥脱。喉痹以咽痛或异物感不适，咽部红肿为主要特征。疳肿胀表现为足踝浮肿，甚或颜面及全身浮肿。惊风以抽搐、昏迷为主要症状。慢惊风表现为精神委顿、昏睡露睛、手足蠕蠕震颤。

2. 兼症

多表现为面色苍黄或㿠白，脘闷纳呆，神倦怯寒，肢冷浮肿，精神疲惫，腰膝酸软，形寒肢冷，下利清谷，大便溏泄，或发育迟缓等。

三、舌象与脉象

1. 舌象

舌淡，淡胖，胖大，淡嫩等。苔淡白，薄白，白或无苔，有湿则白腻。

2. 脉象

脉沉细或虚大无力，沉细弱，或沉缓或濡细、沉迟无力、沉微等。指纹色淡。

四、代表方

1. 肾气丸

肾气丸又名金匮肾气丸、桂附八味丸，为补益剂的补阳

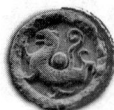

方，由六味地黄丸加桂枝（或肉桂）附子组成。功能补肾助阳。主治肾阳不足证。本节为脾肾阳虚，多与补脾阳药同用。如合真武汤用于红蝴蝶疮；合苓桂术甘汤，用于支饮；合苓桂术甘汤用于经行浮肿；去泽泻、丹皮，加鹿角片、淫羊藿、胡桃肉、五味子、银杏用于小儿哮喘缓解期等。

2. 济生肾气丸

济生肾气丸又名加味肾气丸，肾气丸的附方，为肾气丸加牛膝、车前子。功能温肾化气，利水消肿。主治肾阳虚水肿。本节或用附子理苓汤用于阳虚水盛证的鼓胀。

3. 附子理中汤（丸）

组成：附子、人参、干姜、白术、炙甘草，为温里剂的温中祛寒方理中汤（人参、姜、甘草、白术）的附方。功能温阳祛寒，补气健脾。主治脾胃虚寒较甚，或脾肾阳虚证。本节用于脾肾阳虚证的喉痹、脾肾阳衰证的内陷；合四神丸用于小儿泄泻；附子理苓汤（附子理中汤合五苓散）用于阳虚水盛证的鼓胀。

4. 其他

本节还用真武汤合苓桂术甘汤用于脾肾阳虚证的肥胖；桃花汤合真人养脏汤用于虚寒痢；补气运脾汤用于气虚阳微证的噎膈；四神丸用于肾阳虚衰证的久泻；右归丸用于营养性缺铁性贫血；防己黄芪汤合五苓散用于疳肿胀；固真汤合逐寒荡惊汤加减用于脾肾阳衰证的慢惊风等。

第九节　三脏受损

1. 心悸

心悸是指患者自觉心中悸动、惊惕不安，甚则不能自主的一种病证。各种原因引起的心律失常，如心动过速、心动过缓、期前收缩、心房颤动或扑动、房室传导阻滞、病态窦房结综合征、预激综合征、心功能不全、心肌炎、一部分神经官能症等表现以心悸为主症者均可参照本病治疗。

《中医内科学》将心悸分为心虚胆怯证、心血不足证、阴虚火旺证、心阳不振证、水饮凌心证、瘀阻心脉证和痰火扰心证。

（1）水饮凌心证

【临床表现】心悸眩晕，胸闷痞满，渴不欲饮，小便短少，或下肢浮肿，形寒肢冷，伴恶心，欲吐，流涎。舌淡胖，苔白滑，脉象弦滑或沉细而滑。

【证机概要】脾肾阳虚，水饮内停，上凌于心，扰乱心神。

【治法】振奋心阳，化气行水，宁心安神。

【方药】苓桂术甘汤加减。方中泽泻、猪苓、车前子、茯苓淡渗利水；桂枝、炙甘草通阳化气；人参、白术、黄芪健脾益气助阳；远志、茯神、酸枣仁宁心安神。

兼恶心呕吐，加半夏、陈皮、生姜和胃降逆；兼肺气不宣，肺有水湿，咳喘胸闷，加杏仁、前胡、桔梗以宣肺，加葶苈子、五加皮、防己泻肺利水；兼瘀血，加当归、川芎、刘寄奴、泽兰叶、益母草；因心功能不全而致浮肿、尿少、阵发性夜间咳喘或端坐呼吸，重用温阳利水之品，如真武汤。

（2）阴虚火旺

【临床表现】心悸易惊，心烦失眠，五心烦热，口干，盗汗，思虑劳心则症状加重，伴耳鸣腰酸，头晕目眩，急躁易怒。舌红少津，苔少或无，脉象细数。

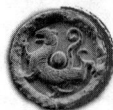

【证机概要】肝肾阴虚，水不济火，心火内动，扰动心神。

【治法】滋阴清火，养心安神。

【方药】天王补心丹合朱砂安神丸加减。前方滋阴养血，补心安神；后方清心降火，重镇安神。方中生地黄、玄参、麦冬、天冬滋阴清热；当归、丹参补血养心；人参、炙甘草补益心气；黄连清热泻火；朱砂、茯苓、远志、枣仁、柏子仁安养心神；五味子收敛耗散之心气；桔梗引药上行，以通心气。

肾阴亏虚，虚火妄动，遗精腰酸，加龟板、熟地黄、知母、黄柏，或加服知柏地黄丸；阴虚而火热不明显，可单用天王补心丹；阴虚兼有瘀热，加赤芍、丹皮、桃仁、红花、郁金等清热凉血，活血化瘀。

2. 病毒性心肌炎（痰瘀阻络）

病毒性心肌炎是由病毒感染引起的以局限性或弥漫性心肌炎性病变为主的疾病，以神疲乏力、面色苍白、心悸气短、肢冷多汗为临床特征。本病属中医学"风温""心悸""怔忡""胸痹""猝死"等范畴。

《中医儿科学》将病毒性心肌炎分为风热犯心、湿热侵心、气阴亏虚、心阳虚弱和痰瘀阻络。

【临床表现】心悸不宁，胸闷憋气，心前区痛如针刺，脘闷呕恶，面色晦暗，唇甲青紫。舌紫暗，舌体胖，边尖有瘀点，苔腻，脉滑或结代。

【证机概要】病程迁延，伤及肺脾，痰饮内停，瘀血内阻，阻滞心络。

【治法】豁痰活血，化瘀通络。

【方药】瓜蒌薤白半夏汤合失笑散加减。方中全瓜蒌、薤白、半夏、姜竹茹豁痰宽胸；蒲黄、五灵脂、红花、郁金活血化瘀，行气止痛。

心前区痛甚，加丹参、降香理气散瘀止痛；咳嗽痰多，加白前、款冬花化痰止咳；夜寐不宁，加远志、酸枣仁宁心安神。

3. 喘证（虚喘，正虚喘脱证）

喘即气喘、喘息。临床表现以呼吸困难、甚至张口抬肩、鼻翼翕动、不能平卧为特征者谓之喘证。喘证虽是一个独立的病证，但可见于多种急慢性疾病过程中。临床上如肺炎、喘息性支气管炎、肺气肿、肺源性心脏病、心源性哮喘、肺结核、矽肺及癔病等发生呼吸困难时均可参照本病治疗。

《中医内科学》将喘证分为实喘（风寒壅肺证、表寒肺热证、痰热郁肺证、痰浊阻肺证、肺气郁痹证）和虚喘（肺气虚耗证、肾虚不纳证、正虚喘脱证）。

【临床表现】喘逆剧甚，张口抬肩，鼻翕气促，端坐不能平卧，稍动则咳喘欲绝，或痰鸣，心慌动悸，烦躁不安，面青唇紫，汗出如珠，肢冷，脉浮大无根，或见歇止，或模糊不清。

【证机概要】肺气欲绝，心肾阳衰。

【治法】扶阳固脱，镇摄肾气。

【方药】参附汤送服黑锡丹，配合蛤蚧粉。前方扶阳固脱，后方镇摄肾气，蛤蚧可温肾阳，散阴寒，降逆气，定虚喘。方中人参、黄芪、炙甘草补益肺气；山茱萸、冬虫夏草、五味子、蛤蚧（粉）摄纳肾气；龙骨、牡蛎敛汗固脱。

阳虚甚，气息微弱，汗出肢冷，舌淡，脉沉细，加附子、干姜；阴虚甚，气息急促，心烦内热，汗出黏手，口干舌红，

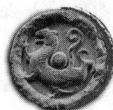

脉沉细数，加麦冬、玉竹，人参改用西洋参；神昧不清，加丹
参、远志、菖蒲安神祛痰开窍；浮肿，加茯苓、炙蟾皮、万年
青根强心利水。

4. 肺痨（阴阳虚损证）

肺痨是具有传染性的慢性虚弱疾患，以咳嗽、咯血、潮
热、盗汗及身体逐渐消瘦为主要临床特征。其与西医学的肺结
核基本相同。若因肺外结核引起的劳损也可参照本病治疗。

《中医内科学》将肺痨分为肺阴亏损证、虚火灼肺证、气
阴耗伤证和阴阳虚损证。

【临床表现】咳逆喘息，少气，咳痰色白有沫，或夹血
丝，血色暗淡，潮热，自汗盗汗，声嘶或失音，面浮肢肿，心
慌唇紫，肢冷形寒，或见五更泄泻，口舌生糜，大肉尽脱，男
子遗精阳痿，女子经闭。舌光淡、暗紫、少津，苔黄而剥，脉
微细而数，或虚大无力。

【证机概要】阴伤及阳，精气虚竭，肺、脾、肾三脏
俱损。

【治法】滋阴补阳。

【方药】补天大造丸加减。方中人参、黄芪、白术、山药
补益肺脾之气；麦冬、生地黄、五味子滋养肺肾之阴；阿胶、
当归、枸杞子、山茱萸、龟板培补阴精；鹿角胶、紫河车助真
阳而填精髓。

肾虚气逆喘息，加冬虫夏草、诃子、钟乳石摄纳肾气；心
慌，加紫石英、丹参、远志镇心安神；五更泄泻，加煨肉蔻、
补骨脂补火暖土，并去地黄、阿胶等滋腻碍脾之品。

总体而言，肺痨初期表现为肺阴亏损证，阴虚程度较轻，
无明显火旺现象，病损主要在肺；而虚火灼肺证多见于肺痨中

期，病程较长，阴虚程度较重，并有火象，病损由肺及肾；气阴耗伤证多见于肺痨中后期，病程较久，阴伤气耗，肺脾同病；阴阳虚损证则为肺脾同病、气阴耗损的进一步发展，因下损及肾，阴伤及阳，肺、脾、肾三脏交亏，病属晚期，病情重笃，预后多凶。

5. 狂证（火盛阴伤证）

狂证为临床常见的精神失常疾病。癫病以精神抑郁、表情淡漠、沉默痴呆、语无伦次、静而多喜为特征。狂病以精神亢奋、狂躁不安、喧扰不宁、骂詈毁物、动而多怒为特征。癫与狂是精神失常的疾患。西医学的精神分裂症、躁狂抑郁症与本病证类似者可参照本病治疗。

《中医内科学》将狂证分为痰火扰神证、痰热瘀结证和火盛阴伤证。

【临床表现】癫狂久延，时作时止，势已较缓，妄言妄为，呼之已能自制，但有疲惫之象，寝不安寐，形瘦，面红而秽，口干便难。舌尖红无苔，有剥裂，脉细数。

【证机概要】心肝郁火，或阳明腑热久羁，耗津伤液，心肾失调，阴虚火旺，神明受扰。

【治法】育阴潜阳，交通心肾。

【方药】二阴煎合琥珀养心丹加减。前方重在滋阴降火，安神宁心，适用于心中烦躁、惊悸不寐等阴虚火旺之证；后方偏于滋养肾阴，镇惊安神，适用于悸惕不安、智力迟钝等心肾不足之证。方中川黄连、黄芩清心泻火，生地黄、麦冬、玄参、阿胶、生白芍滋阴养血，共奏泻南补北之用；人参、茯神木、酸枣仁、柏子仁、远志、石菖蒲交通心肾，安神定志；生龙齿、琥珀、朱砂镇心安神。

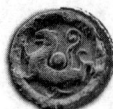

痰火未平，舌苔黄腻，质红，加胆南星、天竺黄；心火亢盛，加朱砂安神丸；睡不安稳，加孔圣枕中丹。

6. 肾病综合征（标证）

肾病综合征是一组由多种病因引起的临床证候群，以大量蛋白尿、低蛋白血症、高脂血症及不同程度的水肿为主要特征。小儿肾病属中医学"水肿"范畴，且多属阴水，以肺、脾、肾三脏虚弱为本，尤以脾肾亏虚为主。

《中医儿科学》将肾病综合征分为本证（肺脾气虚、脾肾阳虚、肝肾阴虚、气阴两虚）和标证（外感风邪、水湿、湿热、血瘀、湿浊）。

【临床表现】全身浮肿，肿甚者可见皮肤光亮，伴见腹胀水臌，水聚肠间，辘辘有声，或胸闷气短，心下痞满，甚有喘咳，小便短少，脉沉。

【证机概要】肺、脾、肾三脏俱虚，水液不得运化，除全身浮肿外，还伴水臌（腹水）、悬饮（胸水）。

【治法】一般从主症治法。伴水臌、悬饮者短期采用补气健脾、逐水消肿法。

【方药】防己黄芪汤合己椒苈黄丸加减。方中黄芪、白术、茯苓、泽泻益气健脾，利湿消肿；防己、椒目祛风利水；葶苈子、大黄泻肺逐水。

脘腹胀满，加大腹皮、厚朴、莱菔子、槟榔行气除胀；胸闷气短、喘咳，加麻黄、杏仁、苏子、生姜皮、桑白皮宣肺降气利水；水臌，悬饮，胸闷腹胀，大小便不利，体质尚可，短期应用甘遂、牵牛子攻逐水饮。若单纯中药不能奏效，可配合西药利尿剂短期应用。

7. 妇人脏躁（心脾肾虚）

妇人无故悲伤欲哭，不能自控，精神恍惚，忧郁不宁，呵欠频作，甚则哭笑无常，称脏躁。孕期发病者又称"孕悲"。西医学认为是功能性疾病。

《中医妇科学》认为妇人脏躁是心、脾、肾的内伤虚证。

【临床表现】情绪低落，精神不振，神志恍惚，心中烦乱，夜卧不眠，发作时自欲悲哭，默默无语，不能自主，呵欠频作，甚则哭笑无常；伴口干，大便燥结。舌红或嫩红，少苔，脉细弱而数或弦细。

【证机概要】阴血内耗，心脾两虚，心血不足。

【治法】养心安神，甘润健脾。

【方药】甘麦大枣汤。原方用于妇人脏躁。方中甘草补中缓急，清泻心火；小麦养心血，安心神；大枣生津润肺除躁。

虚火上扰，心烦不眠，加黄连、竹茹；心血不足，夜卧多梦，加炒枣仁、丹参、茯神、首乌；血虚生风，手足蠕动震颤，加珍珠母、钩藤、生地黄、当归；咽干口燥，加天花粉、石斛、白芍。

头晕耳鸣，腰膝酸软，心烦易怒，情志恍惚，或悲哭，或嬉笑无常，舌红，脉弦细略数，属肝肾阴虚，治宜补益肝肾，养心安神，方用百合地黄汤（《金匮要略》）合甘麦大枣汤。若兼痰浊闭塞清窍之脏证，可于前方中选加胆南星、石菖蒲、郁金、茯神等。

小　　结

一、三脏受损涉及的病证

三脏受损是指包括心、肺、肾在内的三个以上脏器受损的病证，涉及的病证有心悸（水饮凌心证、阴虚火旺证）、病毒

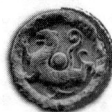

性心肌炎（痰瘀阻络）、喘证（虚喘，正虚喘脱证）、肺痨（阴阳虚损证）、狂证（火盛阴伤证）、肾病综合征（标证）和妇人脏躁（心脾肾虚）。

二、临床表现

三脏受损因涉及内容较广，表现也多种多样。以西医学命名的病毒性心肌炎以神疲乏力、面色苍白、心悸、气短、肢冷、多汗为临床特征，痰瘀阻络表现为心悸不宁，胸闷憋气，心前区痛如针刺。肾病综合征以大量蛋白尿、低蛋白血症、高脂血症及不同程度的水肿为主要特征，标证病情较重，表现为全身浮肿，伴见腹胀、水臌。

以中医命名的有心悸，表现为患者自觉心中悸动、惊惕不安甚则不能自主。喘证见呼吸困难，甚至张口抬肩，鼻翼翕动，不能平卧。正虚喘脱证，喘逆剧甚，稍动则咳喘欲绝。狂病以精神亢奋、狂躁不安、喧扰不宁、骂詈毁物、动而多怒为特征。脏躁表现为妇人无故悲伤欲哭，不能自控，精神恍惚，忧郁不宁，呵欠频作。肺痨阴阳虚损证表现为咳逆喘息，少气，咳痰或夹血丝。

三、舌象与脉象

1. 舌象

因病证属性各异，表现也不同。心悸水饮凌心证舌淡胖，苔白滑；阴虚火旺证舌红，少津，苔少或无。病毒性心肌炎痰瘀阻络证舌体胖，质紫暗或尖有瘀点，苔腻。肺痨阴阳虚损证舌光淡隐紫，少津，苔黄而剥。火盛阴伤证的狂证舌尖红，无苔，有剥裂。心脾肾虚的脏躁舌红或嫩红，苔少。肾病综合征舌苔白腻。

2. 脉象

脉象复杂。心悸水饮凌心脉弦滑或沉细而滑，阴虚火旺脉细数。痰瘀阻络的病毒性心肌炎脉滑或结代。喘证脉浮大无根或歇止。阴阳虚损证的肺痨脉微细而数或虚大无力。火盛阴伤之狂证脉细数。肾病综合征脉沉。脏躁脉细弱而数或弦细。

四、代表方

因病证属性各异，选用的方剂也不同。

心悸的水饮凌心证，用苓桂术甘汤；阴虚火旺证，用天王补心丹合朱砂安神丸。病毒性心肌炎的痰瘀阻络证，瓜蒌薤白半夏汤合失笑散。喘证用参附汤送服黑锡丹配合蛤蚧粉。阴阳虚损的肺痨用补天大造丸。狂证用二阴煎合琥珀养心丹。肾病综合征用防己黄芪汤合己椒苈黄丸。脏躁用甘麦大枣汤。

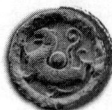

附　录
心、肾、肺病常用方剂

一　画

一阴煎　生地黄　熟地黄　白芍　麦冬　知母　地骨皮　炙甘草

一贯煎　沙参　麦冬　当归　生地黄　川楝子　枸杞子

二　画

二仙汤　仙茅　仙灵脾　巴戟天　当归　盐知母　盐黄柏

二至丸　女贞子　旱莲草

二阴煎　生地黄　麦冬　枣仁　甘草　玄参　黄连　茯苓　木通

二陈平胃散　熟半夏　白茯苓　广陈皮　甘草　熟苍术　厚朴

二陈汤　陈皮　半夏　茯苓　甘草

十枣汤　芫花　甘遂　大戟

七福饮　人参　熟地黄　当归　白术　炙甘草　枣仁　远志

人参五味子汤　人参　白术　茯苓　五味子　麦冬

炙甘草

人参鳖甲汤　人参　桂心　当归　桑寄生　白茯苓　白芍
桃仁　熟地黄　甘草　麦门冬　续断　牛膝　鳖甲　黄芪

八正散　瞿麦　萹蓄　滑石　木通　车前子　炙甘草
栀子仁　大黄

三　画

三才封髓丹　天门冬　熟地黄　人参　黄柏　缩砂仁
甘草

三子养亲汤　紫苏子　白芥子　萝卜子

三甲复脉汤　炙甘草　生地黄　白芍　麦冬　阿胶　麻仁
牡蛎　鳖甲　龟板

三拗汤　麻黄　杏仁　甘草

大补元煎　人参　山药　熟地黄　杜仲　当归　山茱萸
枸杞子　炙甘草

大青龙汤　麻黄　桂枝　白芍　细辛　五味子　半夏　生姜
石膏　黄芩　生甘草　葶苈子　苏子　射干　紫菀

大定风珠　白芍　阿胶　龟板　地黄　麻仁　五味子
牡蛎　麦冬　炙甘草　鸡子黄　鳖甲

大承气汤　大黄　厚朴　枳实　芒硝

上下相资汤　沙参　玄参　麦冬　玉竹　五味子　熟地黄
山茱萸　车前子　牛膝

小青龙加石膏汤　麻黄　桂枝　细辛　芍药　半夏　石膏
干姜　五味子　甘草

小青龙汤　麻黄　芍药　细辛　干姜　甘草　桂枝　五味子
半夏

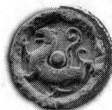

小金丹　白胶香　草乌头　五灵脂　地龙　马钱子　乳香　没药　当归身　麝香　墨炭

小蓟饮子　生地黄　小蓟　滑石　木通　蒲黄　藕节　淡竹叶　当归　山栀子　炙甘草

千金苇茎汤　苇茎　薏苡仁　瓜瓣　桃仁

川芎茶调散　川芎　荆芥　白芷　羌活　甘草　细辛　防风　薄荷叶

己椒苈黄丸　防己　椒目　葶苈子　大黄

四　画

王氏清暑益气汤　洋参　石斛　麦冬　黄连　竹叶　荷梗　知母　甘草　粳米　西瓜翠衣

天王补心丹　人参　玄参　丹参　茯苓　远志　桔梗　生地黄　当归　五味子　天冬　麦冬　柏子仁　酸枣仁

天麻钩藤饮　天麻　钩藤　石决明　栀子　黄芩　川牛膝　杜仲　益母草　桑寄生　夜交藤　茯神

五子衍宗丸　枸杞子　菟丝子　五味子　覆盆子　车前子

五苓散　猪苓　泽泻　白术　茯苓　桂枝

五虎汤　麻黄　杏仁　甘草　细茶　白石膏

五味消毒饮　金银花　野菊花　紫花地丁　天葵子　蒲公英

五磨饮子　木香　沉香　槟榔　枳实　台乌药

止嗽散　桔梗　甘草　白前　橘红　百部　紫菀

内补丸　鹿茸　肉苁蓉　菟丝子　潼蒺藜　肉桂　制附子　黄芪　桑螵蛸　白蒺藜　紫菀茸

化阴煎　生地黄　熟地黄　牛膝　猪苓　泽泻　黄柏

知母　绿豆　龙胆草　车前子

月华丸　天冬　生地黄　麦冬　熟地黄　山药　百部
沙参　川贝母　阿胶　茯苓　獭肝　广三七

四乌鲗骨一藘茹丸　乌贼骨　藘茹

六君子汤　人参　白术　茯苓　甘草　陈皮　半夏

六味地黄丸　熟地黄　山茱萸　山药　丹皮　白茯苓
泽泻

六味汤　荆芥　薄荷　僵蚕　桔梗　细茶　防风

五　画

玉泉丸　葛根　天花粉　生地黄　麦冬　五味子　糯米
甘草

玉屏风散　防风　黄芪　白术

甘麦大枣汤　甘草　小麦　大枣

甘露饮　熟地黄　麦冬　枳壳　甘草　茵陈　枇杷叶
石斛　黄芩　生地黄　天冬

甘露消毒丹　滑石　茵陈　黄芩　石菖蒲　川贝母　木通
藿香　射干　连翘　薄荷　白豆蔻

艾附暖宫丸　艾叶　香附　吴茱萸　肉桂　当归　川芎
白芍　地黄　黄芪　续断

左归丸　熟地黄　山药　枸杞子　山茱萸　菟丝子
鹿角胶　龟板胶　川牛膝

右归丸　制附子　肉桂　熟地黄　山药　山茱萸　枸杞子
菟丝子　鹿角胶　当归　杜仲

石韦散　通草　石韦　王不留行　滑石　甘草　当归
白术　瞿麦　芍药　葵子

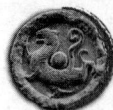

　　石决明散　石决明　草决明　赤芍　青葙子　麦冬　羌活
栀子　木贼　大黄　荆芥

　　石斛夜光丸　天冬　麦冬　生地黄　熟地黄　新罗参　白
茯苓　干山药　枸杞子　牛膝　石斛　草决明　杏仁　甘菊
菟丝子　羚羊角

　　龙虎二仙汤　龙胆草　生地黄　生石膏　犀角　牛蒡子
板蓝根　知母　玄参　马勃　木通　黄连　焦栀子　黄芩
僵蚕　大青叶　粳米　甘草

　　龙胆泻肝汤　龙胆草　黄芩　栀子　泽泻　木通　当归
生地黄　柴胡　生甘草

　　平喘固本汤　党参　五味子　冬虫夏草　胡桃肉　灵磁石
沉香　坎脐　苏子　款冬花　法半夏　橘红

　　归肾丸　熟地黄　山药　山茱萸　茯苓　当归　枸杞子
杜仲　菟丝子

　　归脾汤　党参　黄芪　白术　茯神　酸枣仁　龙眼肉
木香　远志　生姜　大枣　炙甘草　当归

　　四妙勇安汤　玄参　当归　金银花　甘草

　　四苓散　白术　茯苓　猪苓　泽泻

　　四味回阳饮　人参　附子　甘草　炮姜

　　四物五子丸　熟地黄　当归　地肤子　白芍　菟丝子
川芎　覆盆子　枸杞子　车前子

　　四物汤　当归　川芎　地黄　芍药

　　四顺清凉饮子　当归身　龙胆草　黄芩　柴胡　羌活
木贼草　川黄连　桑皮　车前子　生地黄　赤芍　枳壳　炙甘草
熟大黄　防风　川芎

　　四逆加人参汤　附子　干姜　人参　炙甘草

四神丸 补骨脂 吴茱萸 肉豆蔻 五味子

生脉地黄汤 熟地黄 山茱萸 山药 丹皮 泽泻 茯苓 红参 麦门冬 五味子

生脉散 人参 麦冬 五味子

生铁落饮 天冬 麦冬 贝母 胆南星 橘红 远志肉 石菖蒲 连翘 茯苓 茯神 元参 钩藤 丹参 朱砂

失笑散 蒲黄 五灵脂

代抵当丸 大黄 芒硝 桃仁 当归尾 生地黄 穿山甲 肉桂

仙蓉合剂 仙灵脾 肉苁蓉 制首乌 菟丝子 党参 黄芪 莪术 丹参 赤芍 延胡索 川楝子 牛膝

白头翁汤 白头翁 黄柏 黄连 秦皮

白虎加人参汤 知母 石膏 甘草 粳米 人参

瓜蒌贝母汤 瓜蒌 贝母 甘草

瓜蒌薤白半夏汤 瓜蒌 薤白 半夏 白酒

半夏白术天麻汤 半夏 白术 天麻 茯苓 橘红 甘草 生姜 大枣 蔓荆子

加味不换金正气散 苍术 橘红 半夏曲 藿香叶 厚朴 甘草 白茯苓 川芎 木香

加味麦门冬汤 人参 麦冬 山药 半夏 大枣 甘草 丹参 桃仁

加味肾气丸 熟地黄 炒山药 山茱萸 泽泻 茯苓 牡丹皮 官桂 炮附子 川牛膝 车前子

加味修肝散 栀子 薄荷 羌活 荆芥 防风 麻黄 大黄 连翘 黄芩 当归 赤芍 菊花 木贼 桑螵蛸 白蒺藜 川芎 甘草

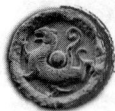

加味桔梗汤 桔梗　白及　橘红　甜葶苈　甘草节　贝母
薏苡仁　金银花

加减一阴煎 生地黄　白芍　麦冬　熟地黄　知母　地骨皮
甘草

六　画

托里消毒散 人参　川芎　当归　白芍　白术　金银花
茯苓　白芷　皂角刺　甘草　桔梗　黄芪

地芝丸 天冬　生地黄　枳壳　菊花

地黄饮子 熟地黄　巴戟天　山茱萸　石斛　肉苁蓉
炮附子　五味子　官桂　白茯苓　麦门冬　菖蒲　远志

耳聋左慈丸 磁石　熟地黄　山茱萸　牡丹皮　山药
茯苓　泽泻　竹叶　柴胡

芎芷石膏汤 川芎　白芷　石膏　藁本　羌活　菊花

百合固金汤 熟地黄　生地黄　当归身　白芍　甘草
桔梗　玄参　贝母　麦冬　百合

至宝丹 生乌犀屑　朱砂　雄黄　生玳瑁屑　琥珀　麝香
龙脑　金箔　银箔　牛黄　安息香

当归地黄饮 当归　熟地黄　山茱萸　山药　杜仲　怀牛膝
甘草

回阳救逆汤 熟附子　干姜　肉桂　人参　白术　茯苓
陈皮　炙甘草　五味子

竹叶石膏汤 竹叶　石膏　麦冬　人参　半夏　粳米
甘草

竹叶泻经汤 柴胡　栀子　羌活　升麻　炙甘草　黄芩
黄连　大黄　茯苓　泽泻　赤芍药　草决明　车前子　青竹叶

华盖散 麻黄 紫苏 杏仁 橘红 桑白皮 茯苓 甘草

血府逐瘀汤 桃仁 红花 当归 地黄 川芎 赤芍
牛膝 桔梗 柴胡 枳壳 甘草

交泰丸 黄连 肉桂

羊睾丸汤 阳起石 仙茅 仙灵脾 肉苁蓉 生地黄
熟地黄 菟丝子 枸杞子 五味子 山茱萸 巴戟天 附子
羊睾丸

安宫牛黄丸 牛黄 郁金 犀角 黄连 朱砂 梅片
麝香 珍珠 山栀子 雄黄 金箔衣 黄芩

安神定志丸 远志 石菖蒲 茯神 茯苓 朱砂 龙齿
党参

安奠二天汤 人参 熟地黄 白术 山药 山茱萸
炙甘草 杜仲 枸杞子 白扁豆

导赤散 生地黄 木通 生甘草 竹叶

导痰汤 陈皮 半夏 茯苓 天南星 枳实 生姜

七 画

阳和汤 麻黄 熟地黄 白芥子 炮姜炭 甘草 肉桂
鹿角胶

防己黄芪汤 防己 黄芪 甘草 白术

防风通圣散 防风 川芎 大黄 赤芍药 连翘 麻黄
芒硝 薄荷 当归 滑石 甘草 黑山栀 桔梗 石膏 荆芥
黄芩 生姜

如金解毒散 桔梗 甘草 黄连 黄芩 黄柏 山栀

寿胎丸 菟丝子 桑寄生 续断 阿胶

苁蓉菟丝子丸 熟地黄 肉苁蓉 覆盆子 当归 枸杞子

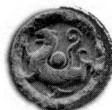

桑寄生　菟丝子　艾叶

　　苏子降气汤　紫苏子　半夏　川当归　甘草　前胡　厚朴
肉桂

　　杞菊地黄丸　枸杞子　菊花　熟地黄　山茱萸　山药
丹皮　白茯苓　泽泻

　　两地汤　生地黄　地骨皮　玄参　麦冬　阿胶　白芍

　　辛夷清肺饮　辛夷　生甘草　煅石膏　知母　生栀子
黄芩　枇杷叶　升麻　百合　麦冬

　　羌活胜湿汤　羌活　独活　藁本　防风　甘草　川芎
蔓荆子　生姜

　　沙参麦门冬汤　沙参　麦冬　玉竹　生甘草　桑叶
生白扁豆　天花粉

　　沉香散　沉香　石韦　滑石　当归　王不留行　瞿麦
赤芍　白术　冬葵子　炙甘草

　　启阳娱心丹　人参　远志　茯神　石菖蒲　甘草　橘红
砂仁　柴胡　菟丝子　白术　生枣仁　当归　白芍　山药
神曲

　　补天大造丸　紫河车　鹿茸　虎胫骨　龟板　生地黄
山药　丹皮　泽泻　白茯苓　山茱萸　天冬　麦冬　五味子
枸杞子　当归　菟丝子　破故纸　牛膝　杜仲　肉苁蓉

　　补中益气汤　黄芪　人参　炙甘草　当归身　橘皮　升麻
柴胡　白术

　　补气运脾汤　人参　白术　橘红　茯苓　黄芪　砂仁
甘草

　　补阳还五汤　黄芪　当归　党参　赤芍　地龙　川芎
桃仁　红花　水蛭　郁金　石菖蒲　远志

补肾地黄丸 生地黄 鼠莶 白茯苓 黄柏 当归 枳壳 麦门冬 熟地黄 天冬 拣参 甘菊花 生黄芩

补肾固冲丸 菟丝子 续断 巴戟天 杜仲 当归 熟地黄 鹿角霜 枸杞子 阿胶 党参 白术 大枣 砂仁

补肾祛瘀方 仙灵脾 仙茅 熟地黄 山药 香附 三棱 莪术 鸡血藤 丹参

附子理中汤 附子 人参 干姜 白术 炙甘草

附子理苓汤 附子 干姜 甘草 人参 白术 赤茯苓 猪苓 泽泻 官桂

附桂八味丸 荆芥 薄荷 僵蚕 桔梗 细茶 防风 附子 肉桂

驱风散热饮子 连翘 牛蒡子 羌活 苏薄荷 大黄 赤芍药 防风 当归尾 甘草 山栀仁 川芎

八　画

青蒿鳖甲汤 青蒿 鳖甲 知母 生地黄 丹皮

苓桂术甘汤 茯苓 桂枝 白术 甘草

枇杷清肺饮 人参 蜜炙枇杷叶 生甘草 黄连 桑白皮 黄柏

虎潜丸 黄柏 龟板 知母 生地黄 陈皮 白芍 锁阳 虎骨 干姜

肾气丸 熟地黄 山药 山茱萸 茯苓 丹皮 泽泻 附子 桂枝

明目地黄丸 熟地黄 生地黄 山药 泽泻 山茱萸 牡丹皮 柴胡 茯神 当归身 五味子

固阴煎 菟丝子 熟地黄 山茱萸 人参 山药 炙甘草

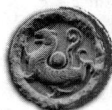

五味子　远志

　　固经丸　龟板　黄芩　白芍　椿根白皮　黄柏　香附

　　知柏地黄丸　知母　黄柏　熟地黄　山茱萸　山药　丹皮
白茯苓　泽泻

　　金水六君煎　当归　熟地黄　陈皮　半夏　茯苓　炙甘草

　　金沸草散　旋覆花　麻黄　前胡　荆芥穗　甘草　半夏
赤芍药

　　金匮肾气丸　附子　桂枝　山茱萸　地黄　山药　茯苓
丹皮　泽泻

　　炙甘草汤　甘草　生姜　人参　生地黄　桂枝　阿胶
麦冬　麻仁　大枣

　　育阴汤　熟地黄　白芍　续断　桑寄生　杜仲　山茱萸
山药　海螵蛸　龟板　牡蛎　阿胶

　　泻心汤　黄连　黄芩　大黄

　　泻心导赤散　生地黄　木通　黄连　甘草梢

　　泻白散　桑白皮　地骨皮　甘草　粳米

　　泻肝散　黑玄参　大黄　黄芩　知母　桔梗　车前子
羌活　龙胆草　当归　芒硝

　　泻肺汤　桑白皮　黄芩　地骨皮　知母　麦门冬　桔梗

　　泻肺饮　石膏　赤芍　黄芩　桑白皮　枳壳　木通　连翘
荆芥　防风　栀子　白芷　羌活　甘草

　　泻热汤　黄连　黄芩　连翘　甘草　木通　当归尾

　　泻脾除热饮　黄芪　防风　茺蔚子　桔梗　大黄　黄芩
黄连　车前子　芒硝

　　治瘰方　熟地黄　何首乌　杜仲　赤芍　白芍　牛膝
桃仁　红花　赤小豆　白术　穿山甲　牡丹皮

定经汤 柴胡 炒荆芥 当归 白芍 山药 茯苓 菟丝子 熟地

定喘汤 白果 麻黄 款冬花 桑白皮 苏子 甘草 杏仁 黄芩 制半夏

定痫丸 天麻 川贝母 半夏 茯苓 茯神 胆南星 石菖蒲 全蝎 僵蚕 琥珀 陈皮 远志 丹参 麦冬 朱砂

承气汤 大黄 朴硝 豆豉 枳实 厚朴

参苏饮 人参 紫苏 甘草 苏叶 葛根 枳壳 桔梗 前胡 半夏 陈皮 生姜

参附龙牡救逆汤 人参 附子 龙骨 牡蛎 白芍 炙甘草

参附汤 人参 附子

参苓白术散 白扁豆 人参 白术 白茯苓 炙甘草 山药 莲子肉 桔梗 薏苡仁 缩砂仁

参蛤散 蛤蚧 人参

驻景丸 楮实子 菟丝子 枸杞子 车前子 五味子 当归 熟地黄 川椒

九 画

荆防败毒散 荆芥 防风 柴胡 前胡 羌活 独活 枳壳 炒桔梗 茯苓 川芎 甘草 人参 生姜或薄荷

枳实薤白桂枝汤 枳实 厚朴 薤白 桂枝 栝蒌实

栀子胜奇散 蒺藜 蝉蜕 谷精草 炙甘草 木贼草 黄芩 草决明 菊花 山栀子 川芎 羌活 荆芥穗 密蒙花 防风 蔓荆子

厚朴麻黄汤 厚朴 麻黄 石膏 杏仁 半夏 干姜

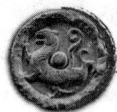

细辛　小麦　五味子

香贝养荣汤　香附　贝母　人参　茯苓　陈皮　熟地黄
川芎　当归　白芍　白术　桔梗　甘草　生姜　大枣

香附旋覆花汤　香附　旋覆花　炙苏子　光杏仁　桔梗
制半夏　桃仁　红花　当归　赤芍　柴胡　云茯苓　薏苡仁
延胡索

顺气导痰汤　陈皮　半夏　茯苓　天南星　枳实　生姜
木香　香附

顺经汤　当归　熟地黄　沙参　白芍　茯苓　黑荆芥
丹皮

保元汤　人参　黄芪　甘草　肉桂

保真汤　当归　人参　生地黄　熟地黄　白术　黄芪
赤茯苓　白茯苓　天冬　麦冬　赤芍药　白芍药　知母　黄柏
五味子　柴胡　地骨皮　甘草　陈皮　厚朴

胎元饮　人参　白术　炙甘草　当归　白芍　熟地黄
杜仲　陈皮

养阴清肺汤　甘草　芍药　生地黄　薄荷　玄参　麦冬
贝母　丹皮

养金汤　生地黄　阿胶　杏仁　知母　沙参　麦冬　桑皮
白蜜

养精种玉汤　当归　白芍　熟地黄　山茱萸

济川煎　当归　牛膝　肉苁蓉　泽泻　升麻　枳壳

济生肾气丸　干地黄　山药　山茱萸　泽泻　茯苓　丹皮
桂枝　炮附子　牛膝　车前子

宣毒发表汤　升麻　葛根　前胡　桔梗　枳壳　荆芥
防风　薄荷　甘草　木通　连翘　牛蒡子　杏仁　竹叶

退赤散 桑白皮　甘草　牡丹皮　黄芩　天花粉　桔梗
赤芍药　当归尾　瓜蒌仁　麦冬

十画及以上

除瘟化毒汤 粉葛根　金银花　枇杷叶　薄荷　生地黄
冬桑叶　小木通　竹叶　贝母　生甘草

秦艽鳖甲散 柴胡　鳖甲　地骨皮　秦艽　当归　知母

真人养脏汤 人参　当归　白术　肉豆蔻　肉桂　甘草
白芍药　木香　诃子　罂粟壳

真武汤 附子　生姜　茯苓　白术　白芍

桂枝甘草龙骨牡蛎汤 桂枝　甘草　龙骨　牡蛎

桔梗杏仁煎 桔梗　杏仁　甘草　阿胶　金银花　麦冬
百合　夏枯草　连翘　贝母　枳壳　红藤

桃仁红花煎 红花　当归　桃仁　香附　延胡索　赤芍
川芎　乳香　丹参　青皮　熟地黄

桃红四物汤 桃仁　红花　当归　地黄　川芎　赤芍

桃花汤 赤石脂　干姜　粳米

桃核承气汤 桃仁　大黄　桂枝　炙甘草　芒硝

逐寒荡惊汤 胡椒　炮姜　肉桂

柴胡清肝汤 生地黄　当归　白芍　川芎　柴胡　黄芩
山栀　天花粉　防风　牛蒡子　连翘　甘草

柴枳半夏汤 柴胡　半夏　黄芩　瓜蒌仁　枳壳　桔梗
杏仁　青皮　甘草

逍遥散 甘草　当归　茯苓　芍药　白术　柴胡

健固汤 党参　白术　茯苓　薏苡仁　巴戟天　补骨脂
吴茱萸　肉豆蔻　五味子

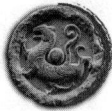

射干麻黄汤 射干 麻黄 生姜 细辛 紫菀 款冬花 大枣 半夏 五味子

益肾调经汤 巴戟天 杜仲 续断 乌药 艾叶 当归 熟地黄 白芍 益母草

消渴方 黄连末 天花粉末 人乳汁或牛乳 藕汁 生地黄汁 姜汁 蜂蜜

涤痰汤 半夏 胆南星 橘红 枳实 茯苓 人参 菖蒲 竹茹 甘草

调元散 人参 白术 陈皮 制厚朴 香附 炙甘草 藿香

调肝汤 山药 阿胶 当归 白芍 山茱萸 巴戟天 甘草

通窍汤 防风 羌活 藁本 升麻 甘葛 川芎 苍术 麻黄 白芷 川椒 细辛 甘草

通窍活血汤 赤芍 川芎 桃仁 红花 老葱 鲜姜 红枣 麝香 黄酒

桑白皮汤 桑白皮 泽泻 玄参 甘草 麦冬 黄芩 旋覆花 菊花 地骨皮 桔梗 白茯苓

桑杏汤 桑叶 杏仁 沙参 贝母 豆豉 栀皮 梨皮

桑菊饮 杏仁 连翘 薄荷 桑叶 菊花 桔梗 苇根 生甘草

黄芪汤 生黄芪 鱼腥草 赤芍 丹皮 桔梗 瓜蒌 生大黄

黄芪桂枝五物汤 黄芪 芍药 桂枝 生姜 大枣

黄芪散 黄芪 白术 木香 羚羊角粉 人参 当归 桂心 川芎 芍药 茯苓 甘草

黄连清心饮　黄连　生地黄　当归身　甘草　茯神　酸枣仁
远志　人参　石莲肉

黄连温胆汤　半夏　陈皮　茯苓　甘草　枳实　竹茹
黄连　大枣

黄连解毒汤　黄连　黄芩　黄柏　栀子

菟丝子散　菟丝子　牡蛎　肉苁蓉　附子　五味子

菊花决明散　草决明　石决明　木贼草　羌活　防风
甘菊花　蔓荆子　川芎　石膏　黄芩　炙甘草

银翘散　金银花　连翘　牛蒡子　桔梗　薄荷　鲜竹叶
荆芥　淡豆豉　生甘草　鲜芦根

麻杏石甘汤　麻黄　杏仁　石膏　甘草

麻黄汤　麻黄　桂枝　甘草　杏仁

麻黄连轺赤小豆汤　麻黄　连轺　杏仁　赤小豆　大枣
桑白皮　生姜　甘草

羚角钩藤汤　钩藤　羚羊角　桑叶　川贝母　生地黄
菊花　白芍　茯神　竹茹　甘草

清气化痰丸　陈皮　瓜蒌仁　黄芩　茯苓　枳实　杏仁
胆南星　半夏

清金化痰汤　黄芩　山栀子　知母　桑白皮　瓜蒌仁
贝母　麦门冬　橘红　茯苓　桔梗　甘草

清咽双和饮　桔梗　金银花　当归　赤芍　生地黄　元参
赤茯苓　荆芥　丹皮　川贝母　甘草　甘葛　前胡

清咽利膈汤　连翘　栀子　黄芩　薄荷　牛蒡子　防风
荆芥　玄明粉　金银花　玄参　大黄　桔梗　黄连　甘草

清骨散　银柴胡　鳖甲　炙甘草　秦艽　青蒿　地骨皮
胡黄连　知母

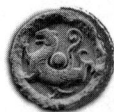

清宫汤　连翘心　莲子心　麦冬　元参　竹叶　犀角

清热泻脾散　山栀　石膏　黄连　生地黄　黄芩　赤茯苓

清凉甘露饮　水牛角　银柴胡　茵陈　石斛　枳壳　麦冬
甘草　生地黄　黄芩　知母　枇杷叶

清营汤　水牛角　生地黄　玄参　竹叶心　金银花　连翘
黄连　丹参　麦冬

清解透表汤　西河柳　蝉衣　葛根　升麻　连翘　金银花
紫草根　桑叶　甘菊　牛蒡子　甘草

清瘟败毒饮　生石膏　生地黄　乌犀角　黄连　栀子
桔梗　黄芩　知母　玄参　连翘　丹皮　鲜竹叶　甘草

清瘴汤　青蒿　柴胡　茯苓　知母　陈皮　半夏　黄芩
黄连　枳实　常山　竹茹　益元散

清燥救肺汤　生石膏　冬桑叶　甘草　人参　胡麻仁
阿胶　麦冬　杏仁　枇杷叶

绿风羚羊饮　黑参　防风　茯苓　知母　黄芩　细辛
桔梗　羚羊角屑　车前子　大黄

琥珀养心丹　琥珀　龙齿　远志　石菖蒲　茯神　人参
酸枣仁　当归　生地黄　黄连　柏子仁　朱砂　牛黄

越婢加术汤　麻黄　石膏　生姜　甘草　白术　大枣

越婢加半夏汤　麻黄　石膏　生姜　甘草　大枣　半夏

越鞠丸　苍术　香附　川芎　神曲　栀子

葛根芩连汤　葛根　黄芩　黄连　炙甘草

葛蒲郁金汤　石菖蒲　炒栀子　鲜竹叶　丹皮　郁金
连翘　灯心　竹沥

葱豉桔梗汤　葱白　苦桔梗　淡豆豉　焦山栀　薄荷叶
连翘　甘草　鲜淡竹叶

葶苈大枣泻肺汤　葶苈子　大枣

椒目瓜蒌汤　椒目　瓜蒌果　桑皮　葶苈子　橘红　半夏
茯苓　苏子　蒺藜　姜

紫雪丹　石膏　寒水石　滑石　磁石　水牛角浓缩粉　羚
羊角屑　沉香　青木香　玄参　升麻　炙甘草　丁香　芒硝
硝石　麝香　朱砂

黑锡丹　沉香　附子　胡芦巴　阳起石　茴香　破故纸
肉豆蔻　金铃子　木香　肉桂

程氏萆薢分清饮　川萆薢　石菖蒲　黄柏　茯苓　车前子
莲子心　白术

普济消毒饮　酒黄芩　酒黄连　陈皮　生甘草　玄参
连翘　板蓝根　马勃　鼠黏子　薄荷　僵蚕　升麻　柴胡
桔梗

温土毓麟汤　巴戟天　覆盆子　白术　人参　山药　神曲

温下清上汤　黄连　附子　磁石　龙齿　菟丝子　覆盆子
桑螵蛸　天花粉　缩泉丸

温肺止流丹　人参　荆芥　细辛　诃子　甘草　桔梗
鱼脑骨

温经汤　当归　吴茱萸　桂枝　白芍　川芎　生姜　丹皮
法半夏　麦冬　人参　阿胶　甘草

温经散寒汤　当归　川芎　赤芍　白术　紫石英　胡芦巴
五灵脂　金铃子　延胡索　制香附　小茴香　艾叶

温胆汤　陈皮　半夏　茯苓　甘草　竹茹　枳实

温胞饮　巴戟天　补骨脂　菟丝子　肉桂　附子　杜仲
白术　山药　芡实　人参

滋水清肝饮　柴胡　当归　白芍　山栀子　枣皮　茯苓

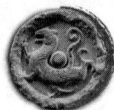

淮山药　丹皮　泽泻　生地黄　大枣

滋阴固气汤　菟丝子　山茱萸　党参　黄芪　白术　炙甘草
阿胶　鹿角霜　何首乌　白芍　续断

滋肾育胎丸　菟丝子　山茱萸　党参　黄芪　白术　炙甘草
阿胶　鹿角霜　何首乌　白芍　续断

犀角地黄汤　水牛角代犀角　生地黄　丹皮　芍药

疏风清热汤　荆芥　防风　牛蒡子　甘草　金银花　连翘
桑白皮　赤芍　桔梗　黄芩　天花粉　玄参　浙贝母

疏凿饮子　羌活　槟榔　大腹皮　茯苓皮　椒目　木通
泽泻　商陆　赤小豆

蒿芩地丹四物汤　青蒿　黄芩　地骨皮　牡丹皮　生地黄
川芎　当归　白芍

解肌透疹汤　桔梗　甘草　射干　牛蒡子　荆芥　蝉蜕
浮萍　豆豉　葛根　金银花　连翘　大青叶　僵蚕

新加香薷饮　香薷　金银花　鲜扁豆花　厚朴　连翘

蔓荆子散　蔓荆子　甘菊花　升麻　木通　赤茯苓　桑白皮
前胡　生地黄　赤芍　麦冬

酸枣仁汤　酸枣仁　甘草　知母　茯苓　川芎

毓麟珠　人参　白术　茯苓　白芍　当归　川芎　熟地黄
炙甘草　菟丝子　杜仲　鹿角霜　川椒

膏淋汤　山药　芡实　龙骨　牡蛎　生地黄　党参　白芍

镇肝熄风汤　怀牛膝　生赭石　生龙骨　生牡蛎　生龟板
生杭芍　玄参　天冬　川楝子　生麦芽　茵陈　甘草

黛蛤散　青黛　蛤壳

癫狂梦醒汤　桃仁　柴胡　香附　木通　赤芍　半夏
大腹皮　青皮　陈皮　桑皮　苏子　甘草